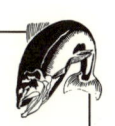

# 水産物の安全性
## －生鮮品から加工食品まで－

牧之段保夫・坂口守彦

編

恒星社厚生閣

## はじめに

　今日，私たち日本人が享受している食べ物は，実に多種多様である．その中にあって，水産物は古来日本人にとってことに主要な位置付けにあった．しかし近年，その比重は低下傾向にあるが，それでも，「漁業白書」にみると年間1人当たりの全食料支出に占める，生鮮魚介類および水産加工品を合わせた魚介類支出の割合は，1999年で11.4％であり，魚介類は依然として私たち日本人にとって重要な食料源であることに変わりない．

　最近では，わが国の水産物需要に占める輸入水産物の割合が著しく増加してきた．ちなみに，1999年のわが国の漁業生産量は662万6千トン，生産額は1兆9千9百億円，これに対して輸入量は341万6千トン，輸入額は1兆7千4百億円と極めて多量，多額に及んでいる．

　食品は，ヒトが生命を維持し，健康を保つために必要不可欠のものであり，またそれは私たちの生活を豊かにするためにも美しく，美味しくて，そして安全なものでなければならない．しかし，最近，食品の安全性を揺るがす不幸な事例，例えば1996年の養殖トラフグからのホルマリンの検出，1996年（関西地方，かいわれ），1998年（北海道産，いくら），および2001年（千葉県，牛肉製品）の腸管出血性大腸菌 O-157 による食中毒事故，2000年の大手乳業会社（総合衛生管理製造過程－HACCP準拠－承認工場）の黄色ブドウ球菌に由来する食中毒事故，その他が相次ぎ，大きな社会問題となった．

　食品の安全性を脅かす危害因子としては，微生物がクローズアップされるが，危害因子はそれにとどまらず，魚介毒，寄生虫，環境汚染物質や金属片など混入異物，あるいは最近では遺伝子組み換え操作など多岐にわたっている．一方，安全な食品を提供する側にあっては，今後，高齢化社会を迎えるに当たり，高齢者を含めた社会的弱者に対応した食品，あるいは取扱簡便な包装などへの配慮がなされるべきであろう．

　日本水産学会近畿支部では，2000年末，「水産食品の安全性」と題したシンポジウムを開催し注目を浴びた．その後，これらの成果を限られたシンポジウ

ム関係者のみの内部資料として放置することなく,広く公刊し,利用していただいたら,より有意義なのではないかと考え,私ども仲間で話し合ったところ,折角,成書として発刊するのであれば,限られた時間のシンポジウムの内容の他に,水産食品の安全性に関する多岐の情報を加えるべきということになり,初期の企画の内容・分量ともに倍加し,書名も「水産物の安全性－生鮮品から加工食品まで」として発刊することになった.

本書が農・水・畜産学系の学生・教員をはじめ,食品技術者,衛生担当行政官の方々にお役に立てば幸いである.

出版するに当たっては,ご多忙のところご執筆いただいた執筆者各位,および恒星社厚生閣の佐竹久男氏をはじめとする社員の皆様に多大のご協力をいただいた.心からお礼を申し上げたい.

2001年7月

牧之段保夫

## 編著者一覧（50 音順）

＊は編集者

| | | |
|---|---|---|
| 上野三郎 | 京都大学農学部卒　現在，(有)サンフッドラボラトリー研究所所長　農博 | |
| 加藤　登 | 日本大学農獣医学部卒　現在，(株)紀文食品購買本部マネージャー　水産博 | |
| 楠井善久 | 東京医科歯科大学大学院博士課程修了　現在，厚生労働省関西空港検疫所食品監視課長　医博 | |
| 熊井英水 | 広島大学水畜産学部卒　現在，近畿大学農学部教授，水産研究所所長　農博 | |
| ＊坂口守彦 | 京都大学大学院農学研究科修士課程修了　現在，京都大学大学院農学研究科教授　農博 | |
| 嶋倉邦嘉 | 東京水産大学大学院博士課程修了　現在，東京水産大学水産学部食品生産学科助手　水産博 | |
| 髙島直樹 | 京都大学大学院農学研究科修士課程修了　現在，(社)大日本水産会品質管理部次長 | |
| 種谷信一 | 東京水産大学水産学部卒　現在，(社)日本冷凍食品協会品質管理・調査部次長 | |
| 塚正泰之 | 大阪大学工学部卒　現在，近畿大学農学部助教授　農博 | |
| 長井　敏 | 京都大学大学院農学研究科博士課程修了　現在，(独)水産総合研究センター瀬戸内海区水産研究所赤潮環境部主任研究員　農博 | |
| ＊牧之段保夫 | 京都大学農学部卒　現在，近畿大学農学部教授　農博 | |
| 森　光國 | 大阪府立大学農学部卒　現在，(社)日本缶詰協会専務理事　農博 | |
| 山本義和 | 京都大学大学院農学研究科博士課程修了　現在，神戸女学院大学人間科学部教授　農博 | |

## 水産物の安全性―生鮮品から加工食品まで― 目次

はじめに ............................................................. 牧之段保夫

1. 水産物：その利用法 ................... （牧之段保夫） ............ *1*
    1-1 生　　食 ........................................ *2*
    1-2 加熱加工食品 .................................... *9*

2. 沿岸魚介類の安全性 ― 環境汚染と魚介類
    ........................................ （山本義和） ............ *16*
    2-1 ダイオキシン .................................... *17*
    2-2 有機スズ化合物 .................................. *23*
    2-3 水　　銀 ........................................ *26*
    2-4 内分泌攪乱化学物質（環境ホルモン） ............... *27*
    2-5 流出油 .......................................... *33*

3. 養殖魚の安全性 ....................... （熊井英水） ............ *36*
    3-1 水産医薬品使用に伴う諸問題 ...................... *36*
    3-2 海洋汚染物質の問題 .............................. *42*
    3-3 マリントキシンによる中毒の問題 .................. *45*
    3-4 養殖魚の疾病の問題 .............................. *48*
    3-5 養殖魚の変形の問題 .............................. *55*
    3-6 遺伝子組換え魚問題 .............................. *57*

4. 輸入魚介類の安全性 ................... （楠井善久） ............ *61*
    4-1 輸入魚介類を検査する機関 ........................ *62*
    4-2 魚介類輸入手続きの流れ .......................... *63*
    4-3 食品衛生法に基づく検査 .......................... *65*
    4-4 危害別にみた輸入魚介類 .......................... *67*

4-5　検査品目 ……………………………………………………… *68*

## 5．魚介類の寄生虫 ……………………………（嶋倉邦嘉）……… *82*
　　5-1　魚介類寄生虫序説 …………………………………………… *82*
　　5-2　よく目にする無害な寄生虫 ………………………………… *84*
　　5-3　人体に有害な寄生虫 ………………………………………… *91*
　　5-4　アニサキス症 ……………………………………………… *101*
　　5-5　アニサキスアレルギー …………………………………… *102*
　　5-6　寄生虫による害を防ぐために …………………………… *104*

## 6．水産加工食品の衛生・品質管理（HACCP方式）
　　　　　　　　　　　　　　　　　　　　（高鳥直樹）……… *107*
　　6-1　HACCP方式 ……………………………………………… *107*
　　6-2　導入の実態 ………………………………………………… *120*
　　6-3　支援体制 …………………………………………………… *125*

## 7．水産加工食品の異物混入対策 ………（塚正泰之）……… *128*
　　7-1　食品中の異物の種類 ……………………………………… *130*
　　7-2　水産食品における異物混入クレームの統計 …………… *131*
　　7-3　昆虫の種類と特徴 ………………………………………… *134*
　　7-4　異物除去・混入防止対策 ………………………………… *135*
　　7-5　生産工程中および製造後の異物検出方法 ……………… *141*

## 8．水産ねり製品の安全性 ………………（加藤　登）……… *148*
　　8-1　水産ねり製品序説 ………………………………………… *148*
　　8-2　ねり製品の製造工場での安全性へ対応 ………………… *151*
　　8-3　今後の問題点 ……………………………………………… *158*
　　8-4　HACCP対応センサー開発の現状 ……………………… *164*

## 9. 缶詰の安全性 ……………………………（森　光國）……… *168*
- 9-1　缶詰およびレトルト食品の特徴 ……………………… *169*
- 9-2　容　　器 ……………………………………………… *169*
- 9-3　製品の種類 ……………………………………………… *171*
- 9-4　原料の安全管理 ……………………………………… *171*
- 9-5　製造工程での安全管理 ……………………………… *177*
- 9-6　HACCP ……………………………………………… *184*
- 9-7　施設・設備の衛生管理 ……………………………… *186*
- 9-8　有資格専門技術者のトレーニングコース ………… *187*

## 10. 惣菜の安全性 ……………………………（上野三郎）……… *190*
- 10-1　欧米の食肉加工品の品質保全のハードル技術 …… *190*
- 10-2　わが国の加工食品と惣菜保存の伝統技術 ………… *194*
- 10-3　わが国の惣菜のシェルフライフ（SL. 日持）特性 … *198*
- 10-4　今後の技術改善の方向 ……………………………… *204*

## 11. 冷凍食品の安全性 ………………………（種谷信一）……… *206*
- 11-1　冷凍食品の4つの条件 ……………………………… *206*
- 11-2　冷凍食品の生産状況 ………………………………… *207*
- 11-3　冷凍食品の成分規格 ………………………………… *210*
- 11-4　冷凍食品の保存温度 ………………………………… *211*
- 11-5　日本冷凍食品協会の自主的指導基準 ……………… *213*
- 11-6　自主的指導基準とHACCP ………………………… *215*
- 11-7　冷凍食品の高度化基準 ……………………………… *217*
- 11-8　HACCPシステムの7原則 ………………………… *219*
- 11-9　調理時の安全性 ……………………………………… *223*
- 11-10　安全・安心を目指して …………………………… *224*

## 12. 水産加工食品中の有害微生物の検出
　　　　　　　　　　　　　　　　　　　　　　　　　（長井　敏）……………226
- 12-1　感染性食中毒の発生状況 …………………………………………226
- 12-2　食中毒原因細菌の検出方法 ………………………………………230
- 12-3　腸炎ビブリオとは …………………………………………………233
- 12-4　腸炎ビブリオの検出について ……………………………………236
- 12-5　水産食品におけるその他の有害微生物について ………………244
- 12-6　おわりに ……………………………………………………………246

あとがき……………………………………………………………………坂口守彦

# 1. 水産物：その利用法

牧 之 段 保 夫

　谷崎潤一郎は，随筆「陰翳礼讃」[1]（1933年）の中で，奨めたい旨い料理として，奈良県吉野の山間僻地の人が食べる「柿の葉鮨」をあげ，塩鮭にこのような食べ方があったのかと，その製法までも，微に入り興味深く紹介している．水産物は古くから今もなお，私たち日本人にとってなじみ深い，美味な食べ物なのである．

　水界には，ウイルス，細菌，プランクトンから，いろいろな藻類，魚介類，あるいはクジラのような哺乳動物にいたるまで，様々な生き物が生息している．人々は古くから，水界に住むこれらの動植物（水産物）を，生活のために多様に利用してきた．太古の貝塚の例もあるが，例えば，真珠，貝殻あるいはサンゴなどは首飾り，ブローチ，ボタンなどの身の回り品に，あるいは住居など（例えば，ドイツ・ポツダム市のサンスーシ宮殿の一室）の装飾品として美しく利用され，またあるものは農用品として飼肥料の原料に，海人草は駆虫薬としてかつて大いに用いられたことがある．最近では，海草類に含まれる食物繊維が大腸ガンの予防に有効であるとして注目され，また，これまで見捨てられてきたカニの甲羅がその成分を素材として，手術用縫合糸や人工皮膚に生まれ変わり，あるいはまた，色鮮やかな魚介藻類は観賞用として珍重されるなど，水産物の利用の裾野は広大である．

　しかし，私たち，少なくとも日本人にとって，水産物の第一義的利用法は何といっても食用としての利用である．水産物は日本人にとって大切な食料源であり，私たちはこれを鮨種や刺身，その他の非加熱加工品として生食し，あるいは加熱処理した加工品として食しているのである．以下，代表的水産物を取り上げ，食用としての利用に関わるいろいろな側面を眺めてみたい．

## 1-1 生　　食

　わが国は，国民1人当たりの魚介類供給量（消費量とも見なされる）が世界第4位（1997年）の魚食国であり[2]，魚介類の多くが生食される．ちなみに魚介類供給量世界第1位はインド洋の島しょ国であるモルジブで，その供給量は日本の2倍以上に及ぶ．

### 1）刺　　身

　生食がいつの頃に始まったかは正確には判らないが，わが国民は鮨を好み，また一般的にいえば，魚介類を刺身として生食する習慣がある．

　刺身には白身魚，赤身魚，青魚など各種の魚が供されるが，マグロなどの赤身魚と異なり，白身魚では歯ごたえが重視される．春のマダイと冬のヒラメは美味な白身魚の代表格とされているが，さらに，スズキやホシガレイの洗いは天下の美味と賞する向きもある[3]．刺身に造られる赤身魚の代表はマグロであろう．マグロは明治の中頃まではあまり評価の高い魚ではなかったが[4]，第2次大戦後，特に漁船に冷凍設備が整い，高鮮度のマグロが市場に出回るようになった1950年代終り頃から高値を呼ぶ魚になった[5]．

　本節では，刺身として誉れ高いホシガレイを改めて客観的に評価し，また刺身として好まれる2，3の材料魚について述べてみたい．

　**ホシガレイ**：高級魚ヒラメを対照魚としてホシガレイ（両種いずれも9月に入手した養殖魚）の嗜好性を，即殺直後の厚さ3 mmの肉片を用いて調べた[6]ところ，試験員（私たちの研究室の構成員）15人中12人までがホシガレイを好ましいと評価した．機器分析による客観的な歯ごたえもまたホシガレイが明らかに強かった．一方，成分分析では，呈味に関係するとされるアミノ酸（いずれも即殺直後の値），グルタミン酸，グリシン，アラニン，バリン，メチオニンなどの含量は，他のアミノ酸も含めて両魚種間で大きな違いは認められなかった．ただイノシン酸量（即殺直後の値）は幾分ホシガレイで多かった（1.4倍）．このようなホシガレイについての嗜好性，歯ごたえ，呈味成分についての調査結果からすると，ホシガレイは高級魚ヒラメに対する評価を超え確かに嗜好性の高い高級魚といえ，さらに白身魚類の刺身では，ある程度の味があれば，従来からの認識どおり，歯ごたえがその嗜好性に大いに影響している

といえそうである．ただし，以上は養殖魚についての結果であり，旬の顕著な天然魚ではその評価がどのようになるか定かでない．

　**マダイ**：近年，わが国の養殖業の生産は頭打ち，ないしやや低下傾向にあるが，それでも1999年の生産高は131万6千トンで漁業生産量の約20％であり，生産額は6,076億円と漁業生産額の約31％に及んでいる[2]．養殖魚には脂肪が多いことは一般に知られているが，養殖マダイなどでは天然魚に比べて皮膚が黒く，肉にも黒ずんだ糸状の血管が認められることがある．マダイは元来，水深30〜100 mの比較的深いところに生息しているが，これを5〜10 mの水深で養殖すると，太陽光によって皮膚に多量のメラニンが生合成される．過剰に生産されたメラニンは筋肉中の毛細血管にも沈着するため，このような黒化現象が起こるという[7]．毛細血管の黒化はトラフグでも認められ，刺身材料としての価値を失う．養殖場ではこのような黒化対策として，生簀に黒いネット（覆い）をかぶせ，太陽光の作用を防ぐようにしている．

　マダイは，姿，色，味ともに優れ，海魚の王とも呼ばれるが，産卵後の夏は「麦わらダイ」といわれ，味は落ちる．生食ではないが「浜焼き」というのがある．獲りたてのタイを製塩用のかま，あるいは木製の槽で蒸し焼きにして作る．「タイの浜焼き」は兵庫，岡山，広島など瀬戸内地方に春の到来を告げる風物詩といえよう．塩味だけで素材の旨みを引き出した製品である．

　日本では，タイ類といえばマダイ，チダイ，キダイ，クロダイをいうが，最近では輸入もののタイも多く見受けられるようになった．中にはタイの評判に肖ろうと，タイの名を借りた「もどきダイ」もある．イズミダイがそれで，その実体はティラピアである．

　**フグ**：フグは毒魚として名高いが，縄文時代からそのおいしさは知られていたらしい．近年，"養殖フグには毒がない"との声が聞かれるようになった．このことについては，第3章に詳しく解説されている．毒魚か否かは，結局，毒化イニシエーターともいうべきテトロドトキシン（フグ毒）産生海洋細菌[8]の食物連鎖を如何に断ち切るかにかかっているといえよう．有毒海底生物などの捕食機会のない，人工飼料投与，生簀網方式による養殖を行えば毒化は防げるようである．

　**マグロ**：マグロは鮨種，刺身として人気のある典型的な赤身魚である．7種

に分類されるマグロ類の中で，クロマグロ（ホンマグロとも呼ばれる）は最も美味であると評価が高い．その赤色は筋肉色素ミオグロビンに由来する．毛細血管中のヘモグロビンも一部肉色に寄与しているが，両色素に占めるミオグロビンの割合は80～90％と圧倒的に多い[7]．ミオグロビンは，ヘムと呼ばれるポルフィリンの2価鉄化合物（色素部分）に，グロビンと呼ばれるタンパク質が結合した色素タンパク質である．マグロを常温に放置したり，あるいは凍結状態でも比較的高い温度（例えば$-18℃$）で貯蔵を続けると，肉色は次第に褐色～黒みがかってくる．これは2価の鉄が3価の鉄に酸化され，ミオグロビンがメトミオグロビンに変化したためである．褐変した（メト化した）マグロ肉は商品価値を下げる．したがって，特に凍結貯蔵中のメト化を防ぐことは，長期の操業をするマグロ漁業および凍結マグロの流通上必須の課題である．メト化には酸素分圧や貯蔵温度などが関係するが，特に貯蔵温度が重要である．現在，マグロのメト化は$-35℃$以下の温度でほぼ完全に阻止されることが明らかとなり[7]，業界ではこの温度以下での貯蔵が行われている．

　年間約70万トンを消費する世界最大のマグロ消費国である日本へは，現在世界の各地からマグロが丸ごと，生鮮ものは氷蔵で空輸され，冷凍ものは$-60℃$の超低温を保って船で運ばれてくる．切り身にして輸送できれば大幅にコストを削減できるが，切り身にすると空気に触れてメト化しやすい．数年前，一酸化炭素（CO）を添加したとみられるマグロの冷凍切り身が出回り問題となった[9]．冷凍切り身のパックにCOを充填するとこれがミオグロビンと結合して赤色を保つことが知られている．これが輸出国で行われたらしい．COマグロの健康への影響は報告されていないが，消費者にとっては古くなっても鮮度の見分けがつかなくなり，ひいては食中毒を起こしかねない危険があると専門家から指摘された．

　キハダなどの生鮮マグロ肉に，ときに直径2～5 mm，深さ10 mm程度の「あずき」と称される液化した空胞が認められることがある[7]．「あずき」が認められる魚肉はジェリーミートと呼ばれ，異常肉である．「あずき」の発現には寄生虫の一種，粘液胞子虫が関係し，この胞子虫が分泌するプロテアーゼにより筋肉組織が分解されて生じるといわれている．粘液胞子虫が寄生していても，凍結・解凍中に「あずき」が生じることはないが，解凍肉の品温が室温を

上回ると速やかに発現するといわれる.刺身とともに場合によってはこの寄生虫を摂取しているかもしれないが,これまでのところ,この寄生虫の摂取による病的症例は報告されていないという.

### 2）非加熱加工食品

水産物の非加熱加工食品には表1-1に示すようないろいろな製品がある.このうち生食されるのは,するめ,からすみ,すじこ,たらこ,イクラ,キャビア,塩辛類,ふなずし,さばずし,こだいのささ漬けなどであり,また調理によっては,コンブ,ワカメ,塩ざけ,塩さばなどもそのまま食される.魚卵塩蔵品や熟成品など,わが国には実に様々な水産珍味食品が存在するものである.なお,水産熟成食品は一般に水産発酵食品といわれる.熟成とは,食品が適当な条件下で一定期間貯蔵され,その間に自己消化酵素や微生物などの作用により,成分が適度に変化し,独特の香味をもつようになることをいう.一方,発酵とは,広義でも細菌など微生物によって有機物（タンパク質や脂肪など）が分解されることである.塩辛や漬物の貯蔵中の変化には微生物のみが関与しているのではなく,自己消化酵素なども関わっているのであるから,これらの食品は,発酵食品というよりは熟成食品というのが適当と思われる.

表1-1 水産加工食品（非加熱）

| 分類 | | 加工品 |
|---|---|---|
| 乾製品 | 素干し | するめ,身欠きにしん,干しかずのこ,田作り,たたみいわし,コンブ,ワカメ,など |
| | 塩干し | 塩干しあじ,くさや,丸干しいわし,からすみ,など |
| | 凍干し | 凍干すけとう(明太),寒天 |
| 塩蔵品 | | 塩ざけ,塩さば,すじこ,たらこ,イクラ,キャビア,塩蔵わかめ,など |
| 熟成品 | 塩辛 | いかの塩辛,うに,このわた,このこ,うるか,めふん,など |
| | 漬物 | ふなずし,さばずし,こだいのささ漬け,など |
| 冷凍品 | | 魚類のフィレー・切り身・スチック,貝類・エビ類のむき身など |

本節では,生食される非加熱加工食品の中から,いかの塩辛,ふなずし,さばずしを取り上げ興味あるところを解説したい.

いかの塩辛：伝統的な水産加工食品の一つであり,製法によって赤作り,白作り,黒作りの3種がある.赤作りは表皮を付けたままのイカの胴肉や足を使

うのに対して，白作りは表皮を除いた胴肉のみを，黒作りは表皮を除いた胴肉にさらにイカ墨が加えられる．いずれのいかの塩辛も，基本的には，イカの切り身に食塩とイカ肝臓を加えて一定期間熟成させて作られる．かつては食塩濃度が12～13％程度のものが作られていたが，近年では，健康上あるいは好み，および低温流通の普及などから，用塩量を控えた製品が一般化している[10]．塩辛は熟成が進むとともに旨味や香気を増し，歯ごたえも和らいでくる．この歯ごたえの変化には混和された肝臓が関与し，その中に含まれている酵素，カテプシンL（タンパク質分解酵素の一種）による筋肉タンパク質の分解が関与していることが知られている[11]．市販品では製造に当たり，米麹や味醂などを添加しているのが一般である．

能登地方では，塩辛やするめの製造時に出る内臓を利用して，魚醤油「いしり」が作られる．魚醤油は東南アジアでは食生活の必需品であり，ベトナムのニョクマム，タイのナムプラ，ミャンマーのナピ，フイリッピンのパティスなどが有名である．わが国では秋田地方の「しょっつる」が有名であるが，その他でも，地域特有の魚介類を原料とした隠れた名品があるのではと思われる．

前述のとおり，いかの塩辛は近年かなり薄塩（8％前後）のものが多くなってきたが，塩辛でもめふん（サケの腎臓）やうるか（アユの卵巣など）などは，食塩濃度が15％前後ときわめて高濃度である[12]．胃ガンの原因食の一つと思われる塩辛い食品と，胃ガン死亡率との関係を調べた研究[13]によると，食塩の害は，その総摂取量にあるのではなく，高濃度食品の摂取にあるというから，健康上留意が必要かもしれない．

ふなずし：ふなずしは本馴れずしそのものであり，鮨の発達史の中で初期のものに属している．鮨はもともと魚を長期間貯蔵するためにこれを塩蔵し，熟成させて酸味を帯びさせた魚であった．その後，塩蔵魚を米飯に漬け込む方法が現れた．こうすることにより米飯が乳酸発酵し，生じた乳酸が魚肉に浸透して鮨の味，酸味の生成を促すことになる．このとき米飯はペースト状に，骨も軟らかくなる．このタイプの鮨が「本馴れずし」である．中世室町時代に現れたといわれている[7]．滋賀県の特産品である．米飯漬けは，普通，夏を挟んで半年から1年に及ぶ．この米飯漬けを短縮し1～3週間にしたのが「生馴れずし」である．米飯は粒形を保っており，一緒に食べられる．和歌山県の「さば

の馴れずし（腐れずし）」がこれに当たる．強烈な異臭を放ち，好みでない人にとっては"腐っている"との印象となる．

「ふなずし」には米飯漬けの後，再び麹や酒粕に漬け込んだものもあり，これは大衆向けと思われる．また「サバの腐れずし」に比べると，米飯に十分漬け込んであるので，ペースト状の米飯もナチュラルチーズ様で美味しく，本体の匂いもそれほどでなく，噛むほどに美味である．

米飯漬けの進行とともに生成した乳酸は，魚体のpHを低下させる．そのpHの低下は筋肉中の酵素，カテプシンD（酸性域で働くタンパク質分解酵素）の活性を発現させ，ひいては肉タンパク質を分解する．自己消化酵素はこのようにして「ふなずし」のテクスチャー（歯ごたえ）に影響すると考えられる[14]．

「馴れずし」は東南アジアの焼畑民族の間にも分布しているほか，インド・アッサム地方にも存しており，これが分布の西端であるらしい．朝鮮半島にはその痕跡がないことから，鵜飼いなどとともに，長江下流域から直接日本に伝来したのではないかと考えられている[15]．

近年，琵琶湖では「ふなずし」の原料魚であるニゴロブナの漁獲が激減してきた．これにはブラックバスによる稚魚の食害も考えられるが，内湖の埋め立てや河川の改修などによる，産卵場の激減がその要因とみられている[16]．伝統水産食品の保存のためのみならず，漁民の生活を守るためにも，環境汚染の防止とともに産卵場の保全に対し賢明な対応が望まれる．滋賀県守山市の水産加工業者は"潮国を代表する味を守ろう"と韓国からギンブナの塩漬けを輸入，原料減への対応策としている．

サバずし：サバは見た目には新鮮そうに見えても，食べると当たる（蕁麻疹が出る）ことがある．俗にいう「サバの生き腐れ」である．"新鮮そう"の目安の一つは"鮮度低下の臭がしない"ことである．海産魚の鮮度低下臭にはトリメチルアミン（TMA）が，蕁麻疹の発生にはヒスタミンが関わっている．実はサバでは，死後TMAに先だって毒物ヒスタミンが筋肉中に生成するのである．TMAは海産魚の常成分であるトリメチルアミンオキサイドから細菌によって，またヒスタミンはサバ筋肉に多量に存在する遊離ヒスチジンの脱炭酸によって生成する．現在，「サバの生き腐れ」におけるヒスタミンの生成が筋肉由来の酵素によるのか，細菌の作用によるのかは判然としていない．いずれに

しろ，サバは新しそうに見えても食えば当たる，あるいはさらに進んでサバは腐りやすい魚との伝統的な見方があるようである．

　京都には「さばの棒ずし」がある．それは古くから京都の人々に愛され続けたご馳走の一つであり，京都を懐しむ人々にはうれしいおみやげでもある．このさばずしの歴史は，今なお残る鯖街道とともに偲ぶことができる．京の都は海から遠く離れた内陸の盆地にあり，冷蔵や運搬手段の未発達な昔，都の人々にとって海の魚は大変貴重な食べ物であった．海辺から京都へと連なる道の中で，若狭小浜から近江の朽木村（現在，付近を国道367号が通る）を経て京都大原へと至る道は鯖街道と呼ばれ，その昔，重い荷物を背に山を越え谷を渡ること一昼夜80 km，若狭沖で獲れたサバをはじめとする海産物が運ばれた道である[17]．サバは内臓をとり一塩（ひとしお）にされて運ばれたが，京都に着く頃には塩がサバに回り程よい塩加減になっていたという．サバを手に入れた都の人たちはこれを酢で締めて，酢飯の上にのせ鮨として賞味したのである．いつの頃から行われたのであろうか，現在では締めさばの上に甘酢の昆布を載せ，竹の皮で包んで棒ずしとされている（図1-1）．大阪のさばずし「バッテラ」は，締めさばの身を薄くそいで木枠に入れ，その上にすし飯を詰め，よく押し固めて作られる押しずしである．なおバッテラは，小型の船を意味するポルトガル語（バテイラ）にちなんでいるといわれる．バッテラが明治の中頃に考案された当初，ねたには酢締めのコノシロが使われていた．その尾部の反り上がった形が小型のボートを連想させ，バッテラと呼ばれるようになったという[18]．

　吉野地方にも歴史を語るさばずしがある．柿の葉ずしがそれである．吉野は深い山々に囲まれた山間の地．この地へも海の幸は運ばれてきたのである．熊野灘で獲れた美味なサバを，昔この地に運ぶには，荷を背負いいくつもの峠を越え，大台ヶ原の入之波（しおのは）を経て吉

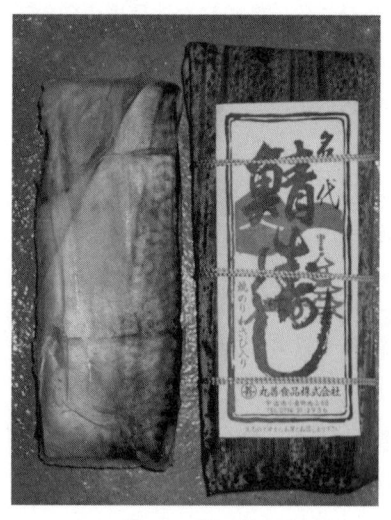

図1-1　サバずし

野に入る方法しかなかったという．あまり知られていないようであるが，この行程は鯖街道を凌ぐほどの時間がかかる．サバの傷みを抑えるには多量の塩を用いねばならない．このようにして運び込まれた貴重なサバは，しかし塩辛すぎる．そこで土地の人々はサバの身を薄くそぎ，これを米飯の上にのせたといわれる．これが柿の葉ずしの原型らしい[19]．奈良県には柿の木が多い．身近にある香りに癖のない柿の葉で鮨を包む．これが柿の葉ずしであり，塩さばのほか，塩ざけも使われる（図1-2）．奈良県下を中心に広く賞味されている．

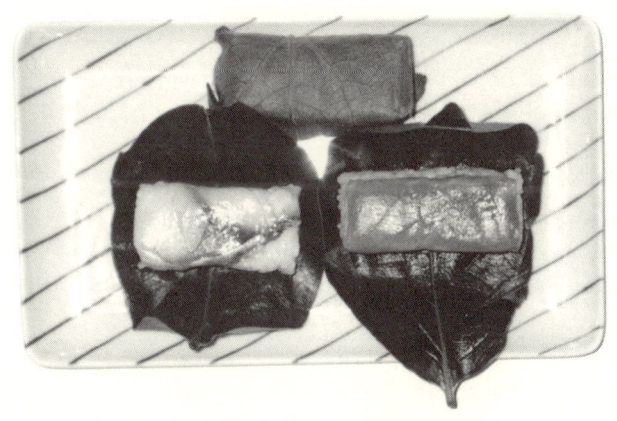

図1-2　吉野地方の柿の葉ずし

## 1-2　加熱加工食品

水産物の加工工程で加熱処理を経た食品を示すと，表1-2のとおりである．加熱はタンパク質を変性凝固させ，食品成分間の化学変化を促し，脱水をもたらし，また酵素を失活させ微生物を殺すなど，食品の物性，味・色・香りに影響を及ぼすほか，食品に貯蔵性を与える効果がある．

加熱加工食品の中で，魚肉ハム・ソーセージを除く水産ねり製品のほとんどは，他の加熱加工食品に比べて貯蔵性は著しく低い．水産ねり製品はその品質要素として，優れた保水性が求められ，例えばかまぼこの水分は70数％と高いことがその原因の一つである．

つくだ煮類は小魚の保存法として考えられたものである．もともとは濃厚な

調味液の中で,水分が 20～30％になるまで 100℃付近の高温で煮詰められるので,塩分は 10％前後,糖分は 40～50％となり,貯蔵性はきわめて高い食品であった.しかし,最近は低塩化志向の中にあって表 1-3 に示すとおり,市販品の食塩含量は大体 5～6％,糖質含量は 25～35％と少なくなっていて,従来形のつくだ煮類に比べて,水分活性(微生物が利用しやすい形の水分量の目安)はいくらか高くなり,貯蔵性は劣るようである.

表 1-2 水産加工食品(加熱処理)

| 分類 | 加工品 |
| --- | --- |
| 乾製品 | 煮干しいわし,しらす干し,干しえび,など |
| 煮熟調味食品 | つくだ煮,甘露煮,飴煮,しぐれ煮,角煮,でんぶ など |
| 調味乾燥食品 | 儀助煮,魚せんべい,のしいか,味付けのり など |
| くん製品 | さけ温くん品,いか温くん品 など |
| 節類 | かつお節,さば節,削り節 など |
| 水産ねり製品 | かまぼこ,ちくわ,はんぺん,だてまき,てんぷら,かに風味かまぼこ,細工かまぼこ,魚肉ハム・ソーセージ など |
| 缶詰・レトルト食品 | 水煮缶詰,油漬缶詰,味付缶詰,マグロ油漬レトルト食品 など |

表 1-3 煮熟調味食品の水分・糖質・食塩含量
(可食部 100 g 当たりの g 数)

| 原料 | 食品名 | 水分 | 糖質 | 食塩 |
| --- | --- | --- | --- | --- |
| イカナゴ | つくだ煮 | 25 | 32 | 6.1 |
| | 飴煮 | 34 | 25 | 4.6 |
| カジカ | つくだ煮 | 21 | 34 | 5.8 |
| カツオ | 角煮 | 30 | 24 | 5.1 |
| ハゼ | つくだ煮 | 27 | 30 | 7.6 |
| | 甘露煮 | 24 | 51 | 4.6 |
| フナ | 甘露煮 | 32 | 37 | 4.3 |
| ワカサギ | つくだ煮 | 17 | 34 | 5.1 |
| | 飴煮 | 22 | 39 | 4.6 |
| アサリ | つくだ煮 | 33 | 29 | 6.6 |
| ハマグリ | つくだ煮 | 37 | 18 | 10 |
| ホタルイカ | つくだ煮 | 36 | 23 | 4.6 |
| アミ | つくだ煮 | 30 | 27 | 9.1 |
| エビ | つくだ煮 | 31 | 28 | 5.8 |

「四訂日本食品標準成分表」より

調味乾燥食品やくん製品は嗜好性の高い食品で食生活を潤し，節類は本物の味，料亭の味へのこだわりとして，また缶詰・レトルト食品は長期の貯蔵に耐える簡便なインスタント食品として，生活に欠かすことのできない存在であり続けるであろう．

**1) 水産ねり製品**

関西のある老舗のかまぼこメーカーの本社玄関脇には，数本の「がま」が大きな鉢植えに植えられている．かまぼこという名の起こりが，がまの花穂に由来していることを考えての，故事を尊ぶ計らいであろう．

かまぼこが初めて文献に登場したのは，1115年（永久3年）のことである[20]．それ以前にも既にかまぼこが作られていたであろうことは想像に難くない．しかし，はっきりしたことは分からない．当初のかまぼこは現在のちくわ形をしていたといわれるが，この伝統食品も時代とともに形を変え，いろいろな加熱方法を用いて作られるようになった．魚肉をすり潰すのが基本工程であるかまぼこの製造では，その工程中に各種の添加物を加えることが可能であり，またそのすり身を用いて任意の形の製品を作ることができる．魚肉すり身のこのような特性を生かして，魚肉ハム・ソーセージが生まれ［マグロを原料としたツナハムは1938年（昭和13）に企業化されたが，第2次世界大戦とともに営業を停止した．しかし，ツナハムは戦後そのままの形で，魚肉ソーセージとして復活したという[21]．一般的には，魚肉ハム・ソーセージは戦後生まれたとされている］，また比較的最近では，カニ風味かまぼこや各種の考案製品が登場してきた．かまぼこ，ちくわ，魚肉ハム・ソーセージなどを一括して水産ねり製品という．

**かまぼこ**：かまぼこ，ちくわ，はんぺん（その他の茹でもの），伊達巻き（その他の卵黄もの），天ぷら（その他の揚げもの），細工かまぼこなどのかまぼこ類は，第2次世界大戦前，らい潰機や採肉機などの発明に支えられ，その生産量は19万トン弱に達していた[22]が，大戦により激減した．しかし戦後の食料難に対応して生産高は徐々に回復，1950年（昭和25）には戦前のレベルに至った．その後，原料難問題を解決し，かまぼこ類の計画的生産を可能にするなど，業界に革命的な影響を与えたスケトウダラの冷凍すり身が開発される（1959年）に及んで，生産量は増加の一途をたどり，1973年（昭和48）には

100万トンの大台にまで達した．しかし，1975年（昭和50）をピークとして減少をはじめ，一時（1980年代前半）カニ風味かまぼこの人気により持ち直しの気配が見られたが，以後歯止めがかからないまま1999年（平成11）には65万トンにまで大きく後退している．近年の生産不振，売れ行き不振の打開策として，業界では11月15日（かまぼこが文献に初めて登場した年，1115年に因んで）を「かまぼこの日」と決め，かまぼこに対する消費者の意識を刷新すべくキャンペーン活動に取り組んでいる．食品は安全であることはもちろんのこと，美味しいこと，高品質で手頃な値段であること，さらに最近では食べやすい，あるいは食べきれる大きさであることなどは，販売競争激化の中にあっても，製造・販売に当たっての配慮すべき要点と考えられる．

かまぼこには特有の弾力がある．業界ではこれを「足」と呼んでいる．かまぼこの足は，食塩の存在下で溶けだした魚肉中のタンパク質が立体的に網目構造を作り，その中に水を封じ込めることによってできる．すなわち，落とし身（採肉機で集めた肉）を水晒しし，筋細胞（筋繊維）中の水溶性タンパク質を除く．脱水後の晒し肉に食塩を加えて擂ると，筋細胞中の筋原繊維やその構成タンパク質であるミオシン，アクチンなどが溶出してくる．ミオシンとアクチンは結合しやすく，糸状の巨大なアクトミオシンになり，粘りのあるすり身となる．このすり身を成型し加熱する．筋原繊維やアクトミオシンなど糸状のタンパク質は熱運動によって互いに絡み合い，あるいは化学的に結合して網目を作り，その網目の中に水を封じ込めて固定化する．このようにして足はできると考えられる．

蒸し，蒸し焼き，焼抜きなどいずれのかまぼこにも，その品質に足の善し悪しは大きく関わっている．足の要素には強さ，軟らかさ，しなやかさなどいろいろあるが，足を強くする一つの方法として「坐り」を行うことがある．坐りとは40～50℃以下の温度にすり身を放置したときに見られるすり身のゲル化現象のことである．粘りのあるすり身は，坐りにより透明感のあるゲルとなり，もはや指にくっつくことはなくなる．すり身を坐らせた後85℃付近で本加熱すると，直接加熱したものよりも足の強いかまぼこができる．坐りにはすり身中に存在するトランスグルタミナーゼという，タンパク質分子同士を結合［イソペプチド結合あるいは $\varepsilon$-($\gamma$-Glu)-Lys 架橋］させる酵素が関係し，坐り

によりタンパク質分子間に，直接加熱したときに生じる以上の結合を生じさせる．したがって，坐りをとったかまぼこではそれだけ足は強くなると考えられる．ただし，足の強さは足の要素の一つではあるが，坐らせたかまぼこの足は上品さを欠き，これを行うことを嫌う業者は少なくない．

　すり身をかまぼこに変身させるには加熱が必要である．エソやグチ（イシモチ）などを用いてかまぼこを作るとき，すり身の加熱温度を間違えて 60〜65℃付近で加熱し続けると，弾力に欠ける，実験的には泥だんごのような製品ができることがある．このような中間温度の加熱で発現するゲルの劣化現象は「火戻り」と呼ばれる．一般的には「戻り」と呼ばれているが，戻りはすり身を例えば20℃などの室温に長時間放置したときにも，坐りに続いて見られる[23]ことから，このようなゲルの劣化現象と区別して，中間温度でのゲルの劣化現象は火戻りと呼ばれている．火戻りの原因については，かつては魚肉タンパク質の熱変性が考えられていた．その後，筋肉中に 60〜65℃付近で特異的に活性を発現するタンパク質分解酵素の一種，耐熱性アルカリ性プロテイナーゼ（HAP）が発見された．この酵素の活性を阻害する試薬をすり身に添加すると火戻りは抑制され，一方，HAP をすり身に添加すると火戻りが促進されるなどの事実から，火戻りは HAP によるすり身タンパク質の分解によって起こることが明らかにされた[24]．なお魚類の筋肉にはその後 HAP 類似の酵素が存在し，これらもまた火戻りに関与することが報告されるようになった．

　タンパク質分解酵素（プロテアーゼ）は上述のとおり，またすでにいかの塩辛やふなずしの熟成で触れたとおり，水産食品の物性に微妙に関与している物質である．かまぼこ類の中には，いろいろな種ものを使った製品がある．種ものの中には，例えばキクラゲのように，強いプロテアーゼ活性をもったものもある[25]．これを水戻ししただけで使用する場合には，すり身の調製中にそのプロテアーゼによりタンパク質が分解され，製品は弾力のない失敗作となることがある．種ものを使うときには，湯通しするなどして，種もの中のプロテアーゼを失活させるよう配慮が必要である．

　**魚肉ハム・ソーセージ**：第2次世界大戦後の食生活における洋風化嗜好，あるいは動物性タンパク質摂取による体格の改善などへの希望を背に登場した革新的製品である．1953年（昭和28）頃から生産の機運はあったが[21]，生産が

本格化したのは，1954年（昭和29）3月1日の米軍によるビキニ環礁における水爆実験（マグロ漁船第五福竜丸が被爆）の後である．当時，冷凍設備をもたない漁船は獲れたマグロを氷蔵していた．近海ものは別として，半月以上に及ぶ航海後，市場に持ち込まれたマグロは鮮度が落ちたもので人気がなく，水爆実験後は放射能汚染の恐れありと評価はさらに低落した．なお，このような放射性物質による環境汚染が水産物の安全性に及んだ事例は，1986年（昭和61）旧ソ連のチェルノブイリ原発事故に関連した輸入キャビアなどの検査にも見られる．第4章を参照されたい．この不人気のマグロの有効利用法として開発されたのが魚肉ハム・ソーセージである．この新製品は豚脂やスパイスなどで風味付けがなされ，高価な食肉ハム・ソーセージの代替品として爆発的な人気を得た．さらに，ケーシングに詰められ，また防腐剤フラスキンの開発とも相まって貯蔵性にも優れ，山間部など日本全国にその販路を広げていったのである．大手水産会社の陸上進出を生み，生産高は1960年（昭和35）頃から急上昇し，1965年（昭和40）には19万トンにまで達した．しかし，その後マグロ漁船の冷凍設備が整備されるとともに，マグロは刺身用としての需要が急増し，魚価の高騰をもたらした．原料を他に求めなければならなくなった魚肉ハム・ソーセージの生産は，消費者の嗜好の高級化とともに減少の一途をたどることになった．しかし，スナック性を生かし嗜好性にマッチした新製品の開発などにより，本製品はなお一定の需要がある．1999年（平成11年）の生産高は6万2千トンである[26]．

## 文　献

1）谷崎：谷崎潤一郎随筆集（篠田編），岩波書店，1985，173．
2）図説平成11年度漁業白書，農林統計協会，2000．
3）関谷：魚味礼賛，中央公論社，1990，110．
4）成瀬：魚料理のサイエンス，新潮社，1995，159．
5）全蒲のしおり－創立60周年を迎えて－全国かまぼこ連合会，2000．
6）安藤ら：日水誌，64，1027（1998）．
7）須山，鴻巣編：水産食品学，恒星社厚生閣，1987．
8）野口：水産利用化学（橋本，鴻巣編），恒星社厚生閣，1992，175．
9）読売新聞，5/1（1997）．

10) 福田ら：青森県水産加工研究所昭和55年度試験研究報告，95（1981）．
11) 牧之段：日水誌，**59**，1625（1993）．
12) 図説食品成分表（科学技術庁資源調査会編），一橋出版，1993．
13) 朝日新聞，6/4（1994）．
14) 牧之段ら：日水誌，**57**，1911（1991）．
15) 佐々木：朝日新聞，1/18（1996）．
16) 西野：朝日新聞，3/7，夕刊（1994）．
17) 天声人語：朝日新聞，9/8（1989）．
18) 河野：日本大百科全書，小学館，1986．
19) 林：Scenes，シーライフクラブ，2000，78．
20) 清水：かまぼこの歴史，日本食糧新聞社，1975，14．
21) 清水：第10回魚肉ソーセージ技術講習会テキスト（日本魚肉ソーセージ協会），1963，3．
22) 岡田：かまぼこの科学，成山堂書店，2000，4．
23) 清水：日水誌，**12**，165（1944）．
24) 牧之段：近大農紀要，**33**，79（2000）．
25) Makinodan and Fujita：*J. Food Sci.*，**55**，979（1990）．牧之段：水産の研究，**10**，58（1991）．
26) かまぼこ通信，1/1（2001）．

## 2. 沿岸魚介類の安全性 —— 環境汚染と魚介類

　　　　　　　　　　　　　　　　　　　　　　　　山　本　義　和

　海洋環境汚染による魚介類の汚染によって，水産食品中に含まれる環境汚染物質摂取の可能性と健康に及ぼす影響が懸念されている．ここで，まず最初に安全性とは何かについて一言触れておきたい．この世の中に絶対に安全というものは存在しない．私達は日常生活のなかで危険性（リスク）が低い状態を安全としているのであって，安全性とはあくまでも相対的なものである．図2-1は化学物質の生体への投与量と，それに伴って現れる生体反応との関係を示したものである．化学物質の生体への進入経路としては経口，経皮，吸入があり，この用量・反応曲線は化学物質の種類によって大きく異なっている．すなわち，食品中に含まれる環境汚染物質の有害性の程度は，その物質自体がもつ固有の毒性とその摂取量の積によってほぼ決定されることを忘れてはならない．最近の分析技術の進歩は著しく，分析精度はppmからppbさらにはpptのレベル

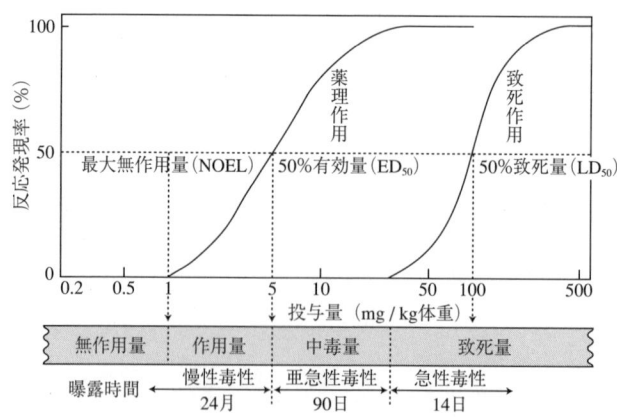

図2-1　化学物質の用量・反応曲線と作用領域
（金沢：農薬の環境科学，合同出版，1992，24より）

へと変化しているので，精度を上げて分析すれば大部分の食品中に種々の環境汚染物質が検出されるといっても過言ではない．食品の安全性の面からすれば，環境汚染物質の検出自体が問題ではなく，その濃度レベルとその食品の摂取量が重要なのである．本章では，沿岸魚介類において特に重要と思われる環境汚染物質に的を絞って述べる．

## 2-1 ダイオキシン

### 1) ダイオキシンとは何か

ダイオキシン類とは，ポリ塩化ジベンゾ-$p$-ジオキシン (PCDDs) とポリ塩化ジベンゾフラン (PCDFs) の総称である．これにコプラナーPCBs (polychlorinated biphenyls) を加えたものを，ダイオキシンあるいはダイオキシン様化合物と呼ぶ．PCDDs，PCDFs，PCBs の化学構造は図 2-2 に示す通りである．PCDDs と PCDFs では塩素が 1～9 の位置に 1～8 個つくので，各々 75 種，135 種の異性体が存在する．PCBs の異性体 209 種の中で，オルト位に塩素置換のない 4 種の PCBs とオルト位に 1 個の塩素が置換した 8 種の PCBs をコプラナー PCBs (Co-PCBs) と呼び，これらは強毒性を有することから最近ではダイオキシンに含めて考えられている．

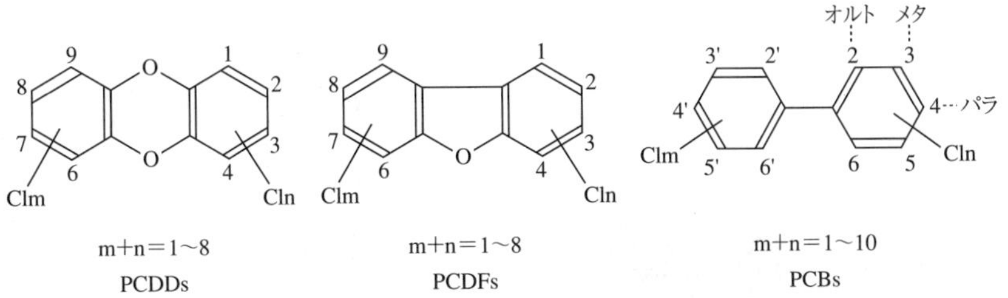

図 2-2 PCDDs, PCDFs, PCBs の化学構造

ダイオキシンは急性毒性，慢性毒性，発ガン性，生殖毒性，催奇形性，免疫毒性など多岐にわたる毒性を示す[1]．ダイオキシンの中でも 2, 3, 7, 8 の位置に 4 個の塩素をもつ 2, 3, 7, 8TCDD は，モルモットに対する $LD_{50}$ (半数致死量) が約 $1\mu g/kg$ BW と極めて強い毒性を示すことから，史上最強の毒物といわれている．また，最近ではアトピー症，子宮内膜症，精子減少症とダイオキ

シンとの関連も注目されている．ダイオキシンの毒性は異性体によって大きく異なるので，最も強い毒性を示す 2, 3, 7, 8TCDD の毒性を 1 とした時の相対毒性が異性体ごとに定められており，各異性体の実測値にこの換算係数を乗じた値の総和を 2, 3, 7, 8TCDD 毒性等価量（TEQ：toxic equivalents）として，環境試料や食品のダイオキシン毒性量が表示されている．

ダイオキシンの発生源に関してもかなりの知見が得られている．PCDDsとPCDFs は化学物質の合成過程での不純物として，あるいは廃棄物などの燃焼過程での非意図的産生物として発生している．酒井ら[2]は，琵琶湖および大阪湾の底泥堆積物に含まれているダイオキシン類の同族体分布や異性体分布の検討結果から，PCDDs と PCDFs の発生源は燃焼発生源に加えて水田除草剤のペンタクロロフェノール（PCP）やクロロニトロフェン（CNP）が大きくかかわっていることを明らかにしている．なお，PCP や CNP は 1970 年代に生産禁止や使用制限などの規制がなされ，PCBs も 1972 年に生産と使用が禁止されている．図 2-3 は，日本におけるダイオキシンの環境放出量の変遷をその発生源ごとに推定したものである．1960 年から 1970 年代にかけては PCP，CNP，Co-PCBs に由来する環境放出量が非常に多くを占め，近年では都市ゴミや産業廃棄物の燃焼起源が占める割合が高くなっている．国内でのダイオキシンの

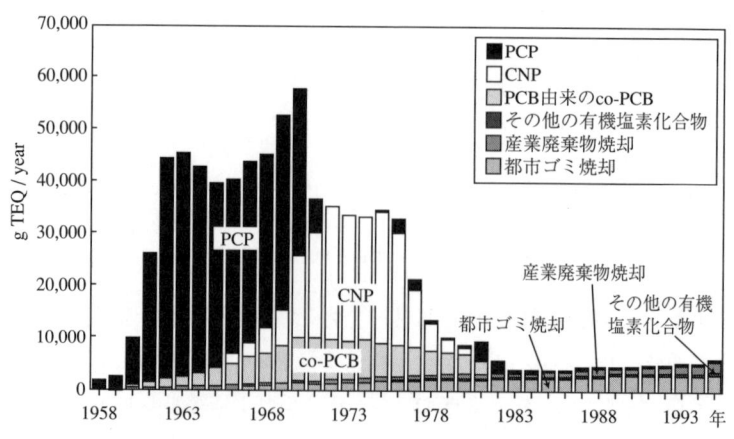

図 2-3　日本におけるダイオキシンの環境放出量の変遷[3]

総排出量は，種々の環境規制によってこの20～30年間で大幅に減少しており，年間発生量は現在では2～3 kgTEQと推定される．しかしながら，ダイオキシンは環境中で分解されにくく安定であるために，過去に沿岸海域に大量に放出されたものが水交換の悪い内湾などではかなり残留し，魚介類を汚染するのである．ダイオキシン類は水溶解度が極めて低いことから，魚介類への蓄積を考える時には水からの直接濃縮よりも餌を通しての取り込みが重要である[4]．

### 2）ダイオキシンの摂取量

表2-1は，1999年度に厚生省が全国7地区16ヶ所でマーケットバスケット方式によって集めたトータルダイエット試料（14食品群，約120品目）について，ダイオキシン（PCDDs＋PCDFs＋Co-PCBs）を分析して平均的な食生活においてのダイオキシンの1日摂取量を推計した結果である．ダイオキシン類とCo-PCBsを合わせたダイオキシンの1日摂取量は，地域差がかなり認められるが平均112.61pgTEQ/dayであり，体重を50 kgとして1 kg当たりに換算すると平均2.25 pgTEQ/kgBW/dayになる．なお，ダイオキシンの大気と土壌に由来する曝露量は，それぞれ0.17，0.0024～0.021pgTEQ/kgBW/dayと試算されているので，通常の生活ではダイオキシンの主要摂取ルートは食事であることが明らかである．

1999年に環境庁と厚生省は，ヒトが一生涯にわたり摂取しても健康に対して有害な影響が現れないと判断される1日当たりの摂取量として耐容1日摂取量（TDI：tolerable daily intake）を4pgTEQ/kgBW/dayに定めているが，

**表2-1** 1999年度トータルダイエットによる各食品群からのダイオキシン1日摂取量[5]

| 食品群 | 平均摂取量 | 標準偏差 | 比率(%) | 食品群 | 平均摂取量 | 標準偏差 | 比率(%) |
|---|---|---|---|---|---|---|---|
| 1群（米） | 0.83 | 3.25 | 0.75 | 10群（魚介） | 86.57 | 52.01 | 78.21 |
| 2群（雑穀・芋） | 0.35 | 0.86 | 0.32 | 11群（肉・卵） | 17.48 | 25.17 | 15.79 |
| 3群（砂糖・菓子） | 0.34 | 0.35 | 0.31 | 12群（乳・乳製品） | 4.75 | 3.25 | 4.29 |
| 4群（油脂） | 0.20 | 0.32 | 0.18 | 13群（加工食品） | 0.21 | 0.22 | 0.19 |
| 5群（豆・豆加工品） | 0.02 | 0.03 | 0.02 | 14群（飲料水） | 0.00 | 0.00 | 0.00 |
| 6群（果実） | 0.19 | 0.68 | 0.17 | 総摂取量 (pgTEQ/day) | 112.61 | 74.83 | 100 |
| 7群（有色野菜） | 1.25 | 1.56 | 1.13 | | | | |
| 8群（野菜・海草） | 0.42 | 1.30 | 0.38 | 摂取量 (pgTEQ/kgBW/day) | 2.25 | 1.50 | |
| 9群（嗜好品） | 0.01 | 0.03 | 0.01 | | | | |

摂取量はpgTEQで表示

平均的な食生活をしている日本人のダイオキシン摂取量はこの値を下回っており，食品衛生上の問題は世間で騒がれているほどには大きくないと考えられる．1977年度から1998年度までの関西地区における食事由来のダイオキシン摂取量の経年変化を調べた結果[6]でも，この22年間で明らかに減少し，1998年度の総摂取量（2.7pgTQE / kgBW / day）は1977年度の1/3のレベルになっている．最近，母乳のダイオキシン汚染に関するマスコミ情報が飛び交うことに伴って，母乳保育に対する精神的不安（ダイオキシンシンドローム）を訴える女性が増加している．しかしながら，保存母乳中のダイオキシン濃度においても，この20年間で半減しており，食事由来のダイオキシン摂取量と傾向が一致している[7,8]ので，母乳の健康リスクは以前よりも軽減されていると考えてよい．

表2-1に示したように，14食品群別のダイオキシン摂取量は多い順に魚介類78.2%，肉・卵類15.8%，乳・乳製品4.3%で，これらの3群で全体の98.3%を占める．日本人では魚介類由来のダイオキシン摂取量が非常に多いが，これは魚介類のダイオキシン濃度が相対的に高いことに加えて，1日に約100gもの魚介類を摂取することに起因している．欧米では肉・卵類と乳・乳製品が主要なダイオキシン摂取源になっているが，食事由来のダイオキシン総摂取量は日本で報告されている値と類似のレベルにある．なお，個人が実際に環境や食品を介して摂取するダイオキシン量は，生活地域や食生活などの諸条件によって相当異なると考えられる．

3）魚介類と肉類のダイオキシン濃度

国内におけるダイオキシンの食品を介したヒトへの曝露状況を把握するために，厚生省を中心に魚介類30種，水産加工品22種，肉類7種，食肉加工品5種，乳類3種，卵類4種，果実類5種，野菜類16種，茸類1種，海藻類1種について調査が行われている．この調査結果の中から，魚介類および肉類についての分析結果を抜粋して表2-2に示す．魚類ではPCDDs＋PCDFs濃度よりもCo-PCB濃度の方が高い傾向にあり，アナゴやスズキなどの沿岸域に生息する魚類ではCo-PCBs濃度が特に高い値を示しており，環境汚染の実態，魚類の食性，生物濃縮との相互関係を示唆するものとして興味深い．ダイオキシンが脂溶性であることを考えると当然であるが，脂質濃度の高い魚種ではダ

イオキシン濃度が高く，軟体動物や甲殻類では濃度が低い傾向が認められる．また，肉類では牛肉，豚肉，鶏肉いずれにおいても国産品の方が輸入品よりもダイオキシン濃度が高い点が注目される．

食品群別のダイオキシン濃度を比較すると，魚介類の濃度が最も高く，平均値で1.492pgTEQ / g である．以下，食品群別のダイオキシン濃度（pgTEQ / g）の平均値を高い順にあげると，水産加工品0.452，乳類0.230，肉類0.191，卵類0.127，野菜類0.024，海藻類0.021，食肉加工品0.013，果実類0.003，茸類0.001 となる．

表2-2 魚介類と肉類のダイオキシン濃度[5, 9]（pg TEQ / g）

| | 食品 | 試料数 | PCDDs＋PCDFs | Co-PCBs | PCDDs＋PCDFs＋Co-PCBs |
|---|---|---|---|---|---|
| 魚介類 | アジ | 3 | 0.597 | 0.671 | 1.267 |
| | アナゴ | 3 | 0.921 | 2.736 | 3.657 |
| | イワシ | 5 | 0.855 | 1.147 | 2.002 |
| | カツオ | 4 | 0.276 | 0.965 | 1.241 |
| | カマス | 4 | 0.582 | 1.091 | 1.673 |
| | カレイ | 4 | 0.181 | 0.224 | 0.404 |
| | キス | 3 | 0.889 | 1.453 | 2.341 |
| | キンメダイ | 3 | 0.628 | 1.316 | 1.944 |
| | サケ | 3 | 0.334 | 0.614 | 0.948 |
| | サバ | 1 | 0.312 | 0.681 | 0.992 |
| | サンマ | 5 | 0.068 | 0.214 | 0.283 |
| | スズキ | 1 | 2.642 | 7.755 | 10.397 |
| | タイ | 6 | 0.274 | 0.422 | 0.696 |
| | タラ | 4 | 0.008 | 0.059 | 0.067 |
| | ニシン | 6 | 0.557 | 0.564 | 1.121 |
| | ヒラメ | 4 | 0.369 | 0.711 | 1.079 |
| | ブリ | 6 | 1.201 | 2.211 | 3.413 |
| | ホッケ | 2 | 0.326 | 0.390 | 0.716 |
| | イカ | 1 | ＜0.001 | 0.012 | 0.012 |
| | エビ | 3 | 0.049 | 0.037 | 0.086 |
| | カニ | 4 | 0.282 | 0.169 | 0.451 |
| | タコ | 6 | 0.093 | 0.062 | 0.155 |
| | ホタテ | 5 | 0.046 | 0.027 | 0.072 |
| 肉類 | 牛肉 | 10 | 0.375 | 0.090 | 0.465 |
| | 牛肉（輸入） | 5 | 0.051 | 0.026 | 0.077 |
| | 豚肉 | 9 | 0.026 | 0.139 | 0.165 |
| | 豚肉（輸入） | 9 | 0.007 | 0.014 | 0.021 |
| | 鶏肉 | 6 | 0.046 | 0.076 | 0.123 |
| | 鶏肉（輸入） | 5 | 0.030 | 0.012 | 0.043 |

\* 数値は各食品の平均値で示す

なお，食品のダイオキシン濃度についての調査結果は数多く発表されているが，試料の採取方法や分析技術の相違などが分析値に相当大きな影響を与えていると思われるので，この点を考慮してデータを考察する必要がある．

### 4）調理によるダイオキシン量の変化

調理によって魚介類のダイオキシン濃度がどの程度変化するのかは，興味深い課題である．サバの切り身を「焼く」，「煮る」，「つみれとして煮る」の3種類の調理をした場合，水分減少によって見かけ上ダイオキシンが濃縮される場合もあるが，ダイオキシン濃度を調理前重量当たりで比較すると，それぞれ30.6％，14.4％，20.9％減少している（表 2-3）．野菜や牛肉でもほぼ同様の傾向が認められるので，調理の方法によってはダイオキシン摂取量を少し軽減できそうである．

表 2-3　調理によるダイオキシン減少率[5]

| 食品 | 調理方法 | ダイオキシン減少率（％） |
| --- | --- | --- |
| サバの切り身 | 焼く | 30.6 |
|  | 煮る | 14.4 |
|  | つみれにして煮る | 20.9 |
| 小松菜 | 水洗 | 52.8 |
|  | 水洗＋煮沸 | 61.1 |
| 牛肉 | 焼く | 35.3 |
|  | 煮る | 39.0 |
|  | ハンバーグにして焼く | 37.9 |

### 5）ダイオキシンばかりに目を奪われてはいないだろうか

ここまで述べてきたことから，ダイオキシンは我々の健康に悪影響を及ぼす可能性がある化学物質であることは明らかである．しかしながら，環境中には無数ともいえる化学物質が存在し，環境汚染の実態と健康影響の両面からマークすべき物質群が数多く存在する．現在では，社会的な関心がダイオキシンに一極集中し，巨額の研究経費や対策費がダイオキシンに重点投資されている．化学物質による環境汚染を大きな視点で幅広く捉え，そのなかでダイオキシンを位置づける必要があるのではなかろうか．政府，自治体，研究者，市民は「木を見て森を見ず」になってはいけない．

## 2-2 有機スズ化合物

### 1) 有機スズ化合物とは

トリブチルスズ（TBT）およびトリフェニルスズ（TPT）系の有機スズ化合物は，船底や漁網に海藻や貝類などが付着するのを防ぐための防汚剤として大量に使用されてきた．しかし，TBT 系化合物のなかでもトリブチルスズオキシド（TBTO）は，難分解性で生物蓄積性および慢性毒性も強いために，化学物質審査規制法において第一種特定化学物質に指定され，1989 年 12 月より製造・輸入が禁止されている．これらの有機スズ化合物の化学構造は図 2-4 に示すとおりである．TBT および TPT 系化合物も難分解性で慢性毒性が強いために第二種特定化学物質に指定され，1991年水産庁次官通達によって船底塗料および漁網防汚剤への使用が禁止されている．

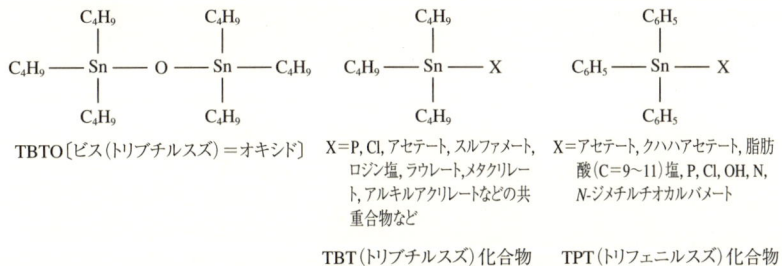

図 2-4　有機スズ化合物の化学構造

### 2) 有機スズ化合物の毒性

有機スズ化合物による海洋環境汚染が社会問題として捉えられている第一の理由は，雌雄異体である新腹足目と中腹足目の巻貝類にインポセックス（imposex）を引き起こすことによる．インポセックスとは雌の輸卵管などにペニス，あるいは輸精管などの雄性生殖器官が形成されて，重症になると産卵不能に陥る症状を指す．1999 年 7 月現在，国内では海産腹足類 39 種でインポセックスが確認され，イボニシを対象に 1990 年から 1999 年までに実施された調査結果では，全国的にインポセックスが観察されている[10]．図 2-5 はイボニシ雌の相対ペニス長指数（雌の平均ペニス長／雄の平均ペニス長×100）を示しているが，インポセックスが観察されない指数 0 の地点はごくわずかで

ある.インポセックスの誘導機構については明らかでない部分もあるが,TBT や TPT が雌性ホルモンの生合成過程において,雄性ホルモンのテストステロンから雌性ホルモンのエストラジオール生成反応を触媒する酵素アロマターゼを阻害することによって雌の体内で雄性ホルモンの分泌過多を引き起こすことが主因と推察されている.近年,アワビ類の漁獲量が減少しており,この原因として有機スズ化合物を疑う研究報告もあるが,まだ明確な結果はでていない.

第二の理由は,有機スズ化合物の水生生物に対する急性毒性が極めて強いことによる.各種海産魚類に対する急性毒性試験結果では,TBT あるいは TPT

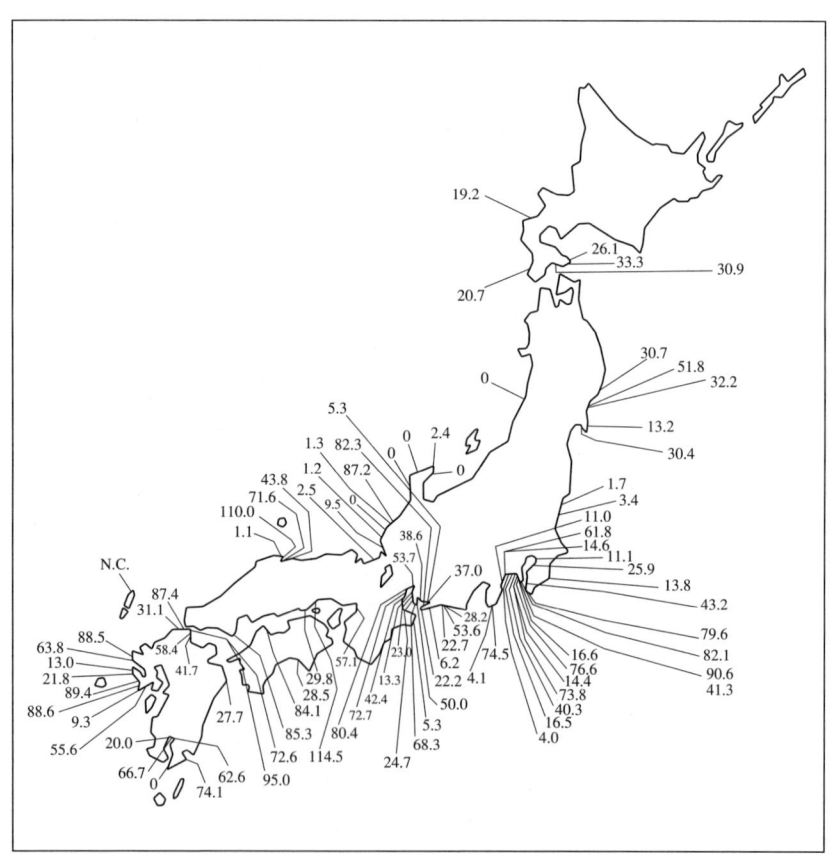

図2-5　イボニシにおける相対ペニス長指数(RPL Index)の分布(1996年9月〜1999年1月)[10]

系化合物の96時間$LC_{50}$（半数致死濃度）は$1\sim20\mu g/l$である．この毒性がいかに強いかは，農薬取締法で定められている水生生物に対する急性毒性試験において，最も毒性が強いD類（48時間$LC_{50}$が$100\mu g/l$以下）よりも1～2オーダ低いことからも明らかである．

有機スズ化合物のヒトへの健康影響に関しては，皮膚への刺激作用，めまい，頭痛，嘔吐などの中枢神経系の症状が知られている．また，実験動物に対しては免疫機能の抑制，酸化的リン酸化反応や糖代謝および脂質代謝異常を引き起こすことも知られている．これらのことを受けて，厚生省では1985年にTBTOの暫定的1日摂取許容量（ADI：acceptable daily intake）として$1.6\mu g/kg/day$を定めている．

### 3）魚介類の有機スズ化合物濃度

魚類や貝類は，餌料からだけでなく水中に溶存する有機スズ化合物を鰓呼吸によって体内に取り込んで濃縮するので，生物濃縮係数はかなり高く，TBT系化合物では10,000～20,000である[11]．表2-4は，環境庁による全国各地域の

表2-4 有機スズ化合物に関する生物モニタリング調査結果（環境庁）

| | | TBT | | TPT | |
|---|---|---|---|---|---|
| | | 検出頻度 | 検出範囲 | 検出頻度 | 検出範囲 |
| 魚類 | 1999年度 | 9/70 | nd～0.12 | 10/70 | nd～0.048 |
| | 1998年度 | 17/70 | nd～0.09 | 14/70 | nd～0.05 |
| | 1997年度 | 13/70 | nd～0.14 | 19/70 | nd～0.12 |
| | 1996年度 | 23/70 | nd～0.24 | 20/70 | nd～0.27 |
| | 1995年度 | 13/70 | nd～0.54 | 21/70 | nd～0.25 |
| | 1994年度 | 15/70 | nd～0.17 | 28/70 | nd～0.28 |
| | 1993年度 | 23/70 | nd～0.37 | 38/70 | nd～0.34 |
| | 1992年度 | 22/70 | nd～0.43 | 40/70 | nd～0.26 |
| | 1991年度 | 21/65 | nd～0.59 | 34/65 | nd～0.59 |
| 貝類 | 1999年度 | 0/30 | nd～tr | 0/30 | nd～tr |
| | 1998年度 | 10/30 | nd～0.11 | 0/30 | nd～tr |
| | 1997年度 | 18/30 | nd～0.24 | 5/30 | nd～0.07 |
| | 1996年度 | 15/30 | nd～0.09 | 0/30 | nd |
| | 1995年度 | 20/30 | nd～0.35 | 0/30 | nd |
| | 1994年度 | 6/30 | nd～0.1 | 5/30 | nd～0.04 |
| | 1993年度 | 15/30 | nd～0.78 | 5/30 | nd～0.07 |
| | 1992年度 | 17/30 | nd～0.45 | 10/30 | nd～0.11 |
| | 1991年度 | 18/30 | nd～0.38 | 22/30 | nd～0.09 |

（濃度単位：$\mu g/g\text{-wet}$）

魚介類を対象にしたTBTおよびTPT系化合物についての経年監視調査結果である．調査対象生物は魚類8種，貝類2種で，調査地点は魚類14地点，貝類6地点である．1999年度の結果でみれば，TBT・TPT系化合物ともに魚類のみから検出され，貝類からは不検出であった．魚類におけるTBT，TPTの検出頻度もそれぞれ9/70，10/70とかなり低くなっている．TBTOのADIと国民1人当たりの魚介類摂取量から，TBTO換算値濃度 $0.67\mu g/g$ が魚介類に対する規制値と考えられているが，最近ではこの濃度を超える魚介類はほとんど検出されていない．種々の規制効果が少しずつ現れて，有機スズ化合物の水環境および魚介類の濃度は低下傾向にある．

## 2-3 水　銀

　重金属は，Cu, Zn, Mnのように生体に必須な元素と，Cd, Hg, Pbのように生体にとって栄養上必要性がなく，比較的少量の摂取でも有害性の強い元素に大別できる．水俣病の原因が，メチル水銀に汚染された魚介類の大量摂取であったこと，ならびに魚介類の可食部に含まれる水銀の約70％以上がメチル水銀であることより，魚介類の水銀については食品衛生上の厳しい監視が続けられている．すなわち，魚介類可食部の総水銀が $0.4\mu g/g$ を超えるものは再検査し，メチル水銀が $0.3\mu g/g$（水銀濃度で）を上回るものは廃棄処分にすることが法的に定められている．ただし，マグロ，カジキ，カツオおよび内水面水域の河川産の魚介類，ならびに深海性魚介類（メヌケ，キンメダイ，ギンダラ，ベニズワイガニ，サメ類）は規制対象外とされている．その理由は，これらの魚介類では水銀濃度は高いが，一般消費者の場合には食品としての摂取量が少ないことによる．マグロ，カジキなどの外洋性回遊魚が規制値を上回ることが多いのは，食物連鎖を通じて自然由来の水銀を生物濃縮するためである．クジラやイルカなどの肉食性の長寿命高等哺乳動物ではその傾向がより顕著で，高年齢の個体では水銀濃度が筋肉で $10\mu g/g$，肝臓では実に $100\mu g/g$ を超えるレベルにまで達する．図2-6には，和歌山県大地沖で捕獲されたイルカの一種ハナゴンドウ雌の肝臓および筋肉における総水銀濃度と年齢との関係を示す．なお，これらの生物種では高濃度の水銀を蓄積しているが，生体内では水銀がセレンと結合して毒性の低い存在形態をとっている．

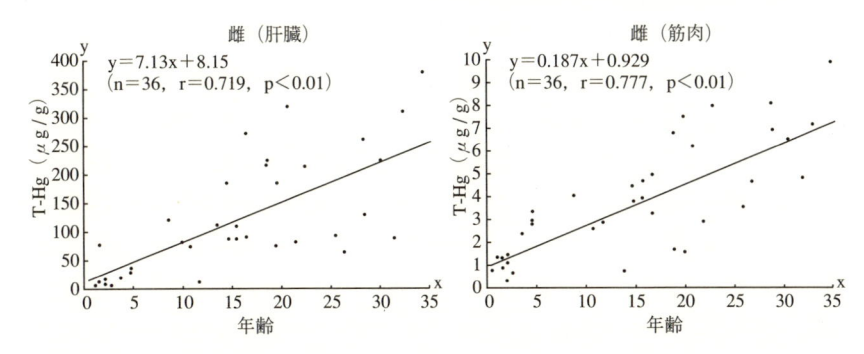

図2-6 ハナゴンドウ雌の肝臓と筋肉における総水銀濃度と年齢との関係（山本ら，1992年度日本水産学会秋季大会講演要旨集，p.80より）

水銀については，厳しい環境規制によって沿岸海域および魚介類の汚染レベルが改善されている．1997年度に東京都立衛生研究所によって行われた魚介類550検体（海産魚介類111種，淡水魚9種）の調査結果では，総水銀の平均値は0.09 μg/gであった．また，総水銀の最高値はキンメダイの1.31 μg/g，メチル水銀の最高値はマカジキの0.72 μg/gであり，規制値を超えた5検体はいずれも規制対象外種と報告されている．

最近の環境医学では，母親の毛髪中の水銀濃度が10〜15 μg/gと比較的低レベル（日本の一般人では2〜3 μg/g，水俣病患者では100 μg/gを超える場合もある）であっても，胎児や小児の知的発育に影響を与えることが問題になっている．すなわち，魚介類を多食するポルトガル領マデイラ諸島の住民を対象とした研究では，胎児期に母体を通じて低レベルの水銀曝露を受けた子供達は，言語能力や記憶力などの機能低下が認められたと報告されている[12]．これらは胎児性メチル水銀中毒との関連において興味深い知見である．

### 2-4 内分泌攪乱化学物質（環境ホルモン）

#### 1）内分泌攪乱化学物質とは

内分泌攪乱化学物質（endocrine disrupting chemicals）の定義については，科学的論議が続けられており，統一されたものがない状況にあるが，環境省は「動物の体内に取り込まれた場合に，本来その生体内で営まれている正常なホルモン作用に影響を与える外因性の物質」と定義している．日常会話でよく使

われる「環境ホルモン」は，学術用語としては必ずしも適切でないが，日本の社会では内分泌攪乱化学物質の同義語として広く利用されている．

ヒトの内分泌系は，甲状腺，卵巣，精巣などのホルモン産生臓器，これらのホルモン産性をコントロールする脳下垂体，さらには脳下垂体をコントロールする脳の視床下部などがネットワークとなって，血中のホルモン濃度を調節している．さらに内分泌系のネットワークは，免疫系や神経系などとも相互に影響しあって，生体恒常性を保持する複雑巧妙なシステムになっている．内分泌攪乱化学物質の作用機構は，ホルモンレセプターを介する場合と介しない場合に大別される．レセプターを介する反応では，本来はホルモンが結合すべき細胞核内のレセプターに化学物質が結合することによって，遺伝子の正常ではない転写活性化や抑制などをおこす．内分泌攪乱化学物質の多くは，エストロジェン（女性ホルモン）レセプターと結合して女性ホルモン類似の作用をもたらすが，DES（切迫流産防止剤），PCB，DDT，ノニルフェノール，ビスフェノールAなどはこの例である．一方，レセプターを介さない反応では，視床下部や下垂体を介して生殖機能に影響を及ぼすメカニズムや，前述した有機スズのように酵素アロマターゼを阻害し，エストラジオールの産生低下をひきおこして，内分泌系に異常を与えるメカニズムなどが知られている．

表 2-5 には，環境庁が 2000 年 11 月の時点で取りまとめた内分泌攪乱作用を有すると疑われる化学物質のリストを示す．これらの物質の内分泌攪乱作用力は一律ではなく，物質によっては数万倍の作用力差があり，感受性には生物種間差が大きいことなどにも留意する必要がある．現在，環境省や通商産業省では内分泌攪乱化学物質として特に重点的に取り組むべき化学物質のリストを整理する作業を行っている．

表 2-5 内分泌攪乱作用を有すると疑われる化学物質 [13]

| 物質名 | 環境調査 | 用途 | 規制等 |
|---|---|---|---|
| 1. ダイオキシン類 | | （非意図的生成物） | 大防法，廃掃法，大気・土壌・水質環境基準，ダイオキシン類対策特別措置法，POPs，PRTR法一種 |
| 2. ポリ塩化ビフェニール類（PCB） | ● | 熱媒体，ノンカーボン紙，電気製品 | 水濁法，地下水・土壌・水質環境基準，74年化審法一種，72年生産中止，水濁法，海防法，廃掃法，POPs，PRTR法一種 |

## 2. 沿岸魚介類の安全性 —— 環境汚染と魚介類

| 物質名 | 環境調査 | 用途 | 規制等 |
|---|---|---|---|
| 3. ポリ臭化ビフェニール類(PBB) | — | 難燃剤 | |
| 4. ヘキサクロロベンゼン(HCB) | ◎ | 殺菌剤, 有機合成原料 | 79年化審法一種, わが国では未登録, POPs |
| 5. ペンタクロロフェノール(PCP) | ◎ | 防腐剤, 除草剤, 殺菌剤 | 90年失効, 水質汚濁性農薬, 毒劇法, PRTR法一種 |
| 6. 2,4,5-トリクロロフェノキシ酢酸 | — | 除草剤 | 75年失効, 毒劇法, 食品衛生法 |
| 7. 2,4-ジクロロフェノキシ酢酸 | ● | 除草剤 | 登録, PRTR法一種 |
| 8. アミトロール | ◎ | 除草剤, 分散染料, 樹脂の硬化剤 | 75年失効, 食品衛生法, PRTR法一種 |
| 9. アトラジン | ◎ | 除草剤 | 登録, PRTR法一種 |
| 10. アラクロール | ◎ | 除草剤 | 登録, 海防法, PRTR法一種 |
| 11. CAT | ◎ | 除草剤 | 登録, 水濁法, 地下水・土壌・水質環境基準, 水質汚濁性農薬, 廃掃法, 水道法, PRTR法一種 |
| 12. ヘキサクロロシクロヘキサン, エチルパラチオン | ◎ | 殺虫剤 | ヘキサクロロシクロヘキサンは71年失効・販売禁止, エチルパラチオンは72年失効 |
| 13. NAC | ◎ | 殺虫剤 | 登録, 毒劇法, 食品衛生法, PRTR法一種 |
| 14. クロルデン | ◎ | 殺虫剤 | 86年化審法一種, 68年失効, 毒劇法, POPs |
| 15. オキシクロルデン | ◎ | クロルデンの代謝物 | |
| 16. trans-ノナクロル | ● | 殺虫剤 | ノナクロルは本邦未登録, ヘプタクロルは72年失効 |
| 17. 1,2-ジブロモ-3-クロロプロパン | — | 殺虫剤 | 80年失効 |
| 18. DDT | ● | 殺虫剤 | 81年化審法一種, 71年失効・販売禁止, 食品衛生法, POPs |
| 19. DDE and DDD | ● | 殺虫剤 (DDTの代謝物) | わが国では未登録 |
| 20. ケルセン | ◎ | 殺ダニ剤 | 登録, 食品衛生法, PRTR法一種 |
| 21. アルドリン | — | 殺虫剤 | 81年化審法一種, 75年失効, 土壌, 残留性農薬, 毒劇法, POPs |
| 22. エンドリン | — | 殺虫剤 | 81年化審法一種, 75年失効, 作物残留性農薬, 水質汚濁性農薬, 毒劇法, 食品衛生法, POPs |
| 23. ディルドリン | ◎ | 殺虫剤 | 81年化審法一種, 75年失効, 土壌残留性農薬, 毒劇法, 食品衛生法, 家庭用品法, POPs |
| 24. エンドスルファン(ベンゾエピン) | ◎ | 殺虫剤 | 登録, 毒劇法, 水質汚濁性農薬, PRTR法一種 |
| 25. ヘプタクロル | — | 殺虫剤 | 86年化審法一種, 75年失効, 毒劇法, POPs |
| 26. ヘプタクロルエポキサイド | ◎ | ヘプタクロルの代謝物 | |
| 27. マラチオン | ◎ | 殺虫剤 | 登録, 食品衛生法, PRTR法一種 |
| 28. メソミル[*1] | ● | 殺虫剤 | 登録, 毒劇法 |
| 29. メトキシクロル | — | 殺虫剤 | 60年失効 |
| 30. マイレックス | | 殺虫剤 | わが国では未登録, POPs |
| 31. ニトロフェン | | 除草剤 | 82年失効 |
| 32. トキサフェン | | 殺虫剤 | わが国では未登録, POPs |

| 物質名 | 環境調査 | 用途 | 規制等 |
|---|---|---|---|
| 33. トリブチルスズ | ◎ | 船底塗料, 漁網の防腐剤 | 90年化審法 (TBTOは一種, 残り13物質は二種), 家庭用品法, PRTR法一種 |
| 34. トリフェニルスズ | ◎ | 船底塗料, 漁網の防腐剤 | 90年化審法二種, 90年失効, 家庭用品法, PRTR法一種 |
| 35. トリフルラリン | ● | 除草剤 | 登録, PRTR法一種 |
| 36. アルキルフェノール(C5〜C9) ノニルフェノール, 4-オクチルフェノール | ● | 界面活性剤の原料, 油溶性フェノール樹脂の原料, 界面活性剤の原料 | 海防法, PRTR法一種 (ノニルフェノール, オクチルフェノールのみ) |
| 37. ビスフェノールA | ● | 樹脂の原料 | 食品衛生法, PRTR法一種 |
| 38. フタル酸ジ-2-エチルヘキシル | ◎ | プラスチック可塑剤 | 水質関係要監視項目, PRTR法一種 |
| 39. フタル酸ブチルベンジル | ◎ | プラスチック可塑剤 | 海防法, PRTR法一種 |
| 40. フタル酸ジ-n-ブチル | ◎ | プラスチック可塑剤 | 海防法, PRTR法一種 |
| 41. フタル酸ジシクロヘキシル | ◎ | プラスチック可塑剤 | |
| 42. フタル酸ジエチル | ◎ | プラスチック可塑剤 | 海防法 |
| 43. ベンゾ(a)ピレン | ◎ | (非意図的生成物) | |
| 44. 2,4-ジクロロフェノール | ◎ | 染料中間体 | 海防法 |
| 45. アジピン酸ジ-2-エチルヘキシル | ◎ | プラスチック可塑剤 | 海防法, PRTR法一種 |
| 46. ベンゾフェノン | ● | 医療品合成原料, 保香剤など | |
| 47. 4-ニトロトルエン | ● | 2,4ジニトロトルエンなどの中間体 | 海防法 |
| 48. オクタクロロスチレン | ◎ | (有機塩素系化合物の副生成物) | |
| 49. アルディカーブ | | 殺虫剤 | わが国では未登録 |
| 50. ベノミン*2 | ◎ | 殺菌剤 | 登録, PRTR法一種 |
| 51. キーポン(クロルデコン) | | 殺虫剤 | わが国では未登録 |
| 52. マンゼブ(マンコゼブ)*3 | ◎ | 殺菌剤 | 登録, PRTR法一種 |
| 53. マンネブ*3 | ◎ | 殺菌剤 | 登録, PRTR法一種 |
| 54. メチラム | | 殺菌剤 | 75年失効 |
| 55. メトリブジン | − | 除草剤 | 登録, 食品衛生法 |
| 56. シペルメトリン | − | 殺虫剤 | 登録, 毒劇法, 食品衛生法, PRTR法一種 |
| 57. エスフェンバレレート | − | 殺虫剤 | 登録, 毒劇法 |
| 58. フェンバレレート | − | 殺虫剤 | 登録, 毒劇法, 食品衛生法, PRTR法一種 |
| 59. ペルメトリン | ◎ | 殺虫剤 | 登録, 食品衛生法, PRTR法一種 |
| 60. ビンクロゾリン | − | 殺菌剤 | 98年失効 |
| 61. ジネブ*3 | ◎ | 殺菌剤 | 登録, PRTR法一種 |
| 62. ジラム*4 | ◎ | 殺菌剤 | 登録, PRTR法一種 |
| 63. フタル酸ジペンチル | ◎ | | わが国では生産されていない |
| 64. フタル酸ジヘキシル | ◎ | | わが国では生産されていない |
| 65. フタル酸ジプロピル | ◎ | | わが国では生産されていない |

*註: これらの物質は, 内分泌攪乱作用の有無, 強弱, メカニズム等が必ずしも明らかになっておらず, あくまでも優先して調査研究を進めていく必要性の高い物質群であり, 今後の調査研究の増減することを前

提としている.

備考 (1) 上記中の化学物質のほか，カドミウム，鉛，水銀も内分泌攪乱作用が疑われている.
(2) 環境調査は，平成10年度および11年度全国一斉調査において，－：全媒体で未検出．◎：いずれかの媒体で検出されたもの，●：いずれかの媒体で最大値が過去 (10年度調査を含む) に環境庁が行った測定値を上回ったもの，無印：調査未実施

### 2) 野生生物やヒトへの影響

表 2-6 には，野生生物への内分泌攪乱化学物質の影響についての報告例を示す．影響は，雌性化，雄性化，雌雄同体化，生殖機能や生殖行動の変化など生殖にかかわるものが多いが，甲状腺や免疫機能の低下などにも及んでいる．また，魚類，貝類，両生類，水鳥，海生哺乳類など水辺や水中に生息する野生動物に影響が現れている例が多いことから，水域の環境汚染に対しては特に注目する必要がある．推定される原因物質については特定されていない場合も多いが，必ずしも合成化学物質に限らず人畜由来のホルモンや植物ホルモンなども，自然界に影響を与えていることが近年では数多く報告されている[14]．

現時点では，内分泌攪乱化学物質によってヒトへの健康影響がはっきりと証明され，その因果関係が明確にされた例はほとんどない．しかしながら，野生

表 2-6 内分泌攪乱化学物質の野生生物への影響[13]

| 生物 | | 場所 | 影響 | 推定される原因物質 |
|---|---|---|---|---|
| 貝類 | イボニシ | 日本の海岸 | 雄性化，個体数の減少 | 有機スズ化合物 |
| 魚類 | ニジマス | 英国の河川 | 雄性化，個体数の減少 | ノニルフェノール，人畜由来女性ホルモン *断定されず |
| | ローチ (コイの一種) | 英国の河川 | 雌雄同体化 | ノニルフェノール，人畜由来女性ホルモン *断定されず |
| | サケ | 米国の五大湖 | 甲状腺過形成，個体数減少 | 不明 |
| 爬虫類 | ワニ | 米フロリダ州の湖 | オスのペニスの矮小化，卵の孵化率低下，個体数減少 | 湖内に流入した DDT など有機塩素系農薬 |
| 鳥類 | カモメ | 米国の五大湖 | 雌性化，甲状腺の腫瘍 | DDT，PCB *断定されず |
| | メリケンアジサシ | 米国のミシガン湖 | 卵の孵化率の低下 | DDT，PCB *断定されず |
| 哺乳類 | アザラシ | オランダ | 個体数の減少，免疫機能の低下 | PCB |
| | シロイルカ | カナダ | 個体数の減少，免疫機能の低下 | PCB |
| | ピューマ | 米国 | 精巣停留，精子数減少 | 不明 |
| | ヒツジ | オーストラリア (1940年代) | 死産の多発，奇形の発生 | 植物エストロジェン (クローバー由来) |

生物で起こっている現象が，ホルモン作用が共通で同じ脊椎動物のヒトに起こらないとは断言できない．ヒトも程度の差こそあるものの内分泌攪乱化学物質に曝露されていることは事実である．内分泌攪乱化学物質は，ヒトに対しては表 2-7 に示したような健康影響を及ぼす可能性が指摘されているが，食品を介しての影響については今後の研究課題が多い．魚介類に含まれている内分泌攪乱化学物質の濃度とその摂取量から考えると，魚介類は他の食品群に比べて相対的に内分泌攪乱化学物質の影響が大きいと予測される[16]．

表 2-7 内分泌攪乱化学物質との関連が疑われているヒトの健康影響[15]

① 精子数，精子運動能力の低下，精子奇形率の上昇
② 精巣ガン，前立腺ガンの増加
③ 子宮内膜症，不妊症
④ 子宮ガン，精巣ガン，乳ガン
⑤ 外部生殖器の発育不全，停留睾丸
⑥ アレルギー，自己免疫疾患
⑦ IQ の低下
⑧ パーキンソン病

ヒトにとって内分泌攪乱化学物質の影響が特に危惧されるのは，次の 2 つの理由による．1 つには生体内でかなり低濃度でも作用を及ぼす可能性があることであり，もう 1 つは胎児や乳幼児は感受性が高く，しかもその影響が成長した後に現れる可能性が高いことである．

3) 今後の方向性

内分泌攪乱化学物質問題はダイオキシン問題とリンクしていることも多く，大きな社会的関心事になっている．そのため，政府をはじめ数多くの研究機関や行政，市民がこの問題に対して熱心に取り組んでいるが，今後はある程度的を絞って次のような方向性をもつことが必要と考えられる．

　①一般環境（大気，水，土壌）および食品中の汚染実態把握．
　②汚染源の把握およびヒトや野生生物への曝露経路と曝露量の把握．
　③ヒトへの健康影響の把握．
　④野生生物への影響実態把握．
　⑤合成化学物質だけでなく，人畜由来の性ホルモンや植物ホルモンにも注目．
　⑥実験動物や細胞を用いて，内分泌攪乱作用機構の解明．
　⑦内分泌攪乱化学物質の試験法の検証・開発・実用化．
　⑧内分泌攪乱化学物質の影響防止技術および法的措置．

⑨科学的知見の集約によるリスク評価とリスク管理．
⑩市民への迅速・正確な情報提供による過剰な不安の抑制．

## 2-5 流出油

　日本では諸外国から原油をタンカーで移送して，臨海部の原油輸入基地に蓄えている．その後，製油所で精製された種々の石油製品は内航タンカーで近海を再び輸送されることになる．そのため，輸送中のタンカーや貯蔵タンクで事故が起こると石油によって沿岸海域は被害を受けることになる．現在までに数多くの事故が報告されているが，1997年のロシア船籍ナホトカ号の沈没・座礁によって流出した重油が，日本海の沿岸9府県に大きな被害を及ぼしたことは我々の記憶に新しい[17]．

　海に流出した石油は，図2-7に示したように，移流拡散，蒸発，溶解，エマルジョン化，沈降，分解などの過程とそれに伴う性状の変化が起こる．流出油の種類および海域での存在状態など種々の条件によって異なるが，流出油が

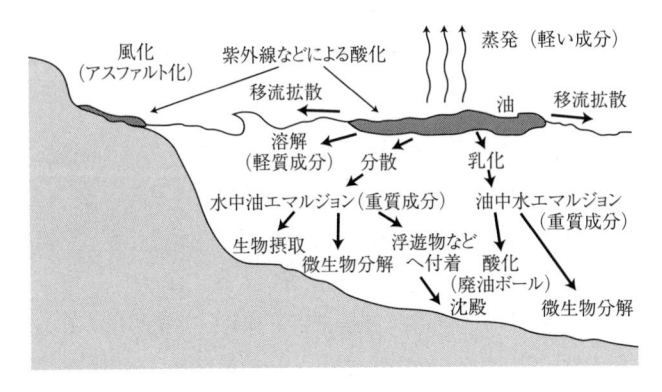

図2-7　油の分解・風化過程 [17]
出典：Manual on Oil Pollution, IMO, 1988より作成

漂着した沿岸海域では水生生物の致死作用，行動異常，生態系の変化などの悪影響が現れて，漁業に極めて大きな被害を及ぼすことが多い．水産食品として特に問題となるのは，流出油成分の生物体への取り込みによる安全性や油臭による商品価値の低下である．表2-8には，ナホトカ号から流出した重油が漂着した海域における各種魚介類の多環芳香族炭化水素と有機硫黄化合物の濃度を

示す．魚類と比較すると定着性のサザエやウニでは蓄積濃度が高く，クリセンがかなり特異的に蓄積されている．魚類は重油汚染域からある程度すばやく移動することが可能であり，多環芳香族化合物に対して代謝・排泄能力を有しているが，サザエやウニでは汚染水域から速やかに移動できないことと，薬物代謝能力が低いために流出油を高濃度に蓄積すると考えられる．

表 2-8 水産生物中多環芳香族化合物および有機硫黄化合物濃度 [18]

| | 強汚染域 | | | | | | | | 弱汚染域 | | | 非汚染域 |
|---|---|---|---|---|---|---|---|---|---|---|---|---|
| | マルタウグイ | キジハタ | メバル | メジナ | ウミタナゴ | カサゴ | サザエ | アカウニ | ウミタナゴ | メジナ | カサゴ | サザエ |
| 多環芳香族化合物(ng/g) | | | | | | | | | | | | |
| フルオレン | 2.8 | 0.9 | 1.4 | 1.3 | 1.8 | 1.8 | 1.2 | 4.2 | 1.3 | 1.7 | 1.1 | 1.0 |
| フェナントレン | 6.7 | 3.2 | 3.4 | 3.7 | 4.5 | 4.0 | 4.9 | 10.0 | 3.8 | 4.4 | 3.7 | 4.6 |
| アントラセン | 3.6 | 2.0 | 1.6 | 1.9 | 3.0 | 2.7 | 2.1 | 6.2 | 1.1 | 3.7 | 1.1 | 2.2 |
| フルオランテン | 2.1 | 1.0 | 0.7 | 0.7 | 0.9 | 0.7 | 2.0 | 4.7 | 1.6 | 1.0 | 1.3 | 2.2 |
| ピレン | 1.8 | 0.7 | 0.5 | 0.5 | 0.6 | 0.5 | 2.7 | 8.3 | 0.7 | 0.6 | 0.6 | 1.9 |
| クリセン | 7.0 | 2.3 | 1.5 | 1.0 | 1.3 | <0.1 | 31.1 | 54.9 | 1.6 | <0.1 | 1.0 | 6.6 |
| 有機硫黄化合物(ng/g) | | | | | | | | | | | | |
| ジベンゾチオフェン | 1.2 | 0.3 | 0.6 | 0.5 | 0.5 | 0.6 | 0.5 | 1.4 | 0.7 | 0.6 | <0.1 | <0.1 |
| ベンゾ(b)チオフェン | <0.1 | <0.1 | <0.1 | <0.1 | <0.1 | <0.1 | <0.1 | <0.1 | <0.1 | <0.1 | <0.1 | <0.1 |

石油類特有の臭気を有する炭化水素が海に流出すると，その周辺に生息する魚介類は主として鰓呼吸によって炭化水素を体内に取り込み，臭気をもつようになる．石油臭が感じられる魚介類は，食品としての価値が著しく損なわれる．なお，魚介類の油臭判定は現在では官能検査によって行われている．このような油臭による漁業被害は，いわゆる風評被害も加わって長期化する場合が多い．流出油事故を未然に防止すべきであるが，1962 年以降に日本の沿岸海域で発生した流出量 100 k$l$ 以上の事故が 50 件を超える現状では，事故確率を 0 にすることは不可能である．その対策を十分に備えておく必要がある．

## 文　献

1) 環境庁ダイオキシンリスク評価委員会：ダイオキシンのリスク評価，中央法規出版，1997，196.
2) 酒井ら：環境化学，**9**，379（1999）．

3) S. Masunaga : Proceeding of the 2nd International Workshop on Risk Evaluation and Management of Chemicals, pp.110 (1999).
4) 松原ら：水環境学会誌, 23, 415 (2000).
5) 豊田：ダイオキシン類の食品経由総摂取量調査報告書 (1999年度), 厚生省.
6) 豊田：農林水産技術研究ジャーナル, 23, 16 (2000).
7) 多田：産婦人科の世界, 51, 87 (1999).
8) S. Hori : *Organohalogen Compounds*, 44, 141 (1999).
9) 豊田ら：食品衛生学雑誌, 40, 111 (1999).
10) 堀口ら：沿岸海洋研究, 37, 89 (2000).
11) 山田：有機スズ汚染と水生生物影響 (里見・清水編), 恒星社厚生閣, 1992, 136.
12) K. Murata *et al.*, : *Neurotoxicology and Teratology*, 21, 343 (1999).
13) 環境庁：内分泌攪乱化学物質問題への環境庁の対応方針について, 2000年11月版.
14) 川合：内分泌かく乱物質研究の最前線 (日本化学会編), 学会出版センター, 2001, 32.
15) 香山：化学, 53, 12 (1998).
16) 川合, 小山編：水産環境における内分泌攪乱物質, 恒星社厚生閣, 2000, 129p.
17) 青海：重油汚染・明日のために (海洋工学研究所出版部編), 海洋工学研究所出版部, 1998, 175.
18) 山田：油出油の海洋生態系に及ぼす影響調査法, 水産庁瀬戸内海水産研究所, 2000, 41.

# 3. 養殖魚の安全性

熊 井 英 水

　養殖漁業は安全で豊かな食材提供とその必要量を確保することで，安定的食糧資源供給の一翼を担っているといっても過言ではない．わが国は様々な水産物により動物性タンパク質の約 40％を供給し，豊かな食生活に貢献しており，世界きっての魚食文化国家を形成している．しかるに，わが国の漁業生産量は 1988 年には約 1,280 万トンを記録したが，200 海里問題や餌料としてのマイワシの資源減少などを背景に，その後減少に転じ，1999 年には約 663 万トンと激減している．

　一方，海面養殖業は様々な技術開発の進行とともに急速に発展したが，近年，養殖漁場の制約による過密養殖，それに伴う環境悪化や魚病の誘発，長引く不況からくる魚価の低迷など様々な課題をかかえながらも，生産量は辛うじて横這い状態にある．しかし養殖漁業は最終的には，わが国の食文化を守るべき重要産業になっていくものと思われる．本章では，わが国養殖漁業の主流をなす海水養殖魚の食品として大前提である安全性と問題点について，その現状を紹介する．

## 3-1　水産医薬品使用に伴う諸問題

　海面魚類養殖業は特定区画漁業権（組合管理漁業権）制度のもとで漁業協同組合が漁業権の免許を受け，漁業権行使規定に基づいて組合員にその行使を認可して漁業権を管理するものである．したがって，漁業権漁場の面積に対して養殖希望組合員が多い場合は 1 人当たりの許可面積が限定される．養殖業は経済行為を追及することで，限られた漁場でより高い生産と利益を得ようとすれば，勢い過密養殖と過剰給餌を強いられ，その結果，漁場の環境悪化を招き，魚病の誘発，蔓延を引き起こす．このことは養殖漁業にとって宿命的課題である．

これまで水産庁や全国かん水養魚協会（全かん水）などが中心となって養殖ガイドラインの制定などの施策を講じてきたが，1999年5月21日付で持続的養殖生産確保法施行規則（養殖新法）が施行された．この法律は養殖業者が持続的養殖を確保する目的で，原点にかえって養殖漁場の適正利用化を促進して漁場環境の改善と保全，魚病の予防を図り，究極には健全な養殖魚を生産しようとするものである．しかしながら，過去40年に亘る海面養殖漁業の中で病原菌が常在定着化して，常時発生している感染症を治療するためには様々な抗生物質や合成抗菌剤が使用されてきた．養殖魚介類はいうまでもなく食品であることから消費者からはその安全性を問われるのは当然であろう．過去には養殖魚は薬づけであるなどと囁かれ，消費者に悪い先入観を植えつけてしまったきらいがある．そして，それが現在でも尾を引いており，完全に払拭されていないことは事実である．したがって，感染症発生の際，これを防止するために医薬品が使用され，使用された医薬品が魚体内に残留せず，これを食品とした場合，人体に影響無しとする厳しいチェック体制が必要である．そのことが養殖過程の開示を通して消費者に理解され，納得と信頼が得られる近道であろう．

　さて水産用医薬品として承認されている薬品の使用に関しては使用規準を遵守することが法律で義務づけられており，水産庁から養殖業者へその使用についてのパンフレットが配布されている．これによると水産医薬品の使用基準とは薬事法に基づいてその使用に関する省令（使用基準省令）で定めた医薬品の使用方法の基準をいい，使用基準省令ではその生産量の多い食品として重要な動物の種類と残留に特に注意が必要な医薬品の種類を指定している（表3-1）．そして指定された動物（対象魚介類）に指定された医薬品（対象医薬品）を使用する時は使用できる動物の種類，用法，用量，休薬期間を守ることを法律で義務づけて医薬品の残留の防止を徹底している．使用基準に違反した場合は「1年以下の懲役若しくは50万円以下の罰金に処し，またはそれを併科する」との規定により罰せられる．また表3-1には水産用医薬品に含まれる抗生物質や合成抗菌剤について効能，効果のある魚介類の種類を示しており，その医薬品が何らかの病気の治療などに有効であり，副作用も問題にならないことが試験データにより明らかになっている．また効能，効果のある魚介類については魚体内に医薬品が残留している期間も明らかになっているが，それ以外の魚介

類では残留期間が明らかでないため医薬品の使用を避けなければならない．抗生物質や合成抗菌剤は医薬品の有効成分と呼んでおり，有効成分とは病原菌の増殖を抑止するなど，その医薬品本来の効果をあげる成分のことである．

表3-2に海面養殖で代表的なブリ，マダイを例にとって効果のある医薬品についてその用法，用量，休薬期間を示した．この中で用法とは医薬品の使用方法のことで，医薬品を餌料に混ぜて与える経口投与法，医薬品を溶かした水に

表3-1 水産用医薬品の使用基準一覧

| | 医薬品 | 効能，効果のある魚種 |
|---|---|---|
| 抗生物質 | アモキシシリン | ブリ，マダイ，ティラピア |
| | 安息香酸ビコザマイシン | ブリ，マダイ，マアジ，ティラピア |
| | アンピシリン | ブリ，マダイ，マアジ，ティラピア |
| | エリスロマイシン | ブリ，マダイ，マアジ，ティラピア |
| | アルキルトリメチルアンモニウムカルシウムオキシテトラサイクリン | ブリ，マダイ，マアジ，ヒラメ，ティラピア |
| | 塩酸オキシサイクリン | ブリ，マダイ，ギンザケ，マアジ，ヒラメ，ウナギ，ニジマス，ティラピア，クルマエビ |
| | キタサマイシン | ブリ，マダイ，マアジ，ティラピア |
| | ジョサマイシン | ブリ，マダイ，マアジ，ティラピア |
| | エンボン酸スピラマイシン | ブリ，マダイ，マアジ，ティラピア |
| | トビシリン | ブリ，マダイ，マアジ，ティラピア |
| | チアンフェニコール | ブリ，マダイ，マアジ，ティラピア |
| | 塩酸ドキシサイクリン | ブリ，マダイ，マアジ，ティラピア |
| | ノボビオミンナトリウム | ブリ，マダイ，マアジ，ティラピア |
| | フロルフェニコール | ブリ，マダイ，*ギンザケ，マアジ，ウナギ，ニジマス，アユ，ティラピア |
| | 塩酸リンコマイシン | ブリ，マダイ，マアジ，ティラピア |
| | ホスホマイシンカルシウム | ブリ，マダイ，マアジ，ティラピア |
| 合成抗菌剤 | オキソリン酸 | ブリ，マダイ，ギンザケ，マアジ，コイ，ウナギ，ニジマス，アユ，ティラピア，クルマエビ |
| | オキソリン酸（水性懸濁剤） | ブリ，マダイ，マアジ，ティラピア |
| | オキソリン酸（薬浴剤） | ウナギ，アユ |
| | スルファジメトキシンまたはそのナトリウム塩 | ニジマス |
| | スルファモノメトキシンまたはそのナトリウム塩（薬浴剤） | ブリ，マダイ，ギンザケ，マアジ，ウナギ，ニジマス，アユ，ティラピア |
| | スルファモノメトキシンおよびオルメトプリムの配合剤 | ニジマス |
| | ニフルスチレン酸ナトリウム（薬浴剤） | ヒラメ |
| | フルメキシン | ブリ，マダイ，マアジ，ティラピア |

注：*淡水飼育のものに限る　　　　（出典：水産用医薬品の使用について第15報）

## 3. 養殖魚の安全性

表 3-2　水産用医薬品の使用方法（ブリ，マダイ）

ブリ

| 有効成分名 | 用法 | 用量 | 休薬期間 |
|---|---|---|---|
| アモキシシリン | 経口投与 | 40 mg（力価）/ kg・日 | 5 日間 |
| 安息香酸ミコザマイシン | 経口投与 | 10 mg（力価）/ kg・日 | 27 日間 |
| アンピシリン | 経口投与 | 20 mg（力価）/ kg・日 | 5 日間 |
| エリスロマイシン | 経口投与 | 50 mg（力価）/ kg・日 | 30 日間 |
| アルキルトリメチルアンモニウムカルシウムオキシテトゥサイクリン | 経口投与 | 50 mg（力価）/ kg・日 | 20 日間 |
| 塩酸オキシテトラサイクリン | 経口投与 | 50 mg（力価）/ kg・日 | 20 日間 |
| オキソリン酸 | 経口投与 | 30 mg / kg・日 | 16 日間 |
| オキソリン酸（水性懸濁剤） | 経口投与 | 20 mg / kg・日 | 16 日間 |
| キタサマイシン | 経口投与 | 80 mg（力価）/ kg・日 | 20 日間 |
| ジョサマイシン | 経口投与 | 50 mg（力価）/ kg・日 | 20 日間 |
| エンボン酸スピラマイシン | 経口投与 | 40 mg（力価）/ kg・日 | 30 日間 |
| スルファモノメトキシンまたはそのナトリウム塩 | 経口投与 | 200 mg / kg・日 | 15 日間 |
| チアンフェニコール | 経口投与 | 50 mg / kg・日 | 15 日間 |
| トビシリン | 経口投与 | 10 万単位 | 4 日間 |
| 塩酸ドキシサイクリン | 経口投与 | 50 mg（力価）/ kg・日 | 20 日間 |
| ノボビオミンナトリウム | 経口投与 | 50 mg（力価）/ kg・日 | 15 日間 |
| フルメキン | 経口投与 | 20 mg / kg・日 | 8 日間 |
| フロルフェニコール | 経口投与 | 10 mg / kg・日 | 5 日間 |
| 塩酸リンコマイシン | 経口投与 | 40 mg（力価）/ kg・日 | 10 日間 |
| ホスホマイシンカルシウム | 経口投与 | 40 mg（力価）/ kg・日 | 15 日間 |

マダイ

| 有効成分名 | 用法 | 用量 | 休薬期間 |
|---|---|---|---|
| アモキシシリン | 経口投与 | 40 mg（力価）/ kg・日 | 5 日間 |
| 安息香酸ミコザマイシン | 経口投与 | 10 mg（力価）/ kg・日 | 27 日間 |
| アンピシリン | 経口投与 | 20 mg（力価）/ kg・日 | 5 日間 |
| エリスロマイシン | 経口投与 | 50 mg（力価）/ kg・日 | 30 日間 |
| アルキルトリメチルアンモニウムカルシウムオキシテトゥサイクリン | 経口投与 | 50 mg（力価）/ kg・日 | 20 日間 |
| 塩酸オキシテトラサイクリン | 経口投与 | 50 mg（力価）/ kg・日 | 30 日間 |
| オキソリン酸 | 経口投与 | 30 mg / kg・日 | 16 日間 |
| オキソリン酸（水性懸濁剤） | 経口投与 | 20 mg / kg・日 | 16 日間 |
| キタサマイシン | 経口投与 | 80 mg（力価）/ kg・日 | 20 日間 |
| ジョサマイシン | 経口投与 | 50 mg（力価）/ kg・日 | 20 日間 |
| エンボン酸スピラマイシン | 経口投与 | 40 mg（力価）/ kg・日 | 30 日間 |
| スルファモノメトキシンまたはそのナトリウム塩 | 経口投与 | 200 mg / kg・日 | 15 日間 |
| チアンフェニコール | 経口投与 | 50 mg / kg・日 | 15 日間 |
| トビシリン | 経口投与 | 10 万単位 | 4 日間 |
| 塩酸ドキシサイクリン | 経口投与 | 50 mg（力価）/ kg・日 | 20 日間 |
| ノボビオミンナトリウム | 経口投与 | 50 mg（力価）/ kg・日 | 15 日間 |
| フルメキン | 経口投与 | 20 mg / kg・日 | 8 日間 |
| フロルフェニコール | 経口投与 | 10 mg / kg・日 | 5 日間 |
| 塩酸リンコマイシン | 経口投与 | 40 mg（力価）/ kg・日 | 10 日間 |
| ホスホマイシンカルシウム | 経口投与 | 40 mg（力価）/ kg・日 | 15 日間 |

（出典：水産用医薬品の使用について第 15 報）

一定時間魚介類を漬けておく薬浴法, 飼育水中に医薬品を溶かす散布法が一般的である. 用量とは医薬品を使用してよい最大量のことで, 経口投与では魚介類の体重 1 kg 当たり与える量, 薬浴法と散布法は水に溶かす量を示し, それより多くの量を与えると副作用を起こしたり, 医薬品の残留期間が通常より長くなることが考えられる. また休薬期間とは医薬品を最後に与えてから魚介類を水揚げしてよい時期になるまでの期間のことで, 魚介類に医薬品を与えた時に魚介類の体内から医薬品が完全に消失するまでの時間をもとにして決定されている. したがって, 休薬期間内に魚介類を水揚げすると医薬品が体内に残ったまま出荷する恐れがあり, これは絶対に避けなければならないことはいうまでもない.

また近年トラフグ養殖が盛んになり, 1999 年の統計では 5,100 トンの生産がある. 養殖生産が増加するに伴って疾病も多く, 中でも寄生虫によるヘテロボツリウム症が 1950 年頃から蓄養トラフグに見られ, 1980 年ごろからは養殖トラフグに発生するようになり, 西日本の養殖場全域に蔓延し, その被害も甚大である. このヘテロボツリウム駆除のためにホルマリンが使用され, 1996 年に愛媛県宇和島地区や熊本県の天草地区などのアコヤ貝養殖業者から "アコヤ貝の大量へい死はトラフグ養殖で寄生虫駆除のために使用されているホルマリンが原因である" との非難の声が出始めたのを皮切りに, 新聞やテレビなどの報道機関がアコヤ貝の大量へい死問題をホルマリンと結び付けて報道して大きな社会問題にまで発展した.

ホルマリンはホルムアルデヒド (HCHO) 37％水溶液に 9～13％のメタノールを重合防止のため混合したものである. 従来の食品衛生法に基づけば「食品はホルムアルデヒドが検出されるものであってはならない」と厳しく規制されていた. しかし, その後天然のタラ, エビ, イカおよびシイタケからも検出され, これを契機に天然成分として検出される食品中のホルムアルデヒドについてはヒトの健康を損う恐れがないと判断され, 1970 年, 食品の規格基準から上記の項については除外された. しかしながら現在も規格基準に「魚介類は, 抗生物質のほか, 化学合成品たる抗蓄性物質を含有してはならない」とされており, 人為的にホルマリンを使用した場合, 規制の対象となることが考えられる.

1981年6月25日付水産庁長官通達によれば水産用医薬品以外のものの薬剤としての使用について，食品への移行残留や排水による環境への影響などが十分解明されていないこともあり，魚介類に対し薬剤として使用することは極力避けることとしている．しかしながらアコヤ貝の大量へい死はホルマリンが原因として，トラフグ養殖でのホルマリン使用に対し非難の声が出たことはすでに述べたが，1996年7月4日付で全国真珠養殖漁業協同組合連合会より全かん水に対しホルマリン全面使用禁止の要請があり，それと同時に，にわかに養殖トラフグの食品としてのホルマリンの影響と安全性の問題が湧き上った．1996年7月5日，毎日新聞は東京の消費者グループが6月下旬に出荷用トラフグの検査を実施したところ，ホルマリン1.3 ppmの残留が検出されたと報道した．これに対し全かん水はホルマリン使用の対応策の緊急会議を開き，ホルマリンの使用禁止を決定し，1996年7月18日付で会員へ通達した．更に1996年8月からは全かん水と府県かん水養魚協会が協力して，天然および養殖トラフグのホルマリン残留検査を1年間継続して行うこととし，早速，下関唐戸魚市場が養殖トラフグのホルマリン残留検査を行ったところ，天然物と同程度でホルマリン使用による残留は確認できなかったとしている．しかし市場対策として出荷1～2ヶ月は使用しないこと，ホルマリン使用フグは取り扱わないこととし，違反した場合は何らかのペナルティを科すことを生産者に通知している．1998年2月17日に全かん水は総会と養殖シンポジウムを開催し，ホルマリン使用禁止の徹底を確認している．更に1998年3月30日には山口県，下関市および山口県の荷受会社から「ホルマリン非使用証明書」の添付を要請され，これを受けて全かん水は「ホルマリン非使用証明書の発行」と「合法的な薬の使用徹底」を指導している．

　また国内有数の養殖トラフグ生産地の熊本県御所浦地区では天草の海からホルマリンをなくす会を結成したが，この地区では80業者がトラフグを養殖，水揚げ1,090トン（1997年度）で県内の90％を占めている．この御所浦漁業協同組合では若手養殖業者が中心となってホルマリン非使用を徹底するため，次のような対応策を決定している．

　　1) 漁協による不定期パトロール実施（抜き打ち調査），海水の簡易検査実施

2）町・県へのパトロール要請
3）養殖業者によるお互いの監視強化，漁場毎の監視体制を整備
4）民間団体のパトロール同行
5）「薬浴中」旗の掲揚徹底（ホルマリンに代わるマリンサワーによる薬浴）
6）2回目の違反者に対する組合除名（行使規定の罰則で，今後使用した業者はトラフグ養殖を禁止するとともに除名処置とする）

　以上のように水産用医薬品，あるいは水産用医薬品以外の物の薬剤としての使用について様々な施策が講じられてきたが，要は養殖業者は常に養殖魚介類は食品であるという認識の上に立って消費者に納得のいく健康な養殖魚介類を供給し，消費者の不安を解消・払拭することが重要である．そのためには対象魚介類がどのような場所で，どのような方法で養殖されたのか，そのプロセスを一般消費者に情報提供・開示することも必要であろう．

### 3-2　海洋汚染物質の問題

　わが国の海面養殖は1928年，香川県引田町にある安戸池の築堤式養殖場で行われたハマチ養殖がルーツである．その後，瀬戸内海の島嶼部などで築堤式や網仕切式による養殖が行われたが，第二次世界大戦で中断され，戦後1951年頃から再開された．大回遊するというブリの生態から，その養殖には広大な面積が不可欠であるという観点から，築堤式や網仕切養殖場が用いられたが，1954年，和歌山県白浜町の近畿大学水産研究所でいけす網を用いてブリの幼魚から商品までの長期飼育に成功した．これが嚆矢となっていけす網養殖（小割養殖）はたちまちのうちに拡大され，現在では全国の養殖施設のおよそ98％を占めるに到っている．その拡大発展の重要な理由に合成繊維の漁網への応用がある．合成繊維網は周知のように一般的に紫外線には弱いが水中では極めて強いので耐用が長く，これまでのシュロ網や綿糸網に代って，一大改革をもたらしたといっても過言ではない．

　いけす網養殖の長所は
1）コンパクトで製作費が安価であり，扱いやすい．
2）海域のどこにでも手軽に設置できる（但し漁業権が必要）．そのため養殖場の拡大につながる．

3）養殖魚の淡水浴，薬浴および取り上げに至便である．
　4）移動や沈下が自在にできる（但しマグロ養殖用のように大型で固定的なものを除く）．

などがある．

　一方，短所として
　1）台風など強い風波で流失，損壊の恐れがある．
　2）付着生物などの付着によるいけす網の汚染があり，環境保持のため掃除や網交換を頻繁に行う必要がある．

などがある．

　いけす網養殖が始まった初期には付着生物を除去する作業として，汚染網を陸あげして天日で乾燥させ，付着物を棒ぎれで叩いて落とすという大変な労力を要した．しかも合成繊維は紫外線や擦れに弱いため，この方法ではいけす網の劣化が速く，耐用年数が短縮される欠点があった．間もなくして高圧噴霧網洗浄機が開発されたことによって汚染網の洗浄が容易になり，省力化と網の劣化防止の一石二鳥の効果が得られた．更に，昭和30年代の後半からいけす網防汚剤の開発研究が始まり，これが実用化された．養殖業者はこれまでいけす網の汚染防止に少なからず労力を費やし苦慮してきたが，この防汚剤の出現によって，いけす網の汚染の最盛期には10日前後で網交換をしていたものが，防汚剤を使用すれば付着生物の付着が抑制され，網交換が3～4ヶ月不用であるばかりでなく養殖魚に寄生するハダ虫（*Benedenia seriolae*）や鰓虫（*Heteraxine heteroceruca*）の寄生が激減し，駆除の手間が省けるなど極めて大きな省力化となり，養殖業者に朗報をもたらした．ところがこの防汚剤は船底塗料としても広く使用され，大きな効果をあげていたが，この防汚剤の主流はモノマー型の有機スズ系であった．そのため，環境汚染の影響が懸念され，環境庁が1983年度に行ったケミカルアセスメント（化学物質環境安全性総点検調査）の結果，港湾底質からTBTO（ビストリブチルスズオキシド）が検出された．養殖業界ではこの事実を厳粛に受け止め，養殖魚のより安全性を確保し，漁場環境を保全するために1985年2月に「防汚剤使用規制方策」を設定し，年間の使用回数，使用塗料，使用期間，出荷前の使用禁止を厳しく規制して対応してきた．ところが1985年4月に環境庁が1984年度のケミカルアセスメント

の中間報告を行った結果，天然魚が TBTO によって広範囲に汚染されていることが報道された．水産庁は TBTO の残留検査結果について食品としての安全性の検討を厚生省の「安全性評価検討委員会」に求めたところ，現行の残留

表3-3 魚類養殖用安全確認漁網防汚剤登録一覧表

| 製造メーカー | 製品名 | 有効成分 | 登録年月日 | |
|---|---|---|---|---|
| ケイ・アイ化成 (株) | 籠宮 200 | 有機窒素系 | 11. 4.23 | 2 |
| 〃 | 籠宮 300 | 有機窒素系 | 10. 3.28 | 1 |
| 〃 | 籠宮 500 | 有機窒素硫黄系 | 11. 3.31 | 11 |
| 〃 | ネットキング 300 | 有機窒素系 | 11. 9.17 | 11 |
| 〃 | ネットキング 400 | 有機窒素系 | 12. 3.26 | 3 |
| 〃 | ネットキング 500 | 有機窒素硫黄系 | 11. 9.17 | 11 |
| サンカイ化成 (株) | サンカイセイフティ R1000 | 無機銅系 | 12. 3.31 | 63 |
| 中国塗料 (株) | バイオクリスティーあんぜん | 無機銅系 | 12. 3.31 | 63 |
| 〃 | バイオガード C-3 | 有機窒素硫黄系 | 10.10.27 | 1 |
| 東京ファインケミカル (株) | ニューマリンエース AF-CU | 無機銅系 | 12. 3.31 | 63 |
| 〃 | ニューマリンエース 200 | 有機窒素系 | 12. 2.28 | 3 |
| ナテックス (株) | ボウモウエース#1000 | 有機窒素硫黄系 | 12. 5. 1 | 9 |
| 〃 | ボウモウ CU#1000 | 無機銅系 | 10. 5.19 | 10 |
| 〃 | ボウモウ#1000 | 有機窒素系 | 11. 3.31 | 11 |
| 曽我 (株) | ナッコール S-300 | 有機窒素硫黄系 | 11. 6.20 | 2 |
| 日本ペイント (株) | ニッペ網太郎 300 | 有機窒素硫黄系 | 12. 5. 1 | 9 |
| 〃 | ニッペ網太郎500 | 銅系 | 10.10. 5 | 10 |
| (株)トウペ | クリーンフィッシュ#5000 | 有機窒素系 | 12. 4.16 | 3 |
| 日華化学 (株) | サンマリナー F-550 | 銅系＋有機窒素硫黄系 | 12. 3.26 | 3 |
| 吉富ファインケミカル (株) | 新モニゲール 500S | 有機窒素硫黄系 | 12. 3.29 | 6 |
| 〃 | 新モニゲール SP10 | 有機窒素硫黄系 | 12. 5. 1 | 9 |
| 〃 | 新モニゲール SP20 | 有機窒素系 | 12. 5. 1 | 9 |
| 関西ペイント (株) | キャプテンファンネット H3 | 有機窒素硫黄系 | 11. 3.17 | 5 |
| カナエ塗料 (株) | 祝漁クリーン 2500 | 有機窒素硫黄系 | 11. 3.10 | 6 |
| 日本油脂 (株) | ニュータイリョウ 600 | 有機窒素硫黄系 | 10.11.22 | 7 |
| 〃 | ニュータイリョウ 700 | 有機窒素硫黄系 | 10.11.22 | 7 |
| 〃 | ニュータイリョウ 2500S | 有機窒素硫黄系 | 10.11.22 | 7 |
| 〃 | ニュータイリョウ No.500 | 銅系 | 12. 5. 1 | 9 |
| 〃 | ニュータイリョウ No.1000 | 有機窒素硫黄系 | 10.10. 5 | 10 |
| 〃 | ニュータイリョウ No.2000 | 有機窒素硫黄系 | 10.10. 5 | 10 |
| 三協化学 (株) | ニューカイサール | 有機窒素硫黄系 | 10. 2.10 | 7 |
| 海洋化学 (株) | マリンヘルパー銅 25D | 無機銅系 | 10.11.22 | 7 |
| 旭電化工業 (株) | アデカ潮風一号 | 有機硫黄系 | 11. 3.31 | 11 |

16社33品目

「登録年月日」は再登録品を含む．登録年月日の右横の数字は，最初の登録年次を示す．

(出典：全国かん水養魚協会)

値では国民の健康上支障をきたすとは考えられず食品衛生上からは問題はないが，しかし，食品に含まれていることは決して好ましくないので今後，魚介類への残留防止を図るとともに環境への汚染防止のための対策を検討すべしとの見解であった．．

養殖業界（全かん水）はこの見解を重視し，以後防汚剤使用のより厳正化，防汚剤メーカーへの安全防汚剤開発の要請，TBTO に関する認識の啓蒙と残留検査の強化などにつとめてきた．このような状況の中にあってもなお，報道機関が TBTO 問題を大きく取り上げるところとなり，消費者の養殖魚に対する不安が一層つのるところとなった．全かん水としては食品供給者の義務を果していくため，1987 年 2 月 12 日付で有機スズ即ち TBT 系化合物＝TBTO，TBT 化合物（トリブチルスズ），TPT 系化合物＝TPT（トリフェニルスズ）を含む漁網防汚剤の全面的使用禁止に踏み切って現在に至っている．なお養殖業界からの強い要望もあり漁網防汚剤製造メーカーによってスズ系防汚剤に代わる防汚剤が開発されている．これらの有効成分としては有機窒素系，有機窒素硫黄系，無機銅系，銅系，銅系＋有機窒素硫黄系，および有機硫黄系などが使用されている．これらの防汚剤は全国漁業協同組合連合会が厳しくチェックして，その安全性を確認して「安全確認防汚剤」として登録する制度になっており，現在 16 社 33 品目が登録されている（表 3-3）．この安全確認防汚剤はモノマー系でいけす網の汚染に対する防汚効果は 1 ヶ月前後とやや低いが，それだけに裏をかえせば安全度が高いといえよう．

以上のように養殖業界では消費者から信頼される生産者となるよう，そして消費者が安心できる健全な養殖魚を生産する努力を重ねている．

### 3-3 マリントキシンによる中毒の問題

マリントキシンによる中毒で，その代表的なものはフグ毒によるものである．フグは縄文時代の貝塚からその骨が出土していることから，その頃からすでに人々に食されていたと思われる．しかし「フグは食いたし命は惜しし」に集約されているように，一般にフグにはテトロドトキシン（以下 TTX）といわれる猛毒があって恐れられており，これを食する人々はその極めて美味なることに惹かれ，勇気とスリル性も相当なものだったと想像される．記録によれば平

安時代中期（900年始め頃）の医学書「本草和名」に「布久」という文字が見えることから，当時もフグによる中毒患者が出ていたと思われる．江戸時代にはフグ食も大衆化して中毒患者も多くなったことから，時の幕府は主に武士階級に対して「フグ中毒にて死するものは家禄を没収する」という「フグ食禁止令」を出すに到った．明治の新政府になってもフグの販売は許可されないまま，中毒死する人々があとを断たず，1882年には「フグを食べるものは拘留科料に処す」という違警罪即決令が出された程であった．しかし1887年にようやく山口県でフグ食が解禁され，これを機に1918年に兵庫県で，続いて1941年には大阪府でも解禁されたが，その調理法を通して安全性が認められたのは比較的新しく，1947年のことであった．ところがその後も中毒患者がなくなったわけではなく，1972年から1991年の20年間に1,157名が中毒し，うち271名が死亡しているという．フグ毒による中毒症状は食後20分〜3時間の間に現われ，致死率は極めて高く，死亡に到る時間も4〜6時間と短時間であるといわれる．マリントキシンによる食中毒の割合は，わが国の全食中毒の中で僅か数％に過ぎないが，死亡数では60％以上を占め，その中の大部分はフグ中毒死であるといわれるように注意を要する中毒である．

　トラフグの消費地域は古くから下関が有名で，下関市の南風泊市場のセリ値が全国のフグ相場を支配する程である．しかし，何といっても大きな消費地は関西を中心とした都市部に偏っており，季節性と嗜好品としての性格の強い魚種であるが，最近のグルメブームに乗って消費地の拡大と需要が増加したことに加え，天然トラフグの漁獲量が減少傾向にあり，魚価が高騰したこと，更に種苗生産から養殖技術まで一連の養殖マニュアルがほぼ完成したことなどを背景にトラフグの養殖が盛んになっている．

　トラフグの養殖は1962年，藤田矢郎氏による人工孵化・飼育の成功が契機となって開始された．1973年に山口県水産種苗センターで生産された種苗が香川県で養殖され，400 gに成長した当歳トラフグに初めて商品価値が認められた．これが刺激となって各地の水産試験場や民間種苗センターなどでトラフグの人工種苗生産が活発化し，静岡県以西の各地で人工種苗による養殖が普及した．そして1979年には南風泊市場に養殖トラフグが初出荷され，銘柄として認知・流通するようになった．1999年の養殖県は静岡県以西の太平洋沿岸，

四国, 九州, 瀬戸内海, 日本海沿岸の 19 県におよび生産量も 5,100 トンに達している. また南風泊市場に入荷するトラフグのうち養殖の占める割合は, 1984 年に 8.8% であったものが, 1989 年には 20%, 1990 年頃から 40～47% で, 1993 年には遂に養殖ものが天然ものを上まわったという. このように養殖トラフグの生産量が増加していく中で「養殖トラフグには毒がない」と噂されるようになったが, これは果たして本当だろうか. その前にフグの毒化機構について整理しておきたい. フグ毒 (TTX) はフグ類だけがもっているものと長い間信じられてきた. しかし, 1964 年カリフォルニアイモリの卵巣, 筋肉および血液などに TTX が検出された. これに続き, 魚類のツムギハゼ, 棘皮動物のモミジガイ類, 節足動物のオウギガニ類, 軟体動物のヒョウモンダコ, ボウシュウボラ, バイ, 扁形動物のツノヒラムシ類, 紐形動物のヒモムシ類など多種多様な生物に TTX の存在が確認されている. 更に *Vibrio* 属や *Alteromonas* 属などの海洋細菌が TTX を産生することが発見されている. そのため, これらの TTX 保有生物の毒化は細菌から始まる食物連鎖によって TTX を蓄積する外的要因によるものとの説が大勢を占めている. 野口ら (1997) はその毒化機構について図 3-1 のように纏めている.

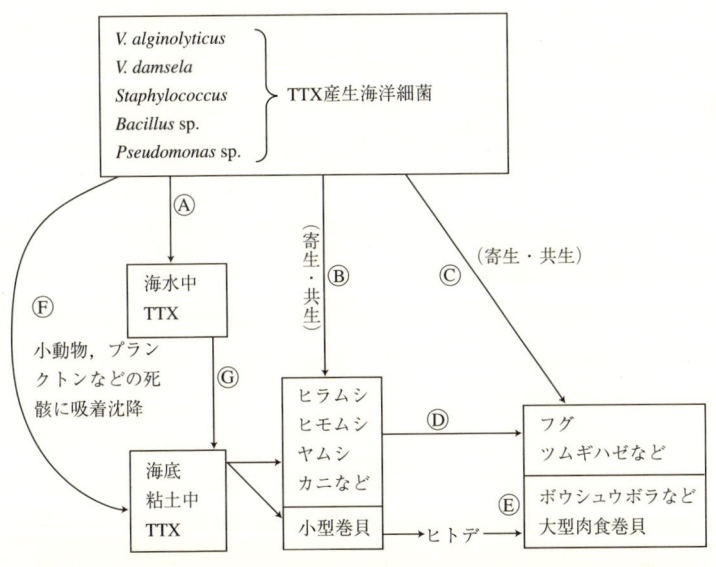

図 3-1 フグ毒保有動物の毒化機構 (図中Ⓐ, Ⓑ, Ⓒなどは毒化ルートを示す)

さて養殖トラフグの毒については，これを確認するために橋本，野口両氏によって福井・和歌山・鹿児島の各地で養殖された100尾以上の個体につき肝臓，生殖腺，筋肉など部位別に分析した結果，何れの部位にも毒性は全く検出されなかった．また，和歌山県白浜町の近畿大学水産研究所で養殖された4年魚（雌10尾，雄7尾，性不明4尾の計21尾，体重1.18～2.65 kg，全長39.0～49.5 cm）についても同様毒性を調査したところ何れの部位からも全く検出されなかった．しかし同じ養殖トラフグでも山口県仙崎湾産の3年魚の雌に頻度は低いながら有毒個体が認められた．この相異は養殖方法に起因しているといわれる．即ち無毒であった前者は総ていけす網方式であり，このいけすの底は海底からかなり上部にある．飼料としてはモイストペレットやドライペレットなどを主として給与している．これに対して後者の仙崎産では水深8～10 m，広さ10万 $m^2$ の入江の網仕切り方式の養殖場で養殖されたものであり，小型生物も生息しているので餌飼料として給与されたものの他，海底の生物などを捕食する機会が多いことから，たまたま有毒生物を捕食した個体が毒化したものであろうと推察している．このように養殖トラフグは飼育条件の相違によって毒性の有無となって現れるものと思われる．なおTTXの抵抗性に関する研究によれば，養殖トラフグは天然の有毒フグと遜色なく同等の毒化能力を備えるという．このように養殖トラフグは通常無毒であるが，毒化のチャンスが与えられた場合，十分に毒化しうる能力があることが分かっている．

以上のようにフグ毒の来源に関する最近の研究によれば，毒化は主として食物連鎖によるものとされ，いけす網で，しかも人工飼料で養殖されると毒性は認められないが，築堤式や網仕切り養殖場で養殖されたトラフグには低頻度ながら有毒個体が認められるという．したがって，一般に養殖フグには毒がないと囁かれているが正確には必ずしもそうでないことがわかる．これらのことから養殖トラフグの調理に当たっても素人判断は禁物で，必ず免許をもった調理人に委ねることが肝腎である．

### 3-4 養殖魚の疾病の問題

給餌養殖における海産魚類の疾病は大きく分けて①寄生虫症，②細菌性疾病，③ウイルス性疾病，④餌料性（栄養性）疾病に分類される．これらのうち人体

に健康被害を引き起こすだろう疾病はごく僅かである．魚食民族といわれるわれわれ日本人は，魚介類を「刺身」や「鮨種」など生食する習慣があり，その機会は極めて多い．そのため，人体に健康被害を与えないまでも養殖魚介類の商品としての流通過程や，それの調理の段階で消費者に不快感や嫌悪感を与えるとともに商品価値を低下させると思われる疾病が少なからず見られる．ここでは養殖魚介類の多々ある疾病のうちから，問題となる疾病にスポットをあててみたい．

1) 寄生虫症

**アニサキス症**：人体に健康被害を引き起こす恐れのあるものに本症がある．本症はアニサキス科線虫によって起こる．これらの成虫は海産哺乳類の消化管に寄生し，その虫卵から孵化した幼虫が海産甲殻類を経て海産魚やイカ類に寄生する．ヒトはこの幼虫を摂取することで感染し，虫体は胃壁や腸壁に寄生し，激しい腹痛や嘔吐，時には吐血も見られるという．本症の予防には海産魚介類の生食によく注意することであり，$-20°C$，24時間以上の冷凍や加熱調理で虫体は死亡するといわれる．

現在の海面養殖魚類用の餌飼料としては生餌のみを給与する機会は少なく，使用した場合でも冷凍保存したものが主流を占め，そのほかは人工配合飼料を給与している．そのため天然魚と比較すると養殖魚によってアニサキス症の害を被る可能性は極めて低いと思われる．

**脳ミクソボルス症**（ブリ）：原生動物，粘液胞子虫 *Myxobolus buri* が第4脳室内にシストを形成する．形成されたシスト集塊の物理的刺激により神経機能に異常が起こり，脊椎骨の弯曲が起こるといわれる（図3-2）．そのため別名ブリの側弯症といわれている．

**奄美クドア症**（ブリ，カンパチ）：原生動物，粘液胞子虫類の *Kudoa amamiensis* が体側筋内にシストを形成して，内部に多数の胞子を産生する（図3-3）．一般には寄生を受けているかどうかは魚体を解剖しなければ確認できない．

**ベネデニア症**（ブリ，カンパチ，イシダイなど）：単生類の *Benedenia seriolae* が体表に寄生するのではだむし症ともいう．体表に多数の本虫が寄生すると，その刺激によっていけす網などに体を擦り付けるため皮膚は損傷し，やがてびらんする（図3-4）．

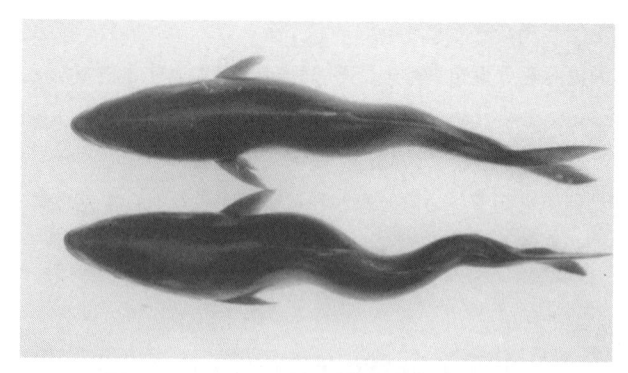

図3-2 脳ミクソボルス症（写真：反町 稔, 1989）

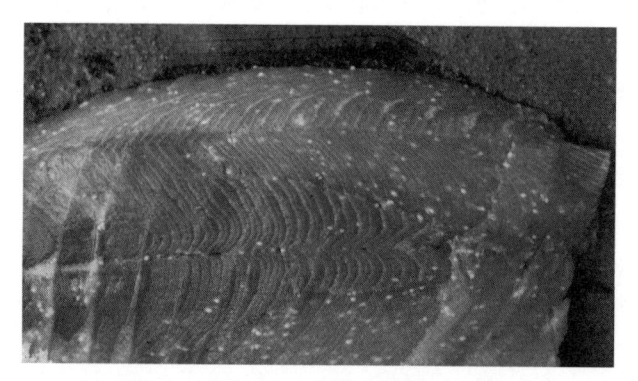

図3-3 奄美クドア症（写真：江草周三, 1989）

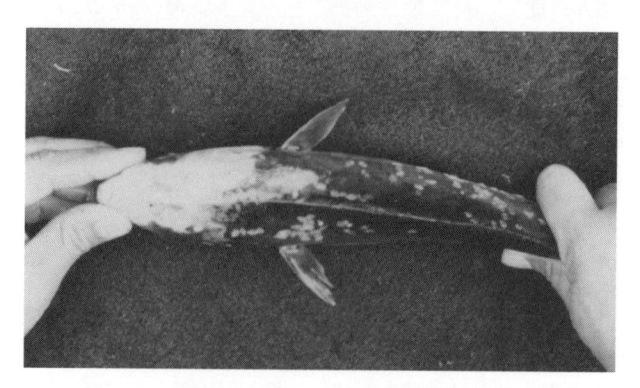

図3-4 ベネデニア症（熊井原図）

**生殖腺線虫症**（マダイ，クロダイ）：線虫類の *Philometra lateolabracis* の寄生によるものである．生殖巣に赤紫色または灰黒色のヒモ状の虫体が糸くずのように絡み合って虫塊を形成している（図3-5）．

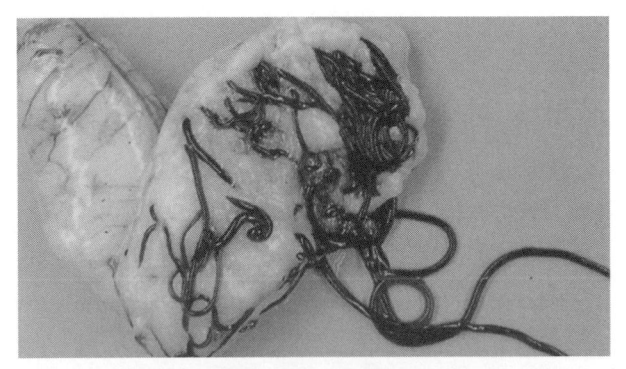

図3-5　生殖腺虫症（写真：宮崎照雄，1989）

**クビナガ鉤頭虫症**（マダイ）：鉤頭虫類の *Longicollum pagrosomi* がマダイの直腸部に多数寄生して起こる．吻や頸部は時々宿主の腸管壁を破って腹腔に突出していることがある（図3-6）．

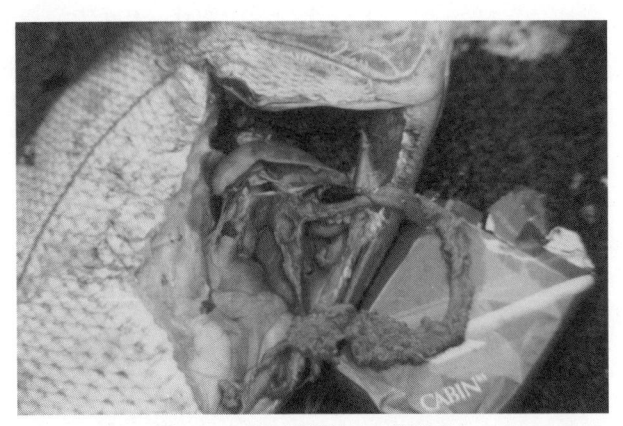

図3-6　クビナガ鉤頭虫症（熊井原図）

以上のほか，ブリ幼魚の筋肉内，に微胞子虫 *Miorosporidium seriolae* が寄生して体表に凹凸が生じるベコ病，ブリの鰓弁に単生類 *Heteraxine heterocerca* が寄生するエラ虫症，春先のブリの筋肉内の，主として血合筋に

*Philometroides seriolae* が寄生する筋肉線虫症などがある.

2) 細菌性疾病

類結節症(ブリ,カンパチ,マダイ,シマアジなど):グラム陰性の非運動性短桿菌の *Pasteurella piscicida* の感染によって起こる.腹部を開くと脾臓および腎臓に小白点の結節がみられる(図3-7).

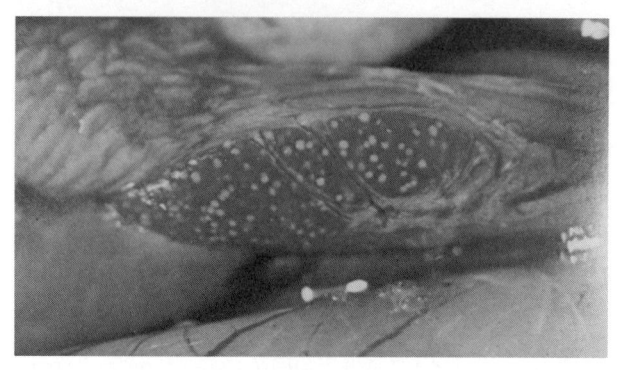

図3-7 類結節症(熊井原図)

連鎖球菌症(ブリ,カンパチ,イシダイ,ヒラメ,マアジなど):グラム陽性球菌, *Streptococcus* sp. の感染によって起こる.眼球の突出とその周縁の出血,鰭の付け根の出血とびらん,尾鰭基部の膿瘍形成などが認められる(図3-8).

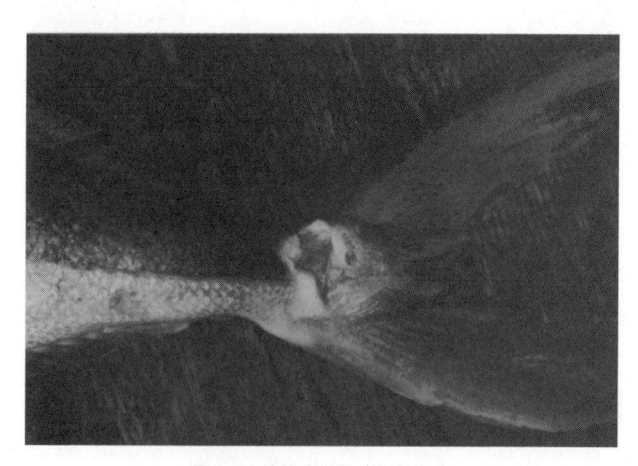

図3-8 連鎖球菌症(熊井原図)

ノカルジア症（ブリ，カンパチ，クロマグロなど）：グラム陽性の糸状菌である *Nocardia seriolae* が原因菌である．躯幹筋に膿瘍や結節が形成される躯幹筋結節型（図3-9），と鰓に結節が形成される鰓結節型がある．また類結節症と同様脾臓や腎臓に白点の結節が形成されるが，この場合，心臓，鰾などにもそれがみられる．

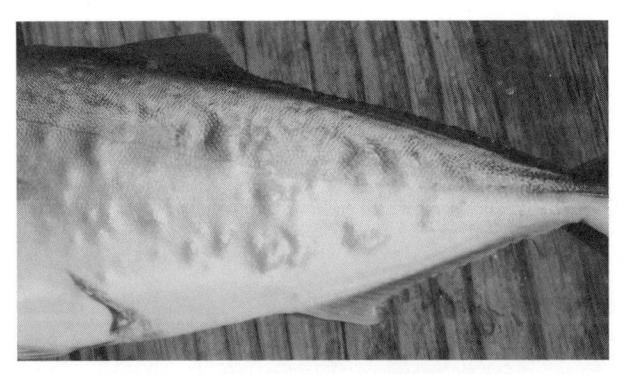

図3-9 ノカルジア症（写真：畑井喜司雄，1989）

エドワジェラ症（ヒラメ）：グラム陰性桿菌の *Edwardsiella tarda* に起因する．腹部が膨満し，肛門が拡張発赤して時々腸のとび出しがみられる（図3-10）．開腹すると腐臭を伴う出血性の腹水がみられる．

これらのほか，外観的にスレ様の白点から始まり，炎症，鰭の脱落を経て皮膚組織の崩壊から潰瘍に至るビブリオ病（*Vibrio* sp.）や *Flexibacter maritmus*

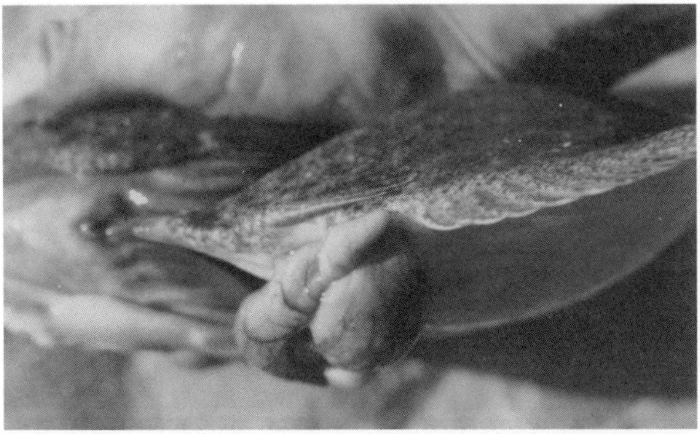

図3-10 エドワジエラ症（写真：村田 修，1988）

の感染で起こる滑走細菌症などがある.

3）ウイルス病

リンホシスチス病（ブリ，マダイ，スズキ）：イリドウイルスのリンホシスチスウイルス（DNAウイルス）の感染により起こり，各鰭その他に水泡様の形成物がみられ，症状が進むとそれが集塊となり，あたかもカリフラワーのような外観的症状を呈する（図3-11）．

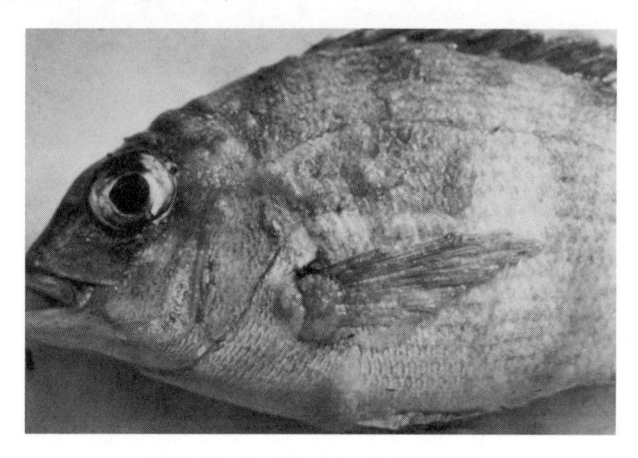

図3-11　リンホシスチス病（熊井原図）

4）餌料性疾病（ブリ，マダイ，クロダイ，シマアジなど）

脂肪織黄斑症：水温下降期から低水温期に発生する．油焼けなど変敗した生

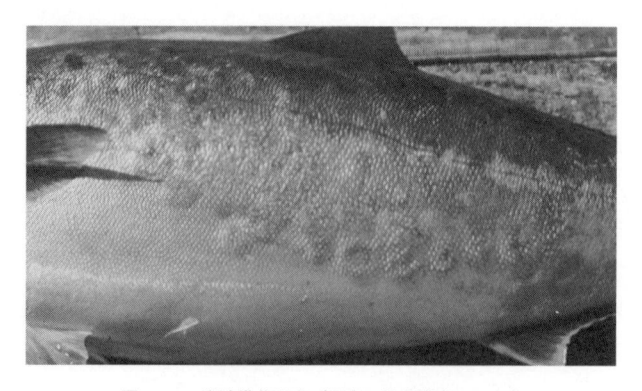

図3-12　脂肪織黄斑症（写真：松里壽彦，1989）

餌などの多量投与後に起こり，病魚は皮下層に多数の硬節が認められる（図3-12）．

以上，海産養殖魚の疾病について，人体に健康被害を与えないまでも，食品として不快感を惹起する心配があると思われる種類と症状を述べた．生産者は常に健全な魚介類の供給を心がけ，病魚の出荷などは厳に禁止するよう注意が必要である．

### 3-5　養殖魚の変形の問題

養殖魚の変形の原因は栄養性のもの，感染症によるものおよび飼育環境によるものなどが考えられる．このうち感染症によるものについては，寄生虫の寄生によって魚体に変形が起こるもので，主なものについてはすでに前項で述べた．栄養性の原因によって起こる変形では，ワムシなど初期生物餌料の栄養的欠陥，即ち必須脂肪酸のDHAやEPAが欠乏することによって起こる脊椎弯曲症，カルシウム・リンなどのミネラル欠乏による骨格異常，各種ビタミンの過不足による骨格（主として脊椎骨）異常などが報告されている．

また，飼育環境が原因で起こる変形では，適正飼育条件から外れた高水温および低水温での飼育による顎骨の変形，飼育水面の油膜の除去が不十分のため仔魚期における鰾の無形成による脊椎骨前弯（俗にシャチホコ）および水槽壁やいけす網への衝突による頭部骨格変形などが報告されている．これらを纏めて表3-4に示した．この表に示した骨格異常と魚種については現在までに因果関係や発症のメカニズムが明らかにされているが，このほかにその解明がなされていないものも少なくない．更にこれら変形魚の食品としての安全性については，厳密に確認されているものは殆どないといっても過言ではない．

さて海産養殖魚の中で人工種苗生産が最も進んでいる魚種はマダイである．マダイの養殖は1965年頃から天然種苗を使って始まり，1969年には熊本，長崎，山口の3県で約325万尾が養殖され，その翌年の1970年には養殖マダイとして初めて農林統計に記載された．一方，マダイの種苗生産の研究は早くから行われていたが，1962年に観音崎水産生物研究所によって初めて成功した．これを契機としてマダイの種苗生産技術は急速な進展をみたが，その中でも近畿大学によって養成マダイの親魚からの採卵，人工孵化に成功し，続いて水槽

内での自然産卵によって大量卵の確保が可能となった．さらに餌料生物のワムシの培養法が開発され，初期餌料として極めて有効であることが証明され，これによってマダイばかりでなく多魚種の種苗生産技術が飛躍的に発展した．

表3-4　海産養殖魚の主な骨格異常

| 骨格異常の原因 | 骨格異常の種類 | 魚　種 |
|---|---|---|
| 1. 栄養性疾患 | | |
| 　　必須脂肪酸（DHA, EPA）欠乏 | 脊椎骨彎曲（無鰾魚） | マダイ, スズキなど |
| 　　カルシウム・リン欠乏 | 脊椎骨前彎・側彎 | トラフグ |
| 　　 | 骨軟化 | マダイ |
| 　　ビタミンA 過剰 | 脊椎骨など異常 | ヒラメ |
| 　　B₆欠乏 | 脊椎骨異常 | ハマチ |
| 　　C 欠乏 | 脊椎骨前彎・側彎 | サケ |
| 2. 感染症 | | |
| 　　粘液胞子虫感染 | 脊椎骨側彎 | ブリ, マサバ |
| 3. 飼育環境 | | |
| 　　飼育水温と光周期の不適当 | 顎骨の変形 | オヒョウ |
| 　　飼育水面の油膜除去不十分 | 脊椎骨前彎症 | マダイ, ヨーロッパヘダイ, スズキなど多数 |
| 　　水槽壁への衝突 | 頭部骨格変形 | カツオ・マグロ類 |

当初，ワムシの培養にはクロレラが用いられたが，増殖効率を高めるためにパン酵母を用いることが開発された．ところがこのパン酵母のワムシを給与したマダイ仔魚に鰾の異常（閉腔鰾）個体が多く出現した．一方，従来のクロレラワムシあるいは油脂酵母（DHA および EPA 添加）ワムシを与えると鰾の開腔率が高い傾向が認められた．更に鰾の開腔は孵化後の有管期（開口から体長4.5 mm になる間）に水表面からの空気呑み込みによって機能し，飼育水表面の油膜などに影響されることが解明された．この鰾の発達不全の個体総てに脊椎がV字型に屈曲するいわゆるマダイの脊椎屈曲症が発症したため，鰾の閉腔と脊椎屈曲症との間に密接な関連があることが認められた．最近のマダイの種苗生産では，これらの結果をふまえ，初期餌料のワムシには栄養強化（ワムシ培養用の油脂酵母が 1980 年より市販されている）を行うとともに，飼育水面の油膜除去に心がけることによって脊柱屈曲症の発症は解消されている．この他，マダイの脊椎骨異常に躯幹部の短い短躯症が比較的高率に発症している．これについては現在なお原因未解明のため，鋭意研究中である（図3-13）．

現在，養殖魚の変形個体は飼育段階での選別や出荷時には特に厳しいチェックによって排除されるため，市場に出荷されることは殆どない．また将来的にもあってはならない．しかしながら，これら養殖魚の変形出現の原因究明と食品としての安全性を確保することは，必要かつ急務である．

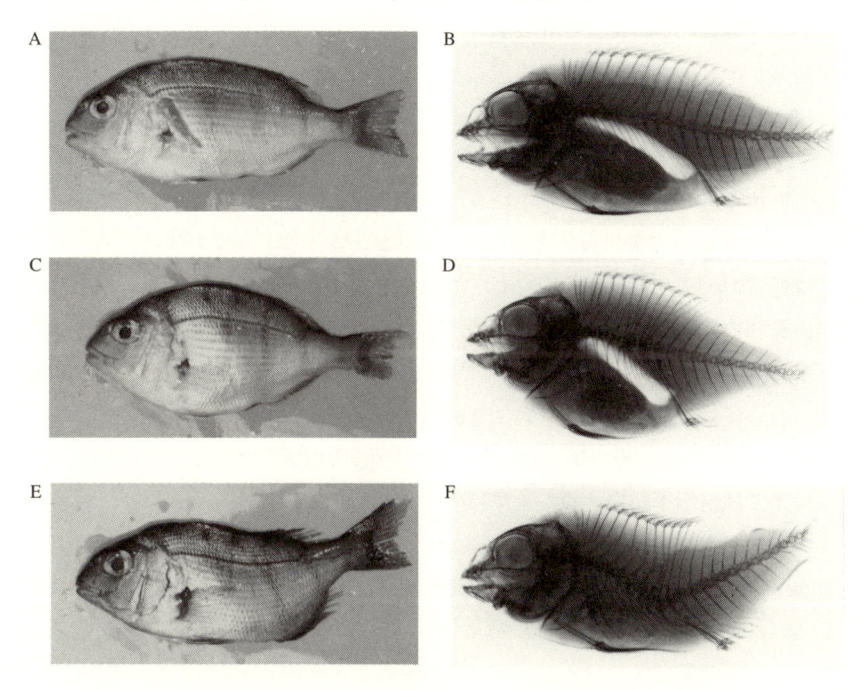

図3-13
A：マダイ正常個体外観，B：同上軟X線写真（開腔鰾）
C：マダイ短躯症個体外観，D：同上軟X線写真
E：マダイ脊椎屈曲症（シャチホコ）個体外観，F：同上軟X線写真（閉腔鰾）
（写真：澤田好史，2000）

## 3-6 遺伝子組換え魚問題

近年，米国を中心として農業分野に遺伝子組換え技術の導入が進み，遺伝子組換え農作物が商品化されてその安全性が問題になっている．魚類においてもゼブラフィッシュやメダカなどの実験魚を中心として遺伝子導入（transgenic）魚の作出技術が開発され，遺伝子組換え魚の生産が技術的に可能となった．食

用の養殖対象魚においても，サケ・マス類，コイ，ティラピアなどでは主に成長促進を目的とした遺伝子導入魚の作出に関する研究が行われている．また最近，米国において遺伝子を組換えた成長の速い大西洋サケの販売許可申請が民間企業により出されたとの報道があり話題になった．遺伝子組換え魚の食品としての安全性について，Guillen らは成長ホルモン遺伝子を導入した高成長トランスジェニックティラピアの食品としての安全性を，オナガザルおよびヒトを用いて調べており，オナガザルに組換えティラピア成長ホルモン$1\mu g/kg$を1日1回30日間静脈注射した結果，ホルモン投与に伴う体重，体温，心拍数，血液性状などの変化はみられなかったこと，およびヒトボランティア22名を2群（11名ずつ）に分け，一方にはトランスジェニックティラピアを，もう一方には通常のティラピアを1日2回，5日間食事中に摂取させた結果，血液性状に両群間で差異はなかったことを報告している．しかしながら，上記のティラピアに関する調査は短期的なものに限られており，食品としての安全性を議論するためにはより長期的で多角的な検討が必要であると思われる．わが国では現在のところ，遺伝子組換え技術を用いた養殖魚の生産は行われていないため，現段階では遺伝子組換え魚が食卓にのぼることはない．

わが国における組換え DNA 技術応用食品および添加物の安全性について，2000年5月に厚生省（現厚生労働省）告示第233号としてその審査の手続きが定められており，組換え DNA 技術により得られた食品および添加物における挿入遺伝子の安全性，挿入遺伝子により産生されるタンパク質の有害性の有無，アレルギー誘発性の有無，挿入遺伝子が間接的に作用し，他の有害物質を産生する可能性の有無，遺伝子を挿入したことにより成分に重大な変化を起こす可能性の有無などを確認することが義務付けられている．なお，詳細については厚生労働省のホームページ（http://www.mhlw.go.jp/topics/idenshi/index.html）を参照されたい．

## 文　献

1) 坂口ら：日水誌, **35**, 12 (1969).
2) Halver, J. E.：日水誌, **38**, (1) (1972).
3) 鈴木ら：カツオ，魚学誌, **20** (2) (1973).

4) 北濱喜一：ふぐ博物誌，東京書房（1975）．
5) 北島ら：長崎水試研報．3（1977）．
6) 北島 力：マダイの産卵と稚魚の量産に関する研究．長崎県水産試験場論文集 第5集（1978）．
7) 渡辺 武：脂質からみた仔稚魚用餌料の栄養価．養魚と餌料脂質（日本水産学会編），恒星社厚生閣（1978）．
8) 米 康夫：魚類に多発する奇形の発症原因に関する栄養学的研究．文部省科学研究費補助金研究成果報告書（昭和53・54年度）（1980）．
9) 窪田ら：マサバの変形症に関する研究．三重大水産研報, 9（1982）．
10) 野口玉雄・橋本周久：化学, 39（3）（1984）．
11) 林田ら：長崎水試報告, 10（1984）．
12) Egusa, S., : *Myxoblus buri* sp. n（Myxosporea: Bivalvulida）parasistic in the brain of *Seriola quinqueradiata* Temmink et Schelegel. Fish Pathology., 19（1985）．
13) Bolla, S. and I. Holmefjord : Effects of temperature and light on development of Atlantic halibut larvae. Aquaculture, 74（1988）．
14) 野口玉雄ら：フグ毒研究の最近の進歩（橋本周久編），恒星社厚生閣（1988）．
15) 畑井喜司雄ら：魚病図鑑（畑井・小川・広瀬編），緑書房（1989）．
16) Chatain, B. and Ounais-Gushchemann, : Improved rate of initial swimbladder inflation in intensively reared Sparus auratus. *Aquaculture*, 84（1990）．
17) Chatain, B. : Abnormal swimbladder development and lordsis in sea bass（*Dicentrachus labrax*）and sea bream（*Sparus auratus*）. *Aquaculture*, 119（1994）．
18) Takeuchi, T.ら：The effect of（-carotene and vitamin A enriched Artemia nauplii on the malformation and color abnormality of larval Japanese flounder. Fisheries Science, 61（1995）．
19) 野口玉雄・阿部宗明・橋本周久：有毒魚介類携帯図鑑，緑書房（1997）．
20) 堀江正一・中澤裕之：養殖, 34（7）（1997）．
21) Deji, J.ら：*Fisheries Science*, 63（3）（1997）．
22) 尾里健二郎・若松佑子：トランジェニックメダカとSE細胞．魚類のDNA分子遺伝学的アプローチ（青木・隆島・平野編），恒星社厚生閣（1997）．
23) I. Gullen *et al*.：*Biotechnol*. 1（1999）．
24) A. Meng, J. R. Jessen and S. Lin : Transgenesis, in "The Zebrafish : Genetics and Genomics, Academic Press, San diego（1999）．
25) 熊井英水ら：最新海産魚の養殖（熊井英水編著），湊文社（2000）．

26) 水産庁:持続的養殖生産確保法関係法令集,成山堂書店（2000）.
27) 稲垣光雄:全国かん水養魚協会資料（2000）.
28) 竹内昌昭ら:水産食品の事典（竹内・藤井・山澤編),朝倉書店（2000）.
29) 高橋隆行:月刊アクアネット,2000年7月号,（2000）.
30) P. B. Hackett and M. C. Alvarez : The molecular genetics of transgenic fish, in "Reccent Advances in Marine Biotechnology, Vol.4 Aquaculture Part B Fishes, Science Publishers（2000）.
31) 農林水産省統計情報部:平成11年度漁業・養殖業生産統計年報（2001）.
32) 水産庁:水産用医薬品の使用について第15報（2001）.
33) 澤田好史ら:マダイ脊椎骨異常（未発表）.

# 4. 輸入魚介類の安全性

楠 井 善 久

　昔から日本人はその限られた生活圏の範囲内で採取された魚介類を食べてきた．多くの人々にとって，その居住している前に広がる海からの魚介類がタンパク源の主流であった．このような時代は食べ物としての魚介類の安全性については，古来の経験から何ら心配することがなかった．

　小笠原諸島がアメリカから日本に返還された 1968 年頃の話である．日本に復帰した故郷に帰ってきた元島民達は，戦前の生活をとりもどし，喜びとともに島の近海で漁業を再開した．漁業協同組合を作り，漁獲した魚を東京の都築市場に出荷した．ところがここで思いもしなかった問題に直面することになった．

　市場では最も高値を期待していた高級魚であるハタ類を買入してくれなかったのである．南の海で獲れるこれらの魚は毒魚だという．島民たちは昔から自分たちが食べていた魚が，なぜ毒魚といわれるのかと困惑し，くやしさから泣きながらその場で食べて見せたが，やはり市場側では認めてくれず，買ってもらえなかったとの話である．

　魚介類は種類，生息場所（産地），季節，その魚の食べる餌など，種々の条件により危険な毒魚であったりするものがある．これらの知識は，その土地土地の人々には古くより生活の知恵として知っていた．ところが，近海の漁獲量が減少し，またグルメの時代を反映して現在では遠くの海で獲れた魚，さらに外国から輸入された魚介類を食べるようになった．

　そのような魚介類は日本人には今まで未知の魚種であったり，何処で捕獲されたものかも心配である．さらに養殖技術が進歩して外国でも各種の魚介類が養殖されるようになり，それらがどのように取扱われているかも判らない．これらの外国から輸入されてくる魚介類について，港や空港の輸入現場でどのよ

うに対応し，安全性の確保に当っているかを紹介する．

### 4-1 輸入魚介類を検査する機関

　魚介類の輸入は，輸入しようとする者が輸入品目の届出を提出して審査を受け，食品衛生法の規定に基づく安全性が確認されなければ輸入することはできない．その審査は厚生労働省の検疫所食品監視課で行われる．検疫所の窓口は全国の 32 箇所の主要な港と国際空港に配置され，食品監視員が審査にあたる．この結果，細菌学的な検査や化学的な検査が必要な場合は，これら届出の窓口をもつ検疫所のうち 5 箇所に配置された検査課，6 箇所の検査室で検査が行われる．さらに特別な検査や高度な検査が必要な場合は，横浜検疫所と神戸検疫所に設けられた輸入食品・検疫検査センターに検体を送付して対応している．また横浜検疫所には輸入食品中央情報管理官を設け，輸入食品の電子情報処理組織の管理，運営また輸入に際しての指導および検査に必要な統計の解析を行っている（図 4-1）．

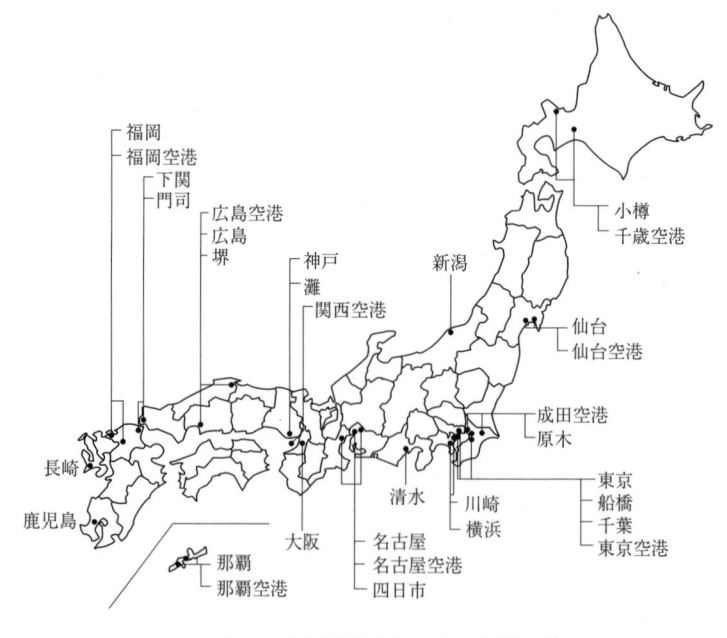

図 4-1　輸入食品監視窓口のある主要海空港

## 4-2 魚介類輸入手続きの流れ

　魚介類の輸入方法は基本的に他の食品などの輸入手続きと変わりないが，本章では通常の輸入食品として話を進める．図4-2は食品の輸入手続きを届出から輸入終了までの流れを示すものである．

　まず食品の輸入を計画する場合，その食品が日本に輸入できるものであるか，その場合どのような手続きが必要か，検査が必要であれば，どのような検査を受けるべきであるかなどを事前に調査し，その準備・検討をしておかないと，品物が到着してから問題が生じることになる．検疫所では事前に輸入相談を受け，特に主要6ヶ所の検疫所には相談室が設けられている．

　魚介類の輸入の是非は魚種が特定できれば比較的判断が容易のようである

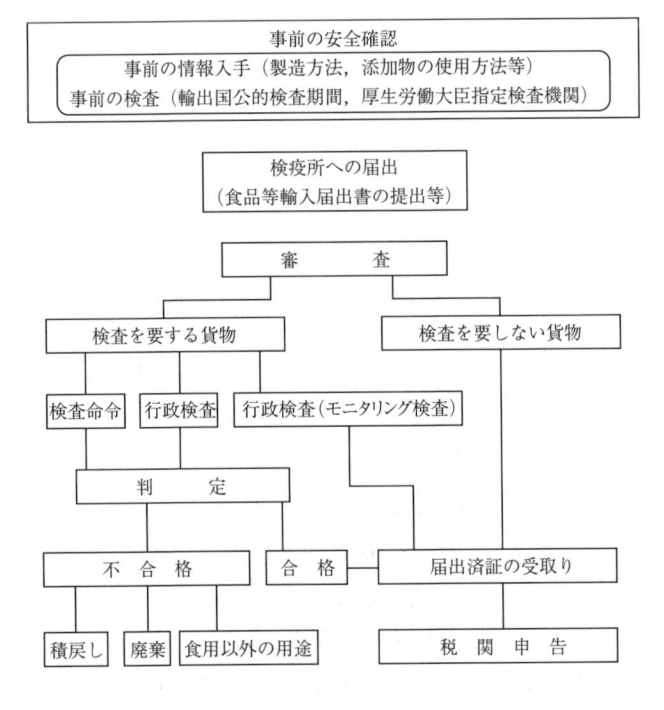

```
┌─────────────────────────────────────────┐
│           事前の安全確認                 │
│  事前の情報入手（製造方法，添加物の使用方法等）│
│  事前の検査（輸出国公的検査期間，厚生労働大臣指定検査機関）│
└─────────────────────────────────────────┘
                    │
        ┌───────────────────────┐
        │     検疫所への届出     │
        │（食品等輸入届出書の提出等）│
        └───────────────────────┘
                    │
                ┌───────┐
                │ 審 査 │
                └───────┘
          ┌─────────┴─────────┐
    ┌─────────────┐      ┌─────────────┐
    │検査を要する貨物│      │検査を要しない貨物│
    └─────────────┘      └─────────────┘
     ┌────┬────┬──────────────┐        │
  ┌─────┐┌─────┐┌──────────────┐      │
  │検査命令││行政検査││行政検査(モニタリング検査)│  │
  └─────┘└─────┘└──────────────┘      │
       └────┬────┘         │             │
         ┌───────┐         │             │
         │ 判 定 │         │             │
         └───────┘         │             │
        ┌────┴────┐        │             │
    ┌───────┐  ┌───────┐   │   ┌─────────────┐
    │ 不合格 │  │ 合 格 │───┴───│届出済証の受取り│
    └───────┘  └───────┘       └─────────────┘
   ┌────┬────┬──────────┐              │
┌─────┐┌─────┐┌──────────┐      ┌─────────┐
│積戻し││廃棄 ││食用以外の用途│      │税関申告 │
└─────┘└─────┘└──────────┘      └─────────┘
```

図4-2　食品衛生法に基づく輸入手続き

が，毒性が産地により異なる種類や，養殖魚介類，加工品などの場合は事前に調査すべき種々の項目がある．

　まず，輸入にあたり提出する規定書類を準備する．「食品等輸入届書」と，その他の関連する書類を準備する．「食品等輸入届書」には定められた書式があるが，原材料，成分または製造工程などに関する説明書，その他必要に応じて衛生証明書や試験成績証なども添付する．

　貨物の到着とともにこれら書類を検疫所の食品監視課に提出する．現在はこの輸入手続きをコンピューターシステムで行うようになり，このシステムを輸入食品監視支援システム（FAINS）といい，手続きが迅速化している．検疫所では書類審査またはシステム上で審査が行われ，検査が必要なものと必要でないものに分けられる．検査が不要とされた品には提出された届書の写しに届出済印が押され輸入食品の審査は終了する．この後は税関において通関手続きを終えると国内流通となる．

　検査が必要と判断されたものについては，検査項目と検査方法が決められる．検査には命令検査と行政検査，またモニタリング検査の3種類がある．

　命令検査とは，法律に違反している疑いの強い場合に，厚生労働大臣が輸入者に検査を受けることを命令する．この場合，厚生労働大臣の指定する検査機関，または輸出国の公的検査機関における検査結果が交付されるまで，国内での販売ができない．なお1996年2月から，検査命令対象品目が政令で定められた．

　行政検査は，輸送中の事故などで衛生上の問題の恐れのある場合などに，食品衛生監視員が貨物が保管されている保税倉庫やコンテナヤードへ出向き，品物を直接検査をする．その必要に応じて試料を採取し，各種の分析や試験を行う．

　モニタリング検査は，農薬や動物用医薬品の残留実態，衛生上の実態を把握するために行う検査で，この場合は検査結果を待たずに輸入手続きを進めることができる．この検査による結果で法律に違反していると判明した食品については，輸入者や販売先にその後の対応が指導される．

　検査の結果，合格したものについては提出した書類の写しに合格印が押され，税関の申告書類になる．通関手続きを終了すると国内流通となる．

　検査の結果が食品衛生法に適合せず，不合格と判定された貨物は，輸入者に

対して違反の内容と貨物を措置することが通知される．輸入者はこれに基づいて，次のいずれかの措置を講ずることになる．

①積み戻して品物を輸出者に返品するか，または廃棄．
②保税中に処理をする．加熱，水洗などの処理加工を行い，その結果基準に適合したものは輸入することができる．
③貨物によっては食品以外の用途（飼料，肥料用など）に変更して輸入できるものもある．

### 4-3 食品衛生法に基づく検査

輸入される魚介類の検査は，当然他の食品と同様食品衛生法に基づいて行われる．食品衛生法では，衛生上の危害の発生を防止するため，有毒・有害な物質を含有する食品や，不衛生な食品の製造，販売および輸入を禁止すると定め

表4-1 1999年度の主な食品衛生法違反事例

| 違反条文 | 違反件数(件) | 構成比(%) | 主な違反内容 |
|---|---|---|---|
| 第4条 | 217 | 21.1 | 落花生，ピスタチオナッツのアフラトキシンなど有毒有害物質の付着，毒魚，異物の混入，米，大豆，生鮮食品などの輸送時における事故による腐敗，変敗，カビ発生時など |
| 第6条 | 168 | 16.3 | ターシャリーブチルハイドロキノン(TBHQ)，ポリソベート，キノリンイエロー，パテントブルーV，アゾルビン，ナタマイシン（ピマリシン），一酸化炭素，ソルビン酸カルシウム，アゾジカーボンアミド，塩化メチレン，イソプロピルアルコールなどの指定外添加物を使用したもの |
| 第7条 | 598 | 58.2 | 添加物の使用基準違反<br>　1. 対象外食品に対する使用…漬物の安息香酸<br>　2. 過量使用…果実酒のソルビン酸など<br>　3. 過量残存…乾燥食品の二酸化イオウなど<br>食品の規格基準不適合<br>　農産物の成分規格違反<br>　冷凍食品の細菌の過増殖 |
| 第10条 | 43 | 4.2 | 器具の規格基準違反<br>　構成機材より鉛，カドミウムなどの過量溶出など |
| 第29条 | 2 | 0.2 | 乳幼児が接触するおもちゃより指定外着色料の溶出など |
| 計 | (延数) 1,028<br>(実数) 948 | | |

（検疫所業務年報・平成11年より）

られている．国内で流通する食品は，国産品，輸入品にかかわらず同様の規定を受ける．また同法では輸入食品に対する輸入者の責任を，国産の食品に対する製造者や販売者の責任と同等に科する．

輸入食品においてみられる食品衛生法の主な違反例を表4-1に示した．この表は平成10年の魚介類を含むすべての食品の件数である．違反件数は法第7条違反が最も多く，続いて4条，6条，10条，29条の順となっているが，輸

表4-2 生鮮魚介類の品目別の届出・検査・違反状況

| 品目分類名 | 輸入・届出数量 | | 検査数量 | | 違反数量 | |
|---|---|---|---|---|---|---|
| | 件数(件) | 重量(トン) | 件数(件) | 重量(トン) | 件数(件) | 重量(トン) |
| 水産食品 | 228,671 | 1,921,195 | 17,930 | 123,801 | 69 | 57 |
| 魚類 | 150,544 | 1,326,908 | 4,553 | 18,433 | 63 | 18 |
| 淡水産魚類 | 8,853 | 26,798 | 262 | 578 | 0 | 0 |
| カツオ・マグロ・サバ類 | 63,861 | 580,658 | 553 | 360 | 1 | 0 |
| アジ・ブリ・シイラ類 | 7,970 | 81,116 | 85 | 66 | 0 | 0 |
| スズキ・タイ・ニベ類 | 10,201 | 62,386 | 121 | 126 | 0 | 0 |
| ニシン・イワシ類 | 984 | 76,444 | 3 | 4 | 0 | 0 |
| タラ類 | 1,603 | 40,153 | 0 | 0 | — | — |
| カレイ・ヒラメ類 | 8,070 | 68,070 | 837 | 1,478 | 13 | 17 |
| ハタ類 | 2,144 | 518 | 547 | 129 | 20 | 0 |
| カマス類 | 849 | 2,858 | 18 | 95 | 0 | 0 |
| フエダイ類 | 481 | 391 | 101 | 86 | 1 | 0 |
| フグ類 | 1,719 | 13,449 | 1,717 | 13,449 | 27 | 0 |
| その他の魚類 | 43,809 | 374,067 | 309 | 2,064 | 1 | 0 |
| 貝類 | 17,747 | 132,313 | 10,176 | 73,481 | 1 | 8 |
| 二枚貝類 | 12,022 | 125,666 | 10,162 | 73,463 | 1 | 8 |
| 巻貝類 | 5,725 | 6,646 | 14 | 18 | 0 | 0 |
| 水産動物類 | 53,275 | 391,857 | 3,165 | 31,815 | 5 | 32 |
| エビ類 | 25,353 | 160,913 | 3,068 | 31,192 | 5 | 32 |
| カニ類 | 17,009 | 74,664 | 60 | 379 | 0 | 0 |
| その他の甲殻類 | 51 | 172 | 0 | 0 | — | — |
| その他の水産動物類 | 10,862 | 156,108 | 37 | 244 | 0 | 0 |
| 海藻類 | 360 | 8,156 | 6 | 0 | 0 | 0 |
| コンブ類 | 1 | 2 | 0 | 0 | — | — |
| ノリ類 | 0 | 0 | — | — | — | — |
| ワカメ類 | 191 | 7,999 | 0 | 0 | — | — |
| 寒天原藻類 | 2 | 49 | 0 | 0 | — | — |
| その他の海藻類 | 166 | 106 | 6 | 0 | 0 | 0 |
| その他の水産食品 | 6,745 | 61,962 | 30 | 72 | 0 | 0 |

（検疫所業務年報・平成11年より）

入魚介類の違反は第4条が最も多く，第7条の冷凍食品の細菌の過増殖と第6条の指定外添加物などがある．

表4-2は同年に輸入された水産食品を品目別にみたものである．輸入届出件数，検査件数，違反件数を示してある．ただし水産加工品は含まれていない．

水産食品は228,671件が輸入届出され，そのうち17,930件が検査されている．違反件数は69件であった．品目別に違反件数をみると，フグ類27件，ハタ類20件，カレイ・ヒラメ類13件が多く，エビ類が5件，カツオ・マグロ・サバ類，フエダイ類，その他の魚，二枚貝類が各1件となっている．これらの違反となった理由は後述する．

## 4-4　危害別にみた輸入魚介類

輸入魚介類の安全性を考えるにあたって，その危害の原因物質を分類すると表4-3に示したものがある．この表は近年各食品関係の施設などで食品衛生管理方式として導入が図られているHACCP（Hazard Analysis and Critical Control Point：危害分析重要点）に沿って，危害の内容を理解しやすくなる

表4-3　危害別にみた輸入魚介類

[生物的危害]
　微生物（二枚貝，生鮮魚介類）
　寄生虫（刺身用鮮魚介類）

[化学的危害]
天然に存在する物
　テトロドトキシン（フグ毒）
　シガテラ毒（ハタ，フグ，カマス）
　貝毒（二枚貝，セイヨウトコブシ，ヒメエゾボラ）
　ドウモイ酸（ダンジネスクラブ）
　油脂成分（オレンジラフィ，バラムツ，アブラソコムツ，ゴマシズ）
人為的に添加した化学物質である食品添加物
　着色料（アカガイ）
　ホウ酸（ウニ，エビ，クラゲ）
　一酸化炭素（ティラピア，マグロ）
　亜硫酸（エビ）
偶発的に存在する化学的危害原因物質
　動物用医薬品（養殖されたヒラメ，ウナギ，エビなど）

[物理的危害]
　金属片などの異物（ハタハタ，サワラ）
　放射能（地域の指定）

よう示したものである．したがって，すべての危害物質の目録ではないし，また輸入時における違反頻度や，人体に対する危害の強弱によるものでもない．

### 4-5 検査品目

輸入生鮮魚介類の検査品目と違反事例を品目別に見てみよう．

厚生労働省からの通知文書などについては，発令年度や号数について明記し，後に詳しく調べる場合に備えた．そのため，年号が元号で，通知を発令した部所名も略号のままである．また原文のままの文書が読み難い場合もあるが，そのまま引用した．

なお2001年1月に，組織改革があり，厚生省が厚生労働省と名称の変更がなされたが，引用した通知などは通達時の省名のままであることを断っておく．

#### 1）コレラ菌

コレラ菌は古くから世界中の人々の生命を脅かしてきた感染症である．感染力が強く，患者が発生すると広い地域に拡大流行することから，古くから感染防止の対策は患者との接触を防ぎ，地域間を移動させないことしかなかった．海外からの侵入に対しては入国してくる者に対して港や空港で検疫を行う．いわゆる水際作戦といわれる防疫対策が行われてきた．

ところが，昭和52年和歌山県有田市周辺で大規模なコレラ流行があり，101人の患者と保菌者が出た．その後も幾度となく国内でコレラ発生の事例があり，その度に輸入魚介類による感染が疑われるようになった．

生鮮魚介類のコレラ検査は昭和44年から45年にかけての韓国でのコレラ流行をきっかけにして，昭和45年9月11日付衛検第115号の通知により，開始された．主に韓国からの活魚や生鮮魚介類に対して検査が実施されたが，いずれもコレラ菌を検出していない．さらに昭和53年の東京上野の池の端文化センターで発生したコレラ事件を契機にして昭和53年11月21日付衛情第36号の通知により，コレラ汚染地域を国内にもつ国から輸入される魚介類のコレラ菌検査が行われるようになった．

昭和55年タイ産のエビからコレラ菌を検出したのを最初にして現在まで74件のコレラ菌を検出している．コレラ菌が最も多く検出されたのはエビで56件，次いで魚類11件，スッポン，貝類，カニなどからも検出された．表4-4

は平成元年より平成11年までのコレラ菌の検出例である．この間，検出例は9件と減少し，特にここ4年間は検出されずに経過している．これには輸出国側の衛生思想の改善などが当然考えられるが，昭和63年以後，コレラ菌とされるもののうちCT（コレラトキシン）非産性コレラ菌が報告に含まれなくなったことにもよる．

表4-4　輸入生鮮魚介類からのコレラ菌発見例

| 年 | 発見検疫所 | 件数 | 備　考 |
|---|---|---|---|
| 平成元年 | 成田空港検疫所 | 1 | フィリピン産冷凍エビ |
|  | 〃 | 1 | タイ産冷凍カニ |
|  | 〃 | 1 | インドネシア産冷凍魚 |
|  | 〃 | 1 | インドネシア産冷凍マグロ |
| 年　計 |  | 4 |  |
| 平成 2 年 | なし |  |  |
| 平成 3 年 | なし |  |  |
| 平成 4 年 | 門司検疫所 | 1 | タイ産冷凍イトヨリ |
| 年　計 |  | 1 |  |
| 平成 5 年 | なし |  |  |
| 平成 6 年 | 那覇検疫所 | 1 | フィリピン産冷蔵シロクラベラ |
|  | 〃 | 1 | フィリピン産冷蔵スジアラ |
| 年　計 |  | 2 |  |
| 平成 7 年 | 東京検疫所 | 1 | インド産冷凍エビ |
|  | 神戸検疫所 | 1 | インド産冷凍エビ |
| 年　計 |  | 2 |  |
| 平成 8 年 | なし |  |  |
| 平成 9 年 | なし |  |  |
| 平成 10 年 | なし |  |  |
| 平成 11 年 | なし |  |  |

検疫業務年報　平成11年より改変

　なお，コレラ菌は重要な検疫感染症として検疫所の検疫課で取り扱われてきたが，平成13年4月25日付食発第142号の通知により，輸入食品に関係するコレラ菌の検査はモニタリング検査として食品監視課でするようになった．

### 2）腸炎ビブリオ

　昭和57年夏から58年秋にかけて，韓国産生ウニを原因とする腸炎ビブリオ食中毒が全国的な規模で多発したため，検疫所での検査が強化された．昭和

58年から59年にかけて大阪空港と福岡空港に輸入された生ウニの細菌汚染実態調査を行い，1,059件から226件の腸炎ビブリオを検出し，以後生食用生ウニの細菌学的検査法や衛生指導の検討が加えられた．

以後，輸入生食用貝類などに起因する腸炎ビブリオ食中毒の発生を未然に防止するため，生活衛生局乳肉衛生課の通知により，産地と品目などの検査対象と検査期間をきめて夏期に重点的に検査を実施している．

表4-5は平成10年の腸炎ビブリオの検査件数と検査の結果，不良とされたものである．検査総件数が1,693件でそのうち64件（3.8％）が不良品となっている．

表4-5 平成10年度の腸炎ビブリオの検査結果

| 品名 | 生産国 | 総検査件数(件) | 不良件数(件) | 不良率(％) |
|---|---|---|---|---|
| アカガイ | 中国 | 133 | 16 | 12.0 |
|  | 韓国 | 640 | 26 | 4.1 |
| ウニ | 中国 | 519 | 7 | 1.3 |
|  | 韓国 | 215 | 3 | 1.4 |
| タイラギガイ | 韓国 | 186 | 12 | 6.5 |
| 合　　計 |  | 1,693 | 64 | 3.8 |

平成12年6月14日付衛乳第124号より

これらの不良品とされたものは検疫所から指導書を発行し，品目を加熱加工用に仕向けるなどの用途変更をさせ，また同一食品（処理施設が同一のもの）を次回輸入する際には，検査結果が判明するまでは生食用としての販売の自粛を指導している．

### 3）フグ毒

フグ毒（テトロドトキシン：TTX）は絶命までの時間が短く，効果的な治療法もない致死率の高い毒である．また食生活から日本固有の食中毒ともいわれている．食品としての歴史的な経験から十分その安全性が図れているはずであるが，フグ中毒事件は毎年新聞紙上を賑わしている．

昭和47年から平成5年までの22年間におけるフグ中毒の総数は1,258名，そのうち279名が死亡している．この間に他のマリントキシンによる死者はわずかに5名に過ぎず，フグ毒の重大さを示している．

このような状況の中で輸入されてくるフグについての問題は当然重大であ

る．外来のものは種の判定や産地の特定などの判断の難しい事例が多く，輸入時の取り扱いについては何回かの通知が出されている．

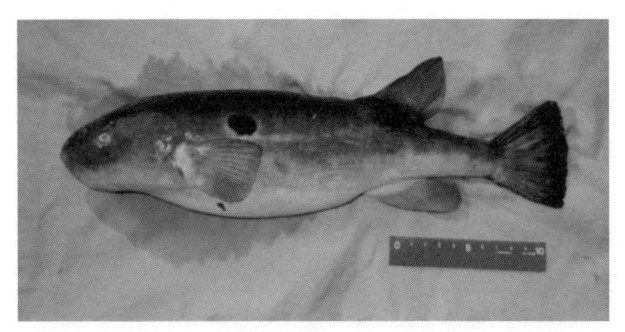

図4-3　メフグ

昭和59年3月3日付環食48号，環乳6号では検疫所に下記のように検査指針が通知された．

　①輸入を認めるフグは，日本海，渤海，黄海および東シナ海で漁獲されるクサフグ，コモンフグ，ヒガンフグ，ショウサイフグ，ナシフグ*，マフグ，メフグ，アカメフグ，トラフグ，カラス，シマフグ，ゴマフグ，カナフグ，シロサバフグ，クロサバフグ，ヨリトフグ，サンサイフグ，イシガキフグ，ハリセンボン，ヒトヅラハリセンボン，ネズミフグ，ハコフグ．
　②輸入するフグの形態は，種類の鑑別を容易にするため，処理を行わないもの，または単に内臓のみを除去したもの．
　③輸入するフグには輸出国の公的機関により作成され，かつ，当該フグの種類（学名），漁獲海域および衛生的に処理された旨の記載のある証明書が添付されているものであること．
　④冷凍されたフグにあっては，急速凍結法により凍結され，低温（−18℃以下）で保管されたものであること．この場合，種類の鑑別を容易にするため，凍結は個体ごとに行うこととし，これが困難な場合にあっては，同一フグの背面および腹面が確認できるよう一層の状態で凍結することが望ましい．

この「輸入を認めるフグ」とされる種類の中で，ナシフグ（*印）については平成5年2月3日付衛乳第24号により，輸入されたナシフグと日本近海底

のナシフグなどの一部の筋肉部に毒性を有することが判明したとしてこの「輸入フグ検査指針」からナシフグを削除することになった．その後，平成12年にナシフグは国内の一部の地方，有明海，橘湾，香川県および岡山県の瀬戸内海域で漁獲されたナシフグに関して販売などが認められるようになったが，輸入ナシフグは認められない．

輸入フグについては種名の判定が難しい個体や，異種間の交雑種と思われる個体が含まれていることがある．これらはいずれも異種のフグとされ，輸入の認められないフグとして扱われている．

### 4）シガテラ毒魚

シガテラとは熱帯，亜熱帯のサンゴ礁に生息する毒魚によって起こる食中毒の総称で，中毒が発生した種をシガテラ毒魚と呼んでいるが，分類上の魚種名ではない．中毒の症状は下痢，麻痺，関節痛，著しい倦怠感，ドライアイスセンセーション（水や金属に触れると電気ショックに似た痛みを感じる知覚異常症状）などで，特にドライアイスセンセーションは，他の魚の中毒にはみられないシガテラ毒固有の症状とされている．

シガテラを発症する原因物質は単一でなく，数種の異った毒が関与していて，その毒の成因は食物連鎖を通じて毒化すると考えられている．毒化する魚の種類は400種を超えるともいわれているが，実際に中毒を起こす魚種はそれほど

表4-6 輸入時のシガテラ毒魚に取扱いについて

1）平成5年7月20日事務連絡において，食品衛生法4条違反と判断している6魚種
　　・アカマダラハタ・アマダレドクハタ・オニカマス
　　・バラハタ・バラフエダイ・フエドクタルミ（ヒメフエダイ）

2）平成6年以降，食品衛生法4条違反と判断している4魚種
　　・アオノメハタ・オジロバラハタ・マダラハタ・オオメカマス

3）平成6年以降，条件付きで輸入を認めている魚種
　　輸出国側の特定海域内で捕獲された同種が常食され，かつ食中毒の発生がないことおよびシガトキシンの検査を実施し無毒であることが証明されれば輸入を認める．
　　・キツネフエフキ・イッテンフエダイ・ニセクロホシフエダイ・アオチビキ
　　・ナミフエダイ・アカマツダイ・ハマフエダイ
　　シガテラ毒魚でないこと，現地で一般に食用とされ食中毒が発生していないことの書類提出があれば輸入を認めている．
　　・コブフエダイ

4）その他の魚種については，個別に判断．

（平成13年1月22日付医薬局食品保健部監視安全課事務連絡）

多くない．しかしシガテラ毒魚とされる魚の毒性には部位差，個体差，地域差，年変化などが著しく，有毒か無毒かは外見上ではまったく区別がつかない．初めに紹介した小笠原諸島で漁獲されたハタ類の問題は，このシガテラ毒魚とされたものではないか．

　輸入時のシガテラ毒の取り扱いは，ハタ類の輸入量の増加，シガテラ毒中毒の発生事例と研究の進展などに伴って，食品衛生法の違反となる魚種が決められてきた．表 4-6 は平成 13 年に事務連絡として通知されたものであるが原文のまま紹介する．

　表 4-6 のように魚種名は指定されているが，シガテラ毒魚の取り扱いは魚種の判定や種名の不統一，また産地別による問題などの難しい場合が多い．そのような輸入魚に関しては，文献資料などの情報をもとに判断，また厚生労働省

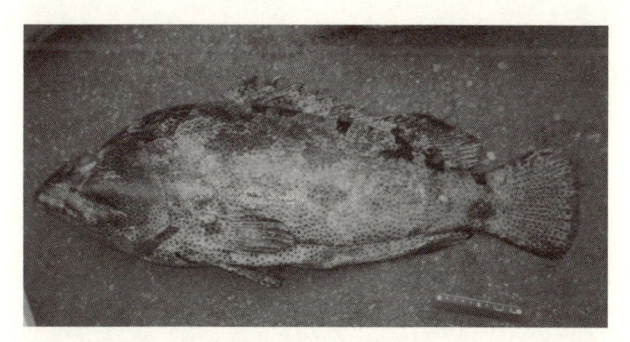

図 4-4　アカマダラハタ

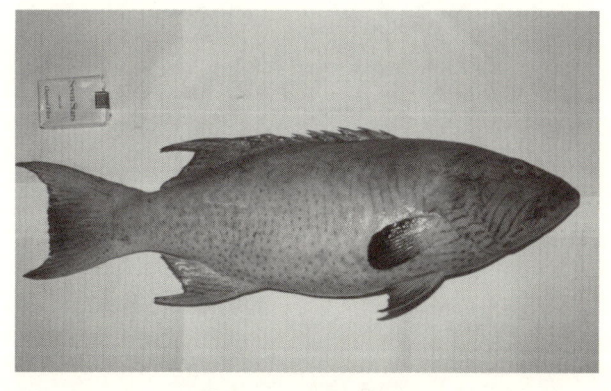

図 4-5　アマダレドクハタ

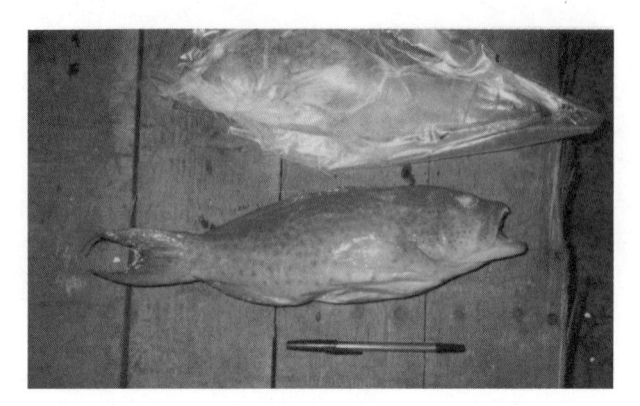

図4-6 オジロバラハタ

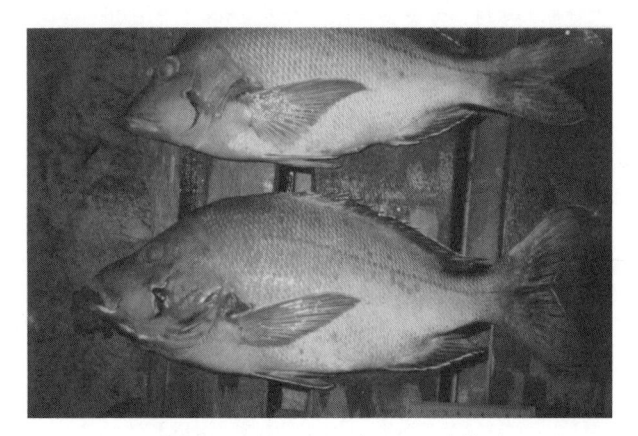

図4-7 フェドクタルミ（ヒメフエダイ）

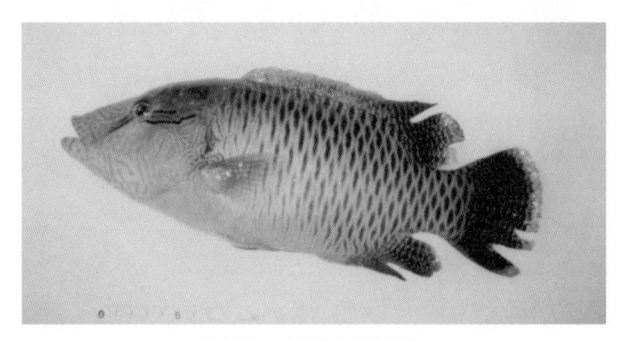

図4-8 メガネモチノウオ

の担当課の判断指示を要することになる．表 4-6 には示されていないが，メガネモチノウオ（ナポレオンフィッシュ）（図 4-8）やオオアオノメアラが輸入相談や輸入時に違反品とされている．このメガネモチウオは従来，観賞魚として輸入されていたが，今後は食品として輸入したいとのことで問題となったものである．

5) 貝　　毒

貝毒の発生は貝類が捕食したある種のプランクトンが人体に有毒な毒素（貝毒）をもつことにより起こる．麻痺性貝毒（PSP）と下痢性貝毒（DSP）が代表的なもので，その他に健忘性貝毒（ドーモイ酸），神経性貝毒などがある．

麻痺性貝毒は死亡者も出る猛毒である．国内では北海道の養殖ホタテガイ，広島のマガキなどが毒化し，水産業に大きな被害をもたらした．一方，海外では東南アジアや中米で二枚貝による大規模な PSP 中毒が 1980 年代に発生し，死者も出ている．

下痢性貝毒は下痢症状を主体とする中毒で，一過性で死亡例はない．国内では宮城県産のムラサキイガイを食べて中毒が発生している．海外ではヨーロッパで同様の中毒が発生し，多数の患者を出している．

貝毒の発生は，その中毒の問題はもとより，貝類の養殖業に大きな打撃を与えることから，国内産の貝に発生した場合は出荷規制が行われる．輸入されるものは，発生した種と海域の状況から，海域や輸出国単位に検査を行っている．

検査は全国の検疫所で採取された検体を，すべて大阪検疫所に送付され行っている．これは貝毒検査の公定法として生体ラットを使用する必要があることから一括して行っているのである．

表 4-7 は平成 11 年に大阪検疫所で行った輸入貝の貝毒検査の成績である．各国から輸入された二枚貝 91 検体について行い，麻痺性貝毒，下痢性貝毒とも食品衛生上問題なしとの成績となった．

貝毒の発生は年により季節により，また海域により発生することから，変化する情報をもとに厚生労働省より，その都度検査対応が示される．また輸出国で発行される検査成績も重視されている．

6) ダンシネスクラブ

1987 年にカナダ東岸地区でムラサキイガイを食べて中毒が発生した．主症

状は胃腸ならびに神経障害で，患者107人のうち4人が死亡し，12人に記憶障害の後遺症が残った．この原因がドーモイ酸であった．このドーモイ酸は国内のカニでは例がないが，海外のカニから検出されることがある．

米国では1991年よりカリフォルニア州，オレゴン州，ワシントン州の沿岸で獲れるダンジネスクラブ（ホクヨウイケチョウガニ）にドーモイ酸が含まれている恐れがあるとして漁獲を禁止していたが，このカニの一部が日本に輸入されているという情報をえた．直に厚生省は米国政府に事実の有無を確認した．

米国政府によると，その年のダンジネスクラブについてはドーモイ酸の調査結果を待って解禁している．調査結果は，その内臓から70～80 ppmのドーモイ酸が検出されたが，肉の方からは検出されなかった．このため1991年12月26日，カニの漁獲を解禁し，同時にその内臓は食べないよう消費者に警告したということが判明した．

表4-7 貝毒モニタリング検査（下痢性貝毒，麻痺性貝毒）実績

| 生産国または製造国 | アサリ | カキ | 赤貝 | ハマグリ | ホッキガイ | ホタテガイ | アケガイ | タイラギ | イガイ | ジジミ | サルボウ | 合計 |
|---|---|---|---|---|---|---|---|---|---|---|---|---|
| 朝鮮民主主義人民共和国 | 19 | | 8 | 6 | | | 1 | | | | | 34 |
| 大韓民国 | 1 | 21 | | | | | | | | | | 22 |
| 中華人民共和国 | 13 | | | | | 2 | | | 1 | 1 | | 17 |
| ヴェトナム | 1 | | | 3 | | 1 | | | | | | 5 |
| カナダ | | | | | 3 | | | | | | | 3 |
| ロシア | | | 3 | | | | | | | | | 3 |
| タイ | 2 | | | | 1 | | | | | | | 3 |
| オーストラリア | | 1 | | | | | | | | | | 1 |
| インドネシア | | | | | | 1 | | | | | | 1 |
| ニュージーランド | | | | | | | | | 1 | | | 1 |
| アメリカ | | | | 1 | | | | | | | | 1 |
| 合計 | 36 | 22 | 11 | 10 | 4 | 2 | 2 | 1 | 1 | 1 | 1 | 91 |

大阪検疫所：平成11年度検査業務まとめ（2000）

この結果から厚生省は平成4年1月14日の通知により米国産のダンジネスクラブの輸入について「平成3年12月26日以後に漁獲されたダンジネスクラブで，カリフォルニア州，オレゴン州，およびワシントン州沿岸で漁獲されたものについては，その内臓のドーモイ酸の濃度が20 ppm以下になっている海域で漁獲されたものを輸出するように米国政府に要請した」としている．

この事例は米国では食用にするのはカニの筋肉部分のみであることから，筋肉部分のドーモイ酸が 20 ppm（米国の規制値）を超えていない場合，内臓部分が規制値を超えるものであっても流通を制限していない．しかしわが国では通常カニの内臓もカニみそとして好んで食用に供するため，輸出されるカニについては内臓についても筋肉と同様の配慮が必要である．国内における中毒例を出すこともなく，その後も問題は生じていないが，同じ食品であっても国による食習慣の差により危険が生じることを示す例であろう．

### 7) ワックス魚

アブラソコムツやバラムツなど diving-fish（垂直下降性魚）と呼ばれる，海洋を垂直に大きく移動する深海性魚類の筋肉組織には多量のワックスエステルが含まれている．これを一定量を超えて摂取すると下痢や腹痛を主徴とする中毒が起こる．

昭和 44 年，カジキマグロとして切身を食べた 11 名が排便時に悪臭のする油状物質を排出し，下痢，嘔気，腹痛などの症状を呈する中毒事件があった．この切身はカジキマグロでなく，クロタチカマス科のバラムツであった．

この中毒が発生したことから，厚生省から「バラムツ，アブラソコムツはワックスを十数％含有しているので相当量を摂取した場合（生鮮肉で約 100 g 以上）はその量に応じ，下痢，腹痛などの症状を呈すので，これらの魚種については，直接消費者に販売，または提供することはせず，加工用（ねり製品など）に使用すること，アブラボウズについてはこれに準ずる」という通達が出された．さらに翌 45 年 9 月付厚生省環乳 85 号の通知で，これらのうちバラムツについてだけは食用禁止の通達が出された．

その後，昭和 56 年 1 月 10 日付環乳第 2 号でアブラソコムツについても「食品衛生法第 4 条 2 号に該当する食品」として指示された．これは岡山県衛生部からの照会に厚生省から回答したもので，国内での問題として扱っている．

平成 4 年厚生省乳肉衛生課よりヒウチダイ科のオレンジラフィー（deep sea perch）*Hoplostetus atlanticus* がワックスを含む種であり，これに関する調査資料が十分でないことから輸入を控えるように指示が出た．ところが東京港にニュージーランドからオレンジラフィーの皮下脂肪を除去し，真水にて洗浄したフィレーが輸入された．オレンジラフィーはニュージーランド国内において

は，皮および皮下脂肪を除去するよう規制されて市場に流通していることから，これが輸入されたものである．

以上のような経過を経て，今後は輸入の際には，① whole（丸ごと）の状態ではなく，皮下脂肪を除去したフィレー形態のみとし，② その処理が適正に行われているか否かの確認として，定期的にワックス含量の自主検査を実施するよう輸入者を指導することとなった．

8) ホシゴマシズ，ゴマシズ

平成11年にアルゼンチン沖で捕獲されたマナガツオ科のホシゴマズ *Stomateus stellatus* とゴマシズ *S. brasiliensis* などによる食中毒が疑われる事例が長野と大阪府で発生した．いずれも給食として職員と生徒，および児童などに提供されたものであったため患者数も多かった．症状は腹痛，下痢，吐気，嘔吐と報告されている．

事例の1つはホシゴマシズと鑑定されたが，同一ロット内にはゴマシズやそれらの雑種が混在している可能性があった．また同一ロットの一部はエボダイとして流通していた．

油脂成分についてはジアシルグリセリルエーテル（DAGE）の含量が高く，いわゆるワックスエステル成分はない．この DAGE の毒性は一般的に低いと考えられているが，摂取量によっては下痢などを起こす可能性があるとされている．上記の事件でみられた嘔吐，吐気の原因は不明である．

この事件により，平成11年12月22日付衛乳第240号により，上記の事例を情報提供し，当該魚については「有害な，もしくは有害な物質が含まれ，もしくは付着し，またこれらの疑いがあるもの」に該当する可能性があるので，当面の間，輸入を差し控えるように指導することを検疫所に指示を出している．

9) アオブダイ

アオブダイ *Scarus ovifrons* は伊豆七島，南日本沿岸から琉球列島，外国では東インド，メラネシア，ホリネシアの岩礁やサンゴ礁に生息するブダイ科の魚で，沖縄や九州の五島列島ではよく食べられている．

この魚は時に肝臓などに強毒をもち，フグ毒やシガテラ毒とは異る中毒を起こしてきた．筋肉痛，呼吸困難，痙攣などの症状で重篤な場合には死亡する．中毒例は西日本に多くみられる．毒成分はパリトキシン（PIX）とされ，腔腸

動物の一種がもつ毒が食物連鎖により移行するものとされている.

平成9年9月に大阪市において中毒が発生したことから,平成9年10月付衛乳第282号の2において,輸入を自粛するように指導することを検疫所に指示をした.

なおアオブダイは漁獲量が少ないことから,市場流通量は多くない.

**10) サメ中毒**

サメによる中毒は国内で話題となるような事例がないので知られていないが,海外では重大な中毒例が発生している.1993年11月アフリカの東南のマダガスカル島でメジロザメ属のサメの肉を食べて500人が中毒し,そのうち98人が死亡した.

症状は重い昏睡,急性肺水腫による呼吸不全,大脳機能喪失による体の硬直,あるいは痙攣,瞳孔の縮小,あるいは散大などの多様な症状を呈した.臨床症状などから,この中毒はシガテラ中毒の激しい症状の例と結論されたが,シガテラ毒としては極めて異例な20%という高い死亡率であるうえ,その後の原因物質の化学的な追求はされていないため,原因については今後の研究が待たれる.

国内における輸入中毒例はないが,厚生省は平成7年1月11日検疫所に対し,マダガスカルで捕獲されたメジロザメ属のサメ *Carcharhinus amboinensis* の輸入届があった場合,貨物を保留した後,厚生省検疫所業務管理室あて連絡するように事務連絡を出している.

**11) 異物混入**

食品における異物の混入は消費者にとって身近な問題である.輸入食品においても各種の食品から異物の混入がみられ,法第4条違反として対応している.輸入魚介類においても異物混入の違反はみられるが,生鮮物には加工工程がないことから他の食品に比べて際立った事件となるような異物混入例はあまり多くない.ここでは国内で発見された異物混入例が輸入品であったことから,輸入検査に対応が指示された例を紹介する.

**ハタハタから鉛片**:秋田市内で売買されたハタハタの三五八(さごはち)漬けに鉛片が入っていた事件が平成9年に発生した.この三五八漬けの原材料は北朝鮮から輸入されたものであった.

厚生省は平成9年1月8日付衛乳第4号において，検疫所に以下のように検査を通知している．北朝鮮産ハタハタにつき，平成9年1月8日より当分の間，輸入届毎に含量金属探知器による鉛片の混入の有無を検査することとし，なおこの通知の措置要領で鉛片が検出した場合は積み戻し，または廃棄，もしくは鉛片が混入している個体を選別した上で輸入することとなっている．

**サワラから金属片**：福岡市において中国産のサワラに金属片が混入していた事件が報告された．これは平成9年4月に卸業者から相次いで報告されたものである．

厚生省は平成9年5月26日付衛乳第155号で中国産サワラについて検査を指示した．検査期間を3ヶ月とし，なお3ヶ月後にそれまでの検査結果を踏まえて検査体制を見直すこととした．検査方法と頻度，また措置要領は先のハタハタ事例と同じである．

**塗料が付着したアカガイ**：輸入されたアカガイにペンキが付着していた事例があった．ペンキを入れていた空き缶にアカガイが入れられ，そのペンキが付着したものである．厚生省は平成9年1月28日付衛乳第23号において検疫所に輸出元の韓国産のアカガイ（金属缶に入れられたもの）を輸入届毎に検査するよう指示をした．期間は平成9年1月28日より2月末までとしている．

## 12）放射性物質

昭和61年4月に旧ソビエト連邦ウクライナ共和国のチェルノブイリ原子力発電所で発生した事故は，周辺諸国にまで多量の放射性物質を飛散させた．この放射性下降物により汚染された食品が大きな問題となり，これらの食品の輸入対策が急務となった．

厚生省は放射性物質で高濃度に汚染されたと疑われる地域からの生鮮魚介類の輸入は極力控えるよう指導するとともに，食品中の放射能濃度の暫定限度値をセシウム134および137の合計が食品1 kgあたり370 Bq（ベクレル）と定めた．これにより検疫所では輸入食品の放射能検査を開始した．このうち魚介類については，ヨーロッパ地域から輸入されたキャビア，並びに沿岸および内水面で漁獲された魚介類に対して検査を実施することになった．

事故後歳月の経過とともに，検査値が暫定限度値を超える食品が減少し，平成6年のトナカイ肉以降は検出されなくなった．検査は一部の食品はその後も

継続して行っているが，魚介類については平成5年1月11日付衛検第10号により検査対象からはずされた．

以上，輸入される生鮮魚介類の安全性について，輸入現場においていかに監視し，法令に基づいて審査や検査を行っているかを述べたものであるが，輸入業者や輸出業者に対してその手続きなどの解説を目的としたものではない．

国際化の時代といわれ，食生活もその例にもれない．輸入量の増加はもとより，その多様性の豊かさとともに輸入される魚介類の産地や海域の広域化などが進み，食品としての安全性の確認も複雑になっている．さらに輸出国の検査機関の指定の変更や漁獲海域の指定など，輸入手続きに必要な事項が頻繁に変更され，毎日のように事務連絡や通知が出される．輸入を計画する場合は，これらの情報や通知事項を事前に入手して違反品を出さないように心掛けるべきである．

## 文　献

1) 厚生省輸入食品衛生監視員協議会：食品輸入の実務・四訂，日本食品衛生協会，(1992)．
2) 野口：モダンメディア，40，11 (1994)．
3) 野口ら：有毒魚介類携帯図鑑，緑書房，1997．
4) 遠藤ら：食品衛生研究，47，11，(1997)．
5) 日本輸入食品安全推進協会（編・著）：Q & A 食品輸入ハンドブック，1999. 成山堂（監）：厨，174，10，(2000)．
6) 厚生労働省医薬局食品保健部企画課検疫所業務管理室（編）：検疫所業務年報・平成11年，2001．

# 5. 魚介類の寄生虫

嶋 倉 邦 嘉

## 5-1 魚介類寄生虫序説

### 1）魚介類の寄生虫の問題点

　日本では衛生観念の向上により，寄生虫問題はかなり鎮火したとみなされてきた．しかし近年になってグルメ，海外旅行，あるいはペットブームを背景に再燃してきているといわれている．寄生虫の感染経路の中で大きな要因は，飲食物とともに生きた寄生虫，あるいは寄生虫卵を取り込む経路である．食品を媒介として人体に寄生虫が取り込まれる経路の一つに魚介類があげられるが，魚介類の寄生虫問題は幅広い．というのも，寄生虫の感染による何らかの人体への障害とは別に，食べてしまっても無害な寄生虫が，各種魚介類やそれらの加工品に見出されたことで苦情の対象になることも少なくないからである．魚介類にはどのような寄生虫がどのような魚にいるのか，その寄生虫は無害なのか有害なのか，どうすれば危害を防げるのかなどについて正しい知識を備えていることが，寄生虫対策の第一歩である．

　本章では魚介類由来の寄生虫に（ただし原生動物は除いて）的を絞り，目につきやすいが無害といわれているもののうちから代表的なもの，逆に魚介類の生食が発端となって障害をもたらす寄生虫について概説する．さらに，アニサキスについては，アニサキス症およびアニサキスアレルギーについても触れる．なお，魚介類の寄生虫にはここで取り上げたものの他にもいろいろな種類が存在するが，それらは写真や図表が掲載されたガイドブック[1,2]や，畜肉や野菜など他の食物を媒介とする寄生虫も網羅した専門書[3]および経皮的，経胎盤的など経口的な感染以外の感染経路をもつ寄生虫も含めた専門医による書物[4]などに詳述されているので参照されたい．

## 2）寄生虫関連の用語

寄生（parasitism）とは種類の異なる生物に宿って利益を得，他方が何らかの害を受けている生活形態のことをいう．寄生関係が動物間の場合，寄生する動物を寄生虫（parasite），寄生される動物を宿主（host）と称する．寄生虫をイメージしたときに，たいていは細長くて蠢く虫を思い浮かべることだろう．それらを蠕虫（helminth）と称することもあるが，蠕虫とは扁形動物や線形動物などの総称として用いられる語のようで，分類学用語ではない．魚介類の寄生虫はいわゆる蠕虫の他にも，原生動物（Protozoa）や節足動物（Arthropoda）に分類される生物もいる（表5-1）．

寄生虫の中には，生涯を通じて1種類の宿主に限定して寄生生活を営むもの

表 5-1　魚介類の寄生虫の分類学上の位置と実例.
本書に出てくる寄生虫を例示する．ただし，（ ）で記した寄生虫は除く．アンダーラインで記した寄生虫は，人体に有害なものを示す．

| | | | |
|---|---|---|---|
| 原生動物 | Protozoa | … | （粘液胞子虫類） |
| 扁形動物 | Plathelminthes | | |
| 　単生類 | Monogenea | … | （養殖ブリ・タイ類などの「はだむし」，ベネデニア）<br>（養殖トラフグの「えらむし」，ヘテロボツリウム） |
| 　吸虫類 | Trematoda | … | リリアトレマ，<u>肝吸虫</u>，<u>ウェステルマン肺吸虫</u>，<u>宮崎肺吸虫</u>，<u>横川吸虫</u>，<u>異形吸虫</u>，<u>棘口吸虫</u>，<u>ギムノセファロイデス</u>，<u>クリノストマム</u> |
| 　条虫類 | Cestoda | … | ニベリン条虫，テンタクラリア属<br><u>広節裂頭条虫</u>，<u>日本海裂頭条虫</u>，<br>大複殖門条虫 |
| 線形動物 | Nemathelminthes | | |
| 　線虫類 | Nematoda | … | ブリ糸状虫，<u>アニサキス</u>，<br><u>シュードテラノーバ</u>，<u>顎口虫類</u>，<br>旋尾線虫亜目 |
| 鉤頭動物 | Acanthocephala | … | エキノリンクス，ラジノリンクス |
| 環形動物 | Annelida | | |
| 　ヒル類 | Hirudinea | … | （ヒラメなどのウオビル類） |
| 紐形動物 | Nemertinea | … | （ウバガイ〈ホッキガイ〉のヒモビル） |
| 節足動物 | Arthropoda | | |
| 　甲殻類 | Crustacea | | |
| 　　鰓尾類 | Branchura | … | （淡水魚のチョウ，フグ類などのウミチョウ） |
| 　　橈脚類 | Copepoda | … | スフィリオン，ホタテエラカザリ |
| 　　等脚類 | Isopoda | … | サヨリヤドリムシ |

もいるが，発育段階ごとに宿主が変わることがその寄生虫の成熟に必須なものもいる．後者の場合，幼虫期の宿主を中間宿主（intermediate host）といい，寄生虫が性的成熟を遂げることのできる宿主を終宿主（final host）という．中間宿主を 2 種類必要とする場合では，最初の宿主を第一中間宿主（first interme-diate host）といい，次の宿主を第二中間宿主（second intermediate host）という．魚介類の寄生虫には宿主を変えながら成長していくものが少なくない．しかし，宿主の生活環（life cycle）は寄生虫の発育にともなった自発的な行動とは限らず，宿主間の食う食われる，つまり海洋や河川あるいは湖沼の食物連鎖（food chain）に即していることが多い．

3）寄生虫のもたらす障害

ヒトが生きたまま寄生虫を取り込んでしまうと何が起こるだろうか．元来ヒトが宿主（終宿主）でなければ，多くの場合は消化管内で死ぬか，そのまま排泄されて身体への影響はないと見なされている．しかし，ヒトを宿主としない寄生虫が幼虫期に，消化管内から体内に移行して臓器や皮膚に障害を与える場合がある．この現象を幼虫移行といい，その結果もたらされる疾病を幼虫移行症（larva migrans）という．逆にヒトをも終宿主とする寄生虫の場合，程度の差異はあるが栄養障害，貧血，あるいは物理的障害をもたらすことや，成虫の分泌・排泄物による疾病などが知られている．

ヒトを含めた陸上の哺乳類をターゲットとする寄生虫ならば，宿主に何らかの傷害をもたらす可能性は容易に連想できる．しかし，宿主に致死的なダメージを与えてしまっては，寄生虫自身の生存も難しい．一方，海洋で生活環が回っている寄生虫が偶発的にヒトに取り込まれたときは，ヒトは本来の宿主ではないので問題を起こす種類は少ない．しかし，海産魚介類の寄生虫の中にも体内で成熟を遂げるものや幼虫移行による障害を及ぼすものに加えて，ヒトによっては虫体が死んでいたとしてもアレルギーによる諸症状を引き起こすような場合すらある．つまり，魚介類の寄生虫には人体に無害なものもあれば重篤な症状に陥るような有害種まである．

## 5-2　よく目にする無害な寄生虫

代表的なものを分類学別に列挙する．これらの寄生虫は人体に取り込まれて

も寄生したり増えたり，あるいは障害を及ぼすことはまずないといわれている．

### 1) 条虫類

条虫類の一般的な特徴は後述する．ヒトを終宿主とする日本海裂頭条虫や大複殖門条虫（5-3，3）参照）なども同じ条虫類であるが，海産魚介類由来の条虫類の幼虫の中には，食べても問題ない種もある．その代表例を記す．

**ニベリン条虫** *Nybelinia surmenicola*（幼虫）：スケトウダラ，ホッケなどの腹腔内，スルメイカの外套や腕の表面，外皮の内側，外套の内側などに見つかる米粒大の白い虫（図 5-1）．魚類の腹腔内，とくに腸の後部周辺では被包状態で見つかることもあるが，その薄皮を破ると動き出す．これらは幼虫で，成虫はネズミザメの内臓から検出された報告がある．属名からニベリニアと称されることもあるが，1994 年にまとめられた寄生虫学用語委員会の和名表によるとニベリン条虫というのが正式名である．テンタクラリア属と同じ四吻目の条虫で，頭部に出し入れ可能な 4 本の吻（scolex）を備えている．吻が宿主の組織に固着していると指ではなかなか取りにくいこともある．中間宿主の水揚げ後も活発に動くので，たとえば鮮魚店に陳列された魚介類の体表や梱包トレイの中に見つかることもあるし，生たらこに混入していることもある．生きた

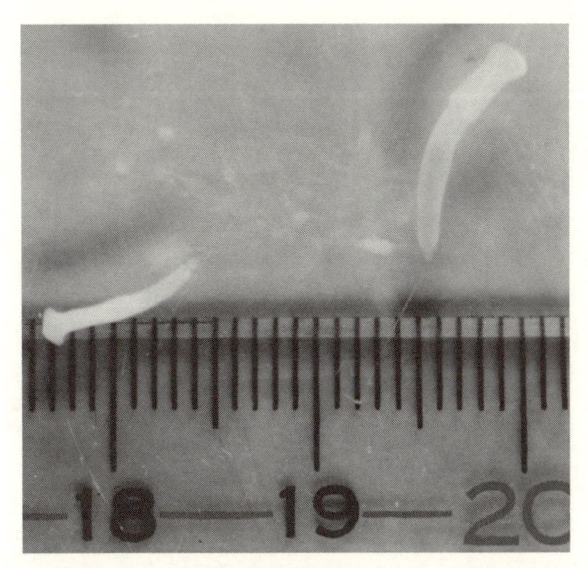

図 5-1 スケトウダラの内臓に寄生していたニベリン条虫．

まま食べたとしても無害とされているが、本虫による苦情例として、咽頭部に違和感を訴えた場合に固着しているのが見つかったり、極めて珍しい例では後述のアニサキスに固着した状態でヒト消化管内から摘出された例がある。人工消化液中では長時間生存できないことから、生きた虫体を食べてもやがて胃の中で死んでしまうのかも知れない。

**テンタクラリア属** *Tentacularia* spp.（幼虫）：カツオやブリの腹腔内や、腹側の筋肉（はらも）内に寄生している。カツオでは主に近海ものに寄生していることが多い。魚体を3枚におろしたときに、はらもに白い米粒大の斑点が見つかることがあるが、その正体はまず本幼虫である。筋肉に寄生しているときはほとんど動きを見せないが、摘出すると常温下では活発に動き回る。テンタクラリア属の幼虫が付いていたことに気付かないでさばいた素人調理のイナダの刺身の上を徘徊する虫体を見つけたという経験もある。本虫も四吻目の条虫であり、外見が前述のニベリン条虫とよく似ているが、外皮はテンタクラリア属の幼虫の方が軟らかい。たとえば乳鉢で本虫をすり潰そうとするとニベリン条虫は固くて潰しにくいのに対し、テンタクラリア属の幼虫は容易にすり潰せる程の違いがある。終宿主はヨシキリザメのような肉食性のサメであるとされている。

2）吸虫類

吸虫の生活環は複雑である（5-3, 2）参照）。淡水産魚介類に寄生している吸虫類はヒトに対して有害な種類が多い。海産魚由来の吸虫類で、今のところ人体寄生例の知られていないものを1つだけあげておく（5-3, 3）参照）。

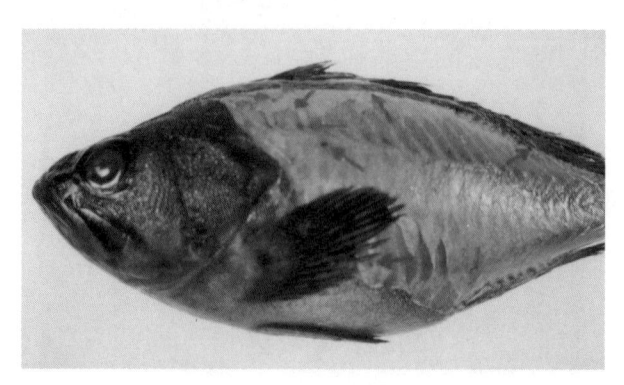

図5-2　クロソイの筋肉内のリリアトレマのメタセルカリアの寄生部位.

リリアトレマ *Liliatrema skrjabini*：クロソイの筋肉の内部，多くは皮膚のすぐ下の体表近くに黒色の斑点が見つかることがある（図 5-2）．皮付きのまま調理するとまず気付かないが，皮を剥いだときに異常に気付く．たくさん見つかると食用にする気にもならなくなるだろう．この黒い粒の中に直径 1 mm 程度のやや透明感のある球形の固まりがあり，この中にリリアトレマのメタセルカリア（5-3，2）を参照）が入っている．本虫の終宿主は水鳥のヒメウ *Phalacrocorax pelagicus* であり，人体への寄生は知られていないという．

3) 線虫類

条虫類と異なり雌雄異体である．魚介類の寄生虫として知名度が高いアニサキスの仲間をはじめ，顎口虫類や旋尾線虫の仲間など人体に危害を及ぼす寄生虫も線虫類に属しているが，それらについては 5-3，4）に記す．

ブリ糸状虫 *Philometroides seriolae*：日本近海産の魚類の筋肉内に見つかる線虫の中で，最長を誇る寄生虫（図 5-3）．体の太さは 3 mm 程度，長さ 50 cm 以上，個体重量約 2 g に達する細長い虫である（ちなみにマンボウの筋肉に

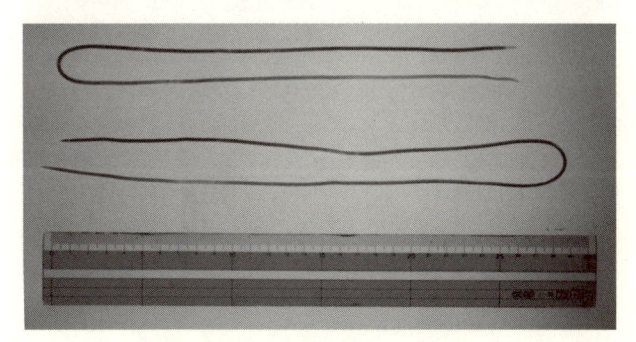

図 5-3　ブリから摘出したブリ糸状虫．

寄生する *Nematobibothrioides histoidii* は体長 12 m に達するそうだが，吸虫類である）．ブリ糸状虫は，サイズ的に人体への害の有無を論ずる以前の問題である．文字通りブリの筋肉内にまっすぐ，あるいはとぐろを巻いた状態で寄生している．宿主の体液を吸って成長すると考えられており，体色は赤身がかっている．春先から初夏にかけて漁獲される天然ブリに見つかる例が集中しており，秋，冬期のブリにはまず見つからない．この長い虫はすべて雌で，雄がブリの筋肉内から見られた例はない．やがて体外に体を出して海中に産卵する

といわれている．卵は孵化してカイアシ類（copepoda）に捕食され，これがやがてブリの幼魚に摂取されると腸管から筋肉内に移行し成長するものと考えられている．つまり，アニサキスなどとは生活史が異なり，ブリが終宿主である．人体には寄生しないが本虫の寄生を目の当たりにすると，そのブリを食べる気が失せるという場合も多かろう．潜入部位周辺で細菌感染を併発していると，たちが悪い場合には魚肉の融解を引き起こしていることがある．

### 4）鉤頭虫類

出し入れ自由な吻（proboscis）を備えており，この吻を宿主への固着器として用いる．条虫と同様に消化管はなく体の表面全体から養分を吸収する．雌雄異体，成熟個体はたいてい雌の方が大きい．

**エキノリンクス** *Echinorhynchus gadi*（成虫）：スケトウダラ，マダラ，イシモチの他何種かの魚類の腸管内や腹腔内に見つかることがある濃いオレンジ色の寄生虫である（図5-4）．運動はニベリン条虫やテンタクラリアの幼虫に

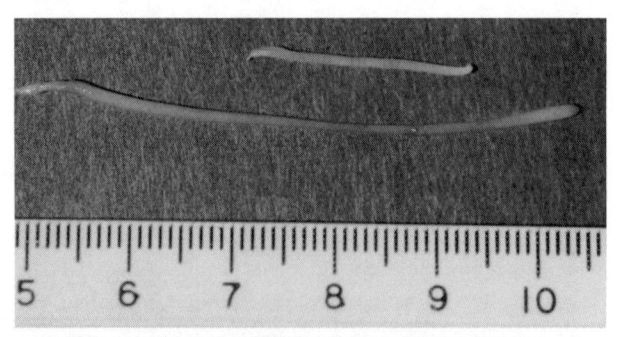

図5-4 スケトウダラの腹腔内に見出されたエキノリンクス．
いずれの個体も雌．

比べるとはるかに緩慢である．キタキツネ，イヌなどから排泄された虫卵に汚染された水や食物から感染することで有名なエキノコックス（Echinococcus）症の原因寄生虫と名前が似ているが，まったく違う寄生虫なので混同しないように．成虫の体長は雌が約4 cm，雄は約1 cm程度であり，雌の方が雄よりも長い．その体色から，たとえばスケトウダラの白子のパック中に混入しているとよく目立つが，たらこに付いていると一見わかりにくいこともある．

**ラジノリンクス** *Rhadinorhynchus* spp.（成虫）：エキノリンクスと同様に体色はオレンジ色を呈しており，日本近海ではサンマの内臓に *R. selkirki*，カツ

オやサバには R. katsuwonis の寄生が見られる．加熱しても本虫の体色が褪せないので目につきやすい．サンマでは内臓をとらないまま焼いて食べることがあるので，2 cm 前後の赤い糸状の R. selkirki は馴染み深いと思われる．寄生虫とは知らずに食べてしまったという経験をおもちの方が食後何でもないことからおわかりのように，少しくらい死骸を食べてもヒトには無害である．魚肉缶詰製品中に混入していて，クレームの対象になった事例もある．エキノリンクスもラジノリンクスも人工消化液処理にかなり耐えられるが，人体には寄生しないといわれている．

### 5）甲殻類

魚介類に付く寄生虫は鰓尾類，カイアシ類，等脚類に分類されている．外部寄生性で目につきやすいものものが多い．魚の水揚げ後はこれらの寄生虫も長いことは生きていられない．そのほとんどが宿主の体液を吸って生きている吸血動物である．

スフィリオン Sphyrion lumpi：北大西洋産のカサゴ目フサカサゴ科のアカウオ（redfish, Sebastes marinus）は，たとえば粕漬の原料として日本に輸入，利用されている．アカウオの体表には奇妙な形をした寄生虫が食い込んでいることがあるが，これがスフィリオンである（図 5-5）．本寄生虫は日本近

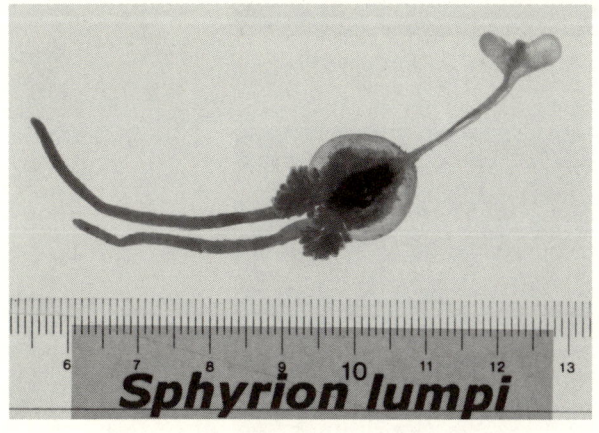

図 5-5　アカウオに寄生していたスフィリオン．
右側のハンマー状の部位を筋肉内に潜入させて寄生．中央の丸い部分に胃がある．胃の左のブドウの房状の部位は鰓で，左側の 2 本の細長い部位に卵を含む．

海に生息しているとは見なされていない．寄生個体が目立つとアカウオの商品価値が下がるので，漁獲しても船上から廃棄されてしまうことがある．アカウオ以外にも稀に同海域で漁獲される数種の魚類にも寄生例がある．スフィリオンは頭部を魚体内に侵入させ，胃，呼吸器官，および生殖器官を魚体外に露出させて固着している．成体の内部器官の特徴として，生殖器官が著しく発達しているが神経，感覚器官は未発達である．寄生個体は全て雌と考えられており，産卵後に卵嚢はしぼんで親の虫体は死に，やがて魚体から出ている部分が消失してハンマー状の頭部のみが筋肉内に残ってしまうことがある．スフィリオンの生活史はまだよくわかっていない．

**ホタテエラカザリ** *Pectenophilus ornatus*：最近になって長沢和也博士によって命名された．ホタテガイを開いたとき，鰓に直径 5 mm 前後のオレンジ色の粒状のものが見つかることがあるが，実はこれも寄生虫である（図 5-6, 5-7）．しかも甲殻綱カイアシ類とは思えない形態をもつ．われわれが目にするのはホタテエラカザリの雌で，雄は雌の体内で生活している．雌の体内で卵が受精して，育児嚢の中で発生，孵化すると，親とはまったく形態の異なるノープリウス幼生が泳ぎ出る．ホタテガイの鰓の血管から体液を吸って生きており，たくさん寄生すると貝の成長に影響するといわれている．

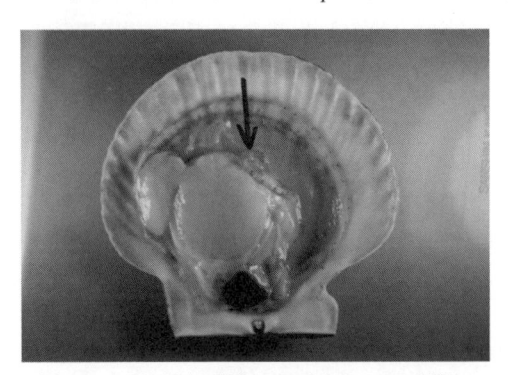

図 5-6　ホタテガイに寄生しているホタテエラカザリ．この貝では矢印部に寄生している．

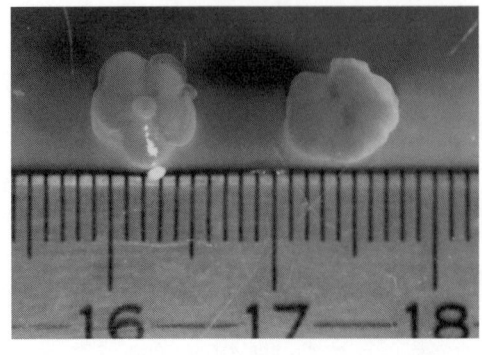

図 5-7　ホタテガイに寄生していたホタテエラカザリ．左，寄生している面；右，左の反対側の面．

サヨリヤドリムシ *Lrona melanosticta*：本虫は岩場にいるフナムシや陸息のダンゴムシ，ワラジムシなどと同じ等脚類に分類されている（図 5-8, 5-9）．サヨリの鰓蓋内に魚体の前方に頭を向け，鰓にしがみつくようにして寄生している．宿主の鰓から吸血して生活している．鰓の形に準じてわずかに左右不相称である．雌は 2 cm 強，雄は 1 cm くらいで，サヨリの鰓蓋からはみ出すほど大きくならないが，とくに性成熟した雌では保育室が膨らみ，体の厚みのために鰓蓋が少し浮いた状態になり，白い虫体が見えることから目につきやすく，気持ち悪がられることが多い．

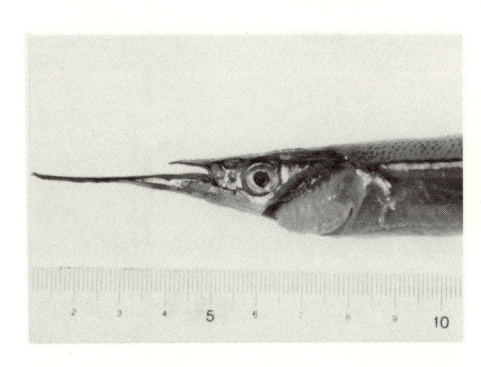

図 5-8　サヨリに寄生しているサヨリヤドリムシの雌．鰓蓋を切除して撮影した．

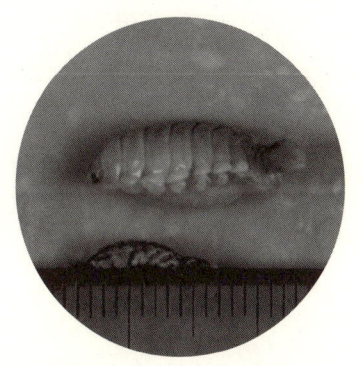

図 5-9　サヨリに寄生していたサヨリヤドリムシ．上，雌，腹部の膨らんだ部位が保育室；下，雄．

## 5-3　人体に有害な寄生虫

本項の寄生虫を生きたまま摂取すると，成虫に成長して種々の消化器症状，あるいは肝臓や肺の疾患を引き起こすものが多い．しかし宿主の死亡は寄生虫自身も生存が危ぶまれるためか，致死的なダメージをもたらすものではないとされている．一方，ヒトが本来の終宿主ではない場合，虫体が消化管内や体内を迷走し，幼虫移行症，幼虫爬行症などを引き起こすことがある．

### 1）吸虫類

肝吸虫，ウェステルマン肺吸虫，宮崎肺吸虫，横川吸虫，有害異形吸虫，棘口吸虫類などが淡水や汽水産魚類や淡水産カニ類に寄生しており，これらを生きた状態で摂取することによって人体に感染し，障害や疾病をもたらす．魚介

類の寄生虫としてこれらの吸虫類の存在をしっかりと認識し，原因となる魚類や淡水産甲殻類の生食や，生息水域の生水の摂取を慎むべきである．これらの吸虫類のヒトへの主な伝播経路を表5-2に示す．

表5-2 吸虫類のヒトへの寄生における媒介生物への伝播経路の例

| 吸虫名 | 第一中間宿主 | 第二中間宿主 | 終宿主 |
|---|---|---|---|
| 肝吸虫 | マメタニシ | モツゴ<br>ワカサギ<br>コイ | ヒト・陸上哺乳動物 |
| ウェステルマン肺吸虫 | カワニナ | サワガニ<br>モクズガニ<br>アメリカザリガニ | |
| 宮崎肺吸虫 | アキヨシホラアナミジンニナ<br>ミジンツボ類 | サワガニ | |
| 横川吸虫 | カワニナ | アユ<br>シラウオ<br>ウグイ | |
| 有害異形吸虫 | ヘナタリ | ボラ<br>シマイサキ<br>マハゼ | |
| 棘口吸虫類 | マメタニシ<br>モノアラガイ<br>ヒラマキモドキ | ドジョウ<br>サンショウウオ<br>シジミ | |

あくまでも一例を示したものであり，この他にも中間宿主として指摘された魚類や貝類もある．

## 2）吸虫類の生活環

吸虫類は複雑な生活環をもつ（図5-10）．終宿主から排出された卵は水中で孵化し，繊毛を有するミラシジウム（miracidium）となり水中を動き回る．ミラシジウムは第一中間宿主である貝類に経口的または経皮的に侵入するとスポロシスト（sporocyst）となる．肝吸虫や横川吸虫の場合には卵殻内でミラシジウムを形成しており，貝にとりこまれてから孵化する．スポロシストは複数のレジア（redia）となる．これらが母レジアとして体内で多数の娘レジアを産出し，母レジアから脱して多数のセルカリア（cercaria）が生じる．セルカリアにはたいてい尾があり，貝類から泳ぎ出して，第二中間宿主である魚類や甲殻類に付着，侵入することによって感染するが，ウェステルマン肺吸虫や宮崎肺吸

虫のように泳ぎ出ることなく第一中間宿主が第二中間宿主に捕食されることによって感染するものもある．セルカリアが第二中間宿主に移行すると宿主の体内で被嚢幼虫（メタセルカリア，metacercaria）となる．被嚢幼虫は終宿主である脊椎動物に経口的に取り込まれると成虫に発育する．なお，経口的に感染する寄生虫ではないが，住血吸虫類ではスポロシスト，娘スポロシストおよびセルカリアを経て，セルカリアが直接宿主に経皮感染した後に成虫となる．

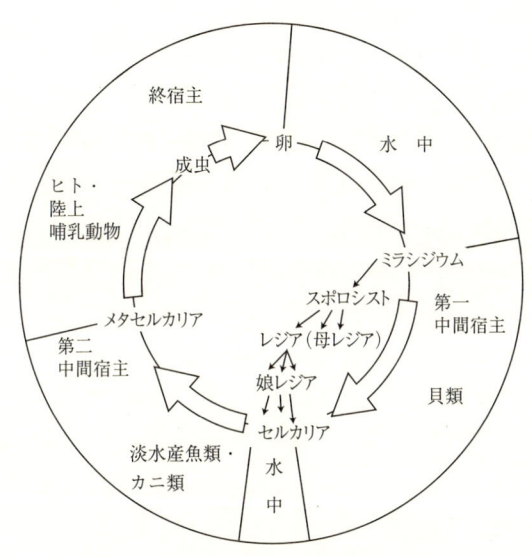

図 5-10　魚介類の媒介する吸虫類の生活環．
住血吸虫のように例外もある．

　**肝吸虫** *Clonorchis sinensis*：日本を含む東アジア，東南アジアに分布している．肝臓ジストマとも呼ばれている．終宿主の消化管に入った 0.15×0.1 mm 程度の楕円形のメタセルカリアは十二指腸で脱嚢する．脱嚢幼虫は総胆管から肝臓内の胆管枝に移行して約 1ヶ月で長さ 10〜20 mm，体幅 2〜4 mm の薄い成虫になる．少数寄生では症状は軽微であるが，寄生個体が多いと場合によっては胆管の閉塞による胆汁のうっ滞が起こり，胆管炎，肝機能障害，黄疸，肝硬変などを起こす．

　**ウェステルマン肺吸虫** *Paragonimus westermanii*：日本，東アジア，東南アジア，中南米，アフリカにも分布している．肺ジストマとも呼ばれている．メ

タセルカリアは 0.4 mm の球形である．小腸で脱嚢した幼虫は腸粘膜内に侵入し，腸壁を穿通して腹腔内，腹壁筋内へと移行する．再び腹腔内から横隔膜，胸腔，肋膜を経て肺に到達すると，そこで宿主側からつくられた嚢に包み込まれる．成虫の形状は長さ 7～12 mm，体幅 5～8 mm，厚さ 5 mm 程度のコーヒー豆様である．寄生を受けると臓器損傷により腹痛，胸痛などを引き起こす．肺の炎症により血痰の出る場合もあるという．脳その他の臓器への異所寄生（hetero parasitism）も多く報告されている．

　日本では近年減少しているが，1984 年に中華料理店でモクズガニの老酒漬（酔蟹）を食べて，ウェステルマン肺吸虫症に罹患した事例がある．数日から 10 日目頃より腹痛を，数週間後より発熱，咳痰，胸痛を訴えるケースが多く，また息切れ，呼吸困難，血痰なども見られた．患者の症状や各種の検査によりウェステルマン肺吸虫症と診断された．

　**宮崎肺吸虫** *Paragonimus miyazakii*：1955 年に宮崎一郎博士によりケリコット肺吸虫 *P. kellicotti* として報告された吸虫が後の研究により別種であることが判明し，宮崎肺吸虫と命名された．北海道以外の国内にのみ広く分布している．サワガニの生食によってヒトに寄生する．本来イタチ，テン，イノシシなどを終宿主とする寄生虫であり，ヒトは好適な宿主ではない．直径 0.4 mm 前後のメタセルカリアをヒトが取り込んだ場合，幼虫移行症を呈する．幼虫のまま胸腔内を徘徊して肺実質に入る場合もあるが，肺に虫嚢を形成する症例はほとんどないという．一方，成虫になった症例もある．肺に傷がつくために気胸，胸膜炎，呼吸困難などを引き起こす．

　**横川吸虫** *Metagonimus yokogawai*：1911 年に横川 定博士によって発見された．日本，東アジア，東南アジア，ロシア，地中海沿岸諸国にも分布する．本虫のメタセルカリアは魚類の鱗での寄生が多いが，鱗のない魚でも筋肉内に寄生することが知られている．本虫はヒトでの体内移行に関する報告はなく，小腸粘膜内に寄生する．0.15～0.16×0.13～0.14 mm とほぼ円形のメタセルカリアを摂取すると，約 1 週間で約 1×0.5 mm の成虫となり，10 日目くらいから産卵を始めるという．寄生個体数が少なければ無症状であるが，多数寄生の場合は軽度の腹痛，軟便，下痢などの消化器症状を呈する．横川吸虫の寿命は長い場合には 3 年くらいといわれている．たとえば天然アユの刺身やせごし，

シラウオの踊り食い，ウグイの筋肉の生食によって，感染の可能性がある．

**異形吸虫** *Heterophyes heterophyes nocens*：日本，東アジア，東南アジアのほか，ナイル川河口域での検出報告がある．表 5-2 に示したように潮間帯に生息するヘナタリ *Cerithideopsilla cingulata* という殻高 2 cm 程度の巻貝を第一中間宿主とする．ボラでは背鰭付近の筋肉に最も多くメタセルカリアが検出されるという．横川吸虫と同様に成虫は 1×0.4 mm と小さく，小腸粘膜内に寄生する．多数個体の寄生により疝痛や下痢の原因となる．とくに寒い時期のボラは脂がのって美味であろうが，流行地域での刺身などの生食は避けるべきである．ボラに限らず，汽水域の魚類も生食は控えた方がよさそうだ．

**棘口吸虫類** *Echinostomatidae*：本属の寄生虫は哺乳類，鳥類，爬虫類の腸管や胆管などに寄生する．日本，東南アジアの他東欧や南米でも人体寄生報告がある．棘口吸虫類は種類が多く約 450 種が報告されているが，そのうち 16 種がヒトへの寄生の可能性があるとされている．日本における寄生事例がこのうちの 5 種から報告されている．シジミやタニシ類などの淡水産貝類，カエルやサンショウウオなどの両生類も第二中間宿主となる．小腸粘膜に寄生するが，病害性は軽微であるといわれている．

**ギムノファロイデス** *Gymnophalloides seoi*：1993 年に韓国でカキの生食によって初めて人体寄生例が報告された．ヒトが摂取すると成虫に発育して腸管内で寄生する．体長は 1 mm に満たず大量寄生によって下痢，腹痛などの消化器症状を示す．カキを食べてお腹を壊すという事例は小型球形ウィルス（Small Round Structured Virus, SRSV）や，米国での事例だが原虫の一種クリプトスポリジウム *Cryptosporidium parvum* によることが知られている．しかし，寄生虫による例は珍しい．ただし，韓国産のカキがすべて危険ということではなく，黄海側の限られたごく一部で養殖されたものにギムノファロイデスの寄生したカキが見つかっている．幸い日本産のカキには本虫は見つかっていない．本寄生虫の終宿主は干潟や磯で見られる鳥類のミヤコドリ *Haematopus ostralegus* であることがわかっている．

**クリノストマム** *Clinostomum complanatum*：鳥類の口腔，気管支，食道などに寄生する本虫が，淡水魚を生食したヒトの咽頭部や舌根などに見出された報告がある．国内ではスズキやウグイなどの魚類からメタセルカリアが検出さ

れている．本虫は日本だけでなく，韓国やレバノンでも人体寄生の報告例がある．韓国ではコイ科の魚類にメタセルカリアが検出されている．

**住血吸虫類** *Schistosomatoidea*：住血吸虫類は食品を媒介してヒトに寄生するのではなく，セルカリアが水中に遊出して経皮的に体内に入ることにより寄生する．経口的に体内に入る寄生虫ではないが，カタヤマガイ（別名ミヤイリガイ）*Oncomelania nosophora* が中間宿主であるため魚介類関連の寄生虫といえないこともない．この場合，貝の生息水そのものが危険であることから，流行地の水に触れないように気をつけるべきである．

### 3）条虫類

条虫類はすべて寄生生活を営んでいる．消化管はなく，成虫は頭節（scolex）と1〜数千の片節（proglottids）から成っている．雌雄同体で各片節内に精巣と卵巣を備えている．吸虫類と異なり，中間宿主内では増殖しない．

**広節裂頭条虫** *Diphyllobothrium latum*：形状が真田紐に似ていることから古くから俗にサナダムシと称されている．英語でも tapeworm と呼ばれている．サケ科魚類の生食によってヒトの他クマやキツネなど数種の哺乳類に寄生する．

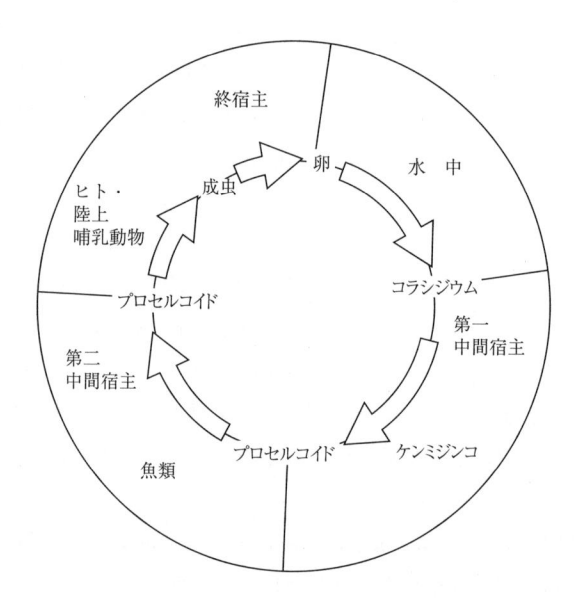

図 5-11　広節裂頭条虫の生活環．

広節裂頭条虫の生活史は明らかにされている（図 5-11）．宿主の糞便とともに 0.07×0.06 mm 程度の虫卵が水中に排出されると，卵は水中で繊毛をもつコラシジウム（coracidium）を形成する．コラシジウムが卵から出て水中を泳いでいると，第一中間宿主であるケンミジンコ Cyclops strenuus, Diaptomus gracilis などに捕食され，その体腔内で発育してプロセルコイド（procercoid, 前擬充尾虫）となる．感染したケンミジンコを第二中間宿主であるサケ科魚類が捕食すると，プロセルコイドは魚の腸管を穿通して筋肉に移行してプレロセルコイド（plerocercoid, 擬充尾虫）になる．プレロセルコイドは体長 1～3 cm 前後であり，サーモンピンクの筋肉中に白い糸くず様に見出される．プレロセルコイドをヒトや哺乳動物が生きたまま摂取すると，小腸上部に頭節を腸壁に吸着させて寄生する．その後 1 日に 10～20 cm と急成長し，体長数 m～10 m 程度に達する．

広節裂頭条虫が寄生しても通常は無症状で，片節断片の排泄によって寄生に気が付くことが多い．片節が排泄されても頭部が腸内に残る限り駆虫できたとはいえない．下痢，腹部膨満感などの軽い消化器症状を呈するが，多数寄生によってビタミン $B_{12}$ を本虫が吸収することにより裂頭条虫性貧血を招く場合があるといわれている．

**日本海裂頭条虫** *Diphyllobothrium nihonkaiense*：広節裂頭条虫 *D. latum* とは形態的に虫卵表面の形状や幼虫の胚鉤，アイソザイムの点で異なるので，これまで日本で報告されてきたサナダムシは別種の日本海裂頭条虫であるといわれている．サケ類が海洋に降海すると本条虫に感染すると見なされており，サクラマスにおける寄生率が安定しているという調査結果から本条虫の生活環は海洋で回っているという見解もある．なお，日本では裂頭条虫性貧血はほとんど見られない．

**大複殖門条虫** *Diplogonoporus grandis*：生活史はまだよくわかっていないが，自然界での終宿主はクジラ類であると考えられている．ヒト腸管内でも日本海裂頭条虫類などと同様に成虫になる．症例は日本に限局しており，中でも主に関東以西で成虫の感染症例が報告されている．静岡県沿岸では初夏に下痢や腹痛を訴えた患者からの複数例の大複殖門条虫の虫卵排泄が認められたことがあるが，時期的には特産品である生しらすのシーズンと合致していることか

ら，イワシの仲間が中間宿主の一つの候補である可能性は高い．ただし，生しらすを食べることによって必ず本虫に感染するとは限らないので，稚魚における感染率はさほど高くないかも知れない．他にもサバやカツオなども中間宿主として疑われている．

**4) 線虫類**

ヒトの寄生虫として有名で感染率も高い回虫 Ascaris lumbricoides や蟯虫 Enterobius vermicularis なども線虫類である．これらの寄生虫は中間宿主を必要としないが，人体に障害をおよぼす魚介類の媒介する線虫類には中間宿主が不可欠である．

**アニサキス** Anisakis spp.（第Ⅲ期幼虫）：アニサキスというは標準和名ではなく，袋形動物門（Aschelminthes）線虫綱（Nematoda）中の Anisakidae 科に分類されている寄生虫の属名のひとつである．A. physeteris，A. simplex，A. typica などがあるが，日本でもっとも食品衛生上問題となっているのは A. simplex の第Ⅲ期幼虫である．ここでは A. simplex をアニサキスと称する．

アニサキスの成虫は主にクジラ類やアザラシ類などの海産哺乳類の胃に穿孔している．本虫は海洋の食物連鎖に合致した生活史をもつ．すなわち，成虫から産卵された卵は糞とともに海中に放出された後に自由生活を営むが，孵化，脱鞘後に第Ⅱ期幼虫にまで成長した時点でオキアミ類に取り込まれると，その

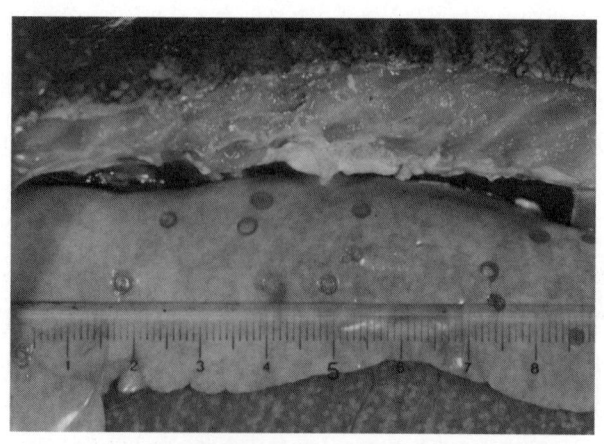

図5-12 スケトウダラ肝膵臓表面に寄生しているアニサキス第Ⅲ期幼虫．コイル状に見えるのがシストに包まれている虫体．

体腔内で第Ⅲ期幼虫にまで成長する．第Ⅲ期幼虫は魚類およびイカ類に対して寄生能を有している．魚類の場合では寄生しているオキアミ類の摂取によって幼虫が消化管より腹腔内に移行し，肝膵臓表面，内臓包膜下などに寄生する．たとえばスケトウダラの場合，肝膵臓表面で包嚢（シスト，cyst）中にコイル状に巻いた状態が観察される（図 5-12）．魚類やイカ類に寄生した第Ⅲ期幼虫はその体内でこれ以上成長することはなく，海産哺乳類がこれらの魚類やイカを摂取することにより，胃内で第Ⅳ期幼虫を経て成虫となり生活史を完遂する．アニサキス第Ⅲ期幼虫は，日本近海で漁獲される 164 種の魚類およびスルメイカにおいて寄生報告がある．この中には水産上重要種が多い．

われわれが通常目にするのは第Ⅲ期幼虫で，長さは 20～30 mm である（図 5-13）．上述のようにたいていは内臓に寄生しているが，天然のサケ，サバ，タラ類などでは筋肉内寄生も知られている．図 5-14 のように市販の生のサケの切り身に見つかる例もある．虫体をピンセットで摘むとコイル状に巻くこともある．生理食塩水中で 37℃の恒温槽にインキュベートすると，体をくねらせるようにして盛んに運動する．

アニサキス第Ⅲ期幼虫はアニサキス症の原因寄生虫として重要であるが，最近，アレルギーの原因としても注目されている．アニサキス症については **5-5** で，アニサキスアレルギーについては **5-6** で触れる．

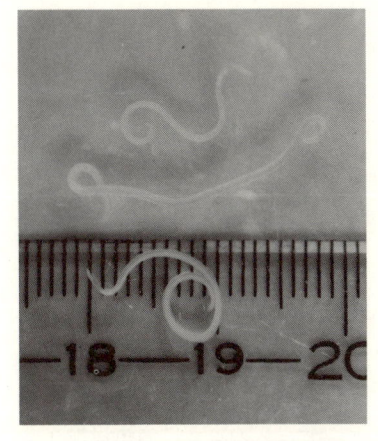

図 5-13　スケトウダラ肝膵臓表面に寄生していたアニサキス第Ⅲ期幼虫．

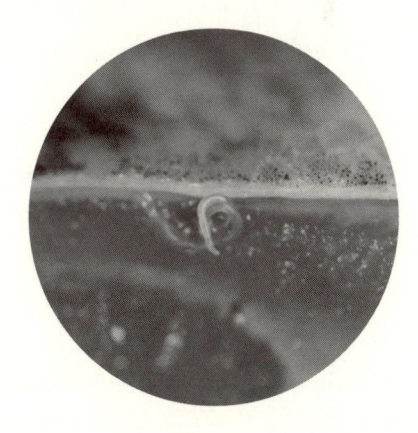

図 5-14　サケの切り身に見出されたアニサキス第Ⅲ期幼虫．

シュードテラノーバ *Pseudoterranova* spp.：アニサキスと同じ Anisakidae 科に分類されている寄生虫で，魚類に見出されるのは幼虫であるが，アニサキスと違って渦巻き状にはならない．生活史は完全にはわかっていない．体色は茶褐色でアニサキス第Ⅲ期幼虫よりも長くて太いので目に付きやすく，筋肉中に見出されることもある．宿主も多岐の魚種に及んでいる．常温での運動性は活発で魚を処理しているとまな板上で蠢く様子が目撃されることがある．ヒトの胃腸への幼虫移行によって，アニサキス症と同様な症状を示すことが知られている．

顎口虫類 *Gnathostoma* spp.：顎口虫類はヒトが終宿主ではない．国内で人体寄生例が報告されているのは次の 4 種類である．

有棘顎口虫 *G. spinigerum* はイヌ，ネコなどの胃壁に穿入して寄生する．第Ⅲ期幼虫がライギョ（カムルチー，ライヒー），ドジョウなどの淡水魚の筋肉中に寄生している．このとき体長 3〜4 mm の幼虫が直径 1 mm ほどの被嚢中に包まれている．剛棘顎口虫 *G. hispidum* はブタやイノシシの胃に寄生する．ドジョウに寄生している幼虫は，有棘顎口虫に比べると体長 0.6 mm 程度と小さい．日本ではかつては検出例がなかったが，1980 年代頃から東アジアから輸入されたドジョウを踊り食いした場合の感染が報告され出した．他にもイノシシやブタの胃に寄生するドロレス顎口虫 *G. doloresi* やイタチの食道に寄生する日本顎口虫 *G. nipponicum* が知られている．

いずれも第一中間宿主はケンミジンコ類 *Cyclops* sp. である．ヒトが生きた虫体を取り込むと幼虫のまま消化管から肝臓を経て体内を徘徊する．皮下に出没して這い回り続けることによりミミズ腫れのような皮膚爬行症を呈する．駆虫剤はなく，虫体の外科的摘出しか治療手段がない．

旋尾線虫亜目 type X（タイプテン）学名未決定（幼虫）：ホタルイカの内臓に寄生している長さ約 10 mm×体幅約 0.1 mm くらいの線虫．生活環はまだはっきりわかっていない．ホタルイカを踊り食いや内臓ごと未冷凍の刺身として食べることにより本虫が人体に取り込まれると，腹痛に襲われ，そのうちに腸閉塞や皮膚爬行症などを起こす症例が最近クローズアップされ，食品衛生上問題視されている．虫体が小さいので後述のアニサキスのように内視鏡検査は非常に困難である．2000 年 6 月に旧厚生省より各都道府県にホタルイカの取

り扱いと販売に関して，下記の通達が出された．

①生食を行う場合は，次の方法によること．

－30℃で4日間以上，もしくはそれと同等の殺虫能力を有する条件で凍結すること．（同等の殺虫能力例：－35℃（中心温度）で15時間以上，または－40℃で40分以上）なお，凍結処理を行った場合，製品にその旨表示を行うこと．内臓を除去すること，または，内臓除去が必要である旨を表示すること．

②生食用以外の場合には，加熱処理（沸騰水に投入後30秒以上保持，もしくは中心温度で60℃以上の加熱）を行うこと．

③販売者，飲食店など関係営業者に対し，生食用としてホタルイカの販売などを行う場合には，①にある方法により処理したものを販売するよう指導すること．

④一般消費者に対し，ホタルイカを生食する場合の寄生虫感染の可能性について情報提供を行うとともに，生食する場合には①にある方法による旨を啓発すること．

なお，ホタルイカの内臓にはこの他にも条虫類（種類不明）の幼虫が寄生していることがある．

## 5-4 アニサキス症

ヒトはアニサキスの終宿主ではないので，生きた第Ⅲ期幼虫が寄生している魚類やイカ類を摂取しても消化管内で成虫にはなることはない．また，ほとんどの幼虫は便とともに排泄されると考えられている．しかし，ヒトの体温ほどの温度条件下では盛んに動くためか，ヒトの胃腸に幼虫が穿孔して種々の病害を起こすことがある．これはいわゆる幼虫移行症であり，迷入部位によって胃アニサキス症または腸アニサキス症と呼ばれる．アニサキス症には緩和型と激症型があるが，激症型では後述のアレルギー反応を伴うものと考えられる．日本では刺身や鮨など魚を生食する機会が多いが，統計的にもアニサキス症の患者数は多い．1960年～1997年までの累計は世界でおよそ35,000例あり，その90％以上に当たる32,300例が日本で起きている．つまり年間1,000例前後のアニサキス症例があったことになる．ところで，1993年～1997年の5年間

におけるアニサキス症例は年平均 2,000 例以上ともいわれており，近年増加の一途をたどっていることから，アニサキスは現在の日本における食品を介する重要な寄生虫疾患の原因であり，軽視することはできない．

アニサキス症の学術的な報告は，1960 年にオランダにおいて酢漬けのニシン（haring）の摂取後に発熱をともなう激しい腹痛を訴えた患者から切除した腸管の病変部位に，線虫類の幼虫の穿孔が認められたのが最初である．虫体が死んでいれば胃腸への穿孔は免れる．十分な冷凍や加熱によって寄生虫は死ぬので，アニサキスの殺虫には効果がある．オランダでは 1968 年にニシンを－20℃以下で 24 時間以上冷凍することを法律で義務付けた結果，アニサキス症の患者が激減したことは有名である．米国の FDA では，生食用の魚の－35℃以下 15 時間または－20℃以下 7 日間の冷凍処理を勧告している．また，EU の衛生管理基準では，生食用の海産魚に関して－20℃以下 24 時間以上の冷凍処理を指示している．

海産魚の生食後アニサキスの穿孔によって，数時間後に心窩部痛，悪心，嘔吐，下腹部痛などを引き起こす．かなり激しく痛む場合もあるようだ．胃壁に穿孔している虫体の場合には内視鏡で見ながら胃生検鉗子で虫体を摘出することにより除去すれば，痛みから開放される．

### 5-5 アニサキスアレルギー

アニサキス症では，虫体の穿孔による痛みの他に消化管の痙攣性収縮，発赤，腫脹，浮腫などのアレルギー症状を伴うことが知られている．上述のオランダの報告で，病態組織の所見からⅢ型アレルギー（可溶性抗原抗体複合物の組織への沈着，補体系の活性化に基づいて発症するタイプ）の関与が既に指摘されていた．1970 年代にはⅠ型アレルギー（肥満細胞，好塩基球に結合した IgE が抗原と結合し，ケミカルメディエーターを遊離することにより発症するタイプ）も惹起される可能性が示された．現在日本で問題になっている花粉症やアトピー性皮膚炎，あるいは食物アレルギーなどはいずれも IgE の関与するⅠ型アレルギーに属する．1980 年代になって，アニサキス症罹患者の血中にアニサキス特異的 IgE が検出されることが調べられている．寄生蠕虫症，幼虫移行症患者では血中 IgE 濃度が高いが，アニサキス症罹患経験者ではアニサキス特

異 IgE を保有しているために，再度虫体が穿孔したときにI型アレルギーを発症することは十分に想定される．

ところで，アニサキス症罹患者におけるアレルギーとは別に，アニサキス症の既往歴のない人でも魚介類の摂取後にアニサキスによると思われるアレルギーを発症した例が知られている（表 5-3）．粕谷志郎博士らはサバを食べた後で蕁麻疹を発症した 11 名と，食べても蕁麻疹の出なかった 11 名を対象として，スクラッチテストを実施した．蕁麻疹発症者のうちの 2 名は胃アニサキス

表 5-3 マサバの摂取による蕁麻疹発症経験者および非経験者におけるスクラッチテストの成績

Kasuyaら：*Lancet*, 335, 665 (1990).

| 年齢, 性別 | アレルギー性疾患 | スクラッチテスト | |
|---|---|---|---|
| | | マサバ | アニサキス |
| 蕁麻疹発症者 | | | |
| 17 歳, 男性 | 気管支喘息 | − | ++ |
| 18 歳, 女性 | 気管支喘息 | − | + |
| 21 歳, 女性 | なし | − | + |
| 35 歳, 女性 | なし# | − | ++ |
| 40 歳, 男性 | アレルギー性鼻炎 | − | ++ |
| 41 歳, 女性 | なし | − | ++ |
| 42 歳, 男性 | なし# | − | ++ |
| 42 歳, 男性 | なし | − | + |
| 49 歳, 男性 | なし | − | ++ |
| 49 歳, 女性 | 気管支喘息 | − | ++ |
| 50 歳, 男性 | 気管支喘息 | − | ++ |
| 対照者 | | | |
| 16 歳, 男性 | 気管支喘息 | − | − |
| 16 歳, 女性 | 気管支喘息 | ++ | − |
| 26 歳, 女性 | なし | − | − |
| 35 歳, 女性 | なし | − | − |
| 39 歳, 男性 | アレルギー性鼻炎 | − | − |
| 39 歳, 女性 | アレルギー性鼻炎 | − | + |
| 41 歳, 男性 | なし | − | − |
| 42 歳, 男性 | 気管支喘息 | − | − |
| 48 歳, 女性 | 気管支喘息 | − | − |
| 49 歳, 男性 | なし | − | − |
| 52 歳, 男性 | 気管支喘息 | − | − |

+ … 膨疹幅 5 mm 以上または発赤幅 15mm 以上，++ … 発赤幅 20 mm 以上．# … 胃アニサキス症．
ネガティブコントロールに対して全員陰性．

症の既往歴があるが，他の9名にはなかった．サバを食べて発症した11名全員がサバではなくてアニサキスに対して陽性を示した．また対照群では，わずかに1名がアニサキスに対して陽性であったに過ぎなかった．サバ類もアニサキス第Ⅲ期幼虫の代表的な中間宿主であり，海域によっては寄生率がかなり高いことから，蕁麻疹発症の原因はアニサキスに違いない．

　この事例を考慮すると，魚由来の成分（パルブアルブミンやコラーゲンなど）に対するIgEの保有による魚類アレルギーという方々も確かにいるが，魚類の摂取による食物アレルギーと思われている方々の中には，魚類ではなく実はアニサキスアレルギーであるというケースが少なくないと思われる．しかし，アニサキス症の未経験者がなぜアニサキス特異IgEを保有するのかという疑問が残るが，アニサキス症の発症とは無関係にアニサキス由来の成分に感作されることがあるのか，あるいは自覚症状のない緩和型のアニサキス症の罹患履歴はあったのかなどが考えられるものの，よくわかっていない．さらに，その後も日本人の血液検査を実施するとアニサキス特異IgE保有者が珍しくないという知見が，いくつか得られている．

　近年，アニサキスアレルギーの原因物質（アレルゲン）の研究が進められ，耐熱性の主要アレルゲンが単離された．この成分はアニサキスの分泌・排泄物中にも存在する．つまり，加熱や冷凍などによって死んだアニサキス，さらにはアニサキスが寄生していた魚肉にアレルゲン性が残っている可能性があることを意味する．実際に，普段から魚を食べても何でもないのに，ある焼魚を食べてアニサキス特異IgE保有者が蕁麻疹を発症した例がある．死んだ寄生虫は一般には無害といわれているが，アレルギーの側面からは一概にはいえないというのが現状である．アニサキス症患者が多いという日本の実状を考えると，アニサキスアレルギーは今後ますます重要視すべき問題であるといえる．

## 5-6　寄生虫による害を防ぐために

### 1）生食可否の判断

　どのような魚介類に感染型の寄生虫が潜む可能性があるのかをきちんと把握し，生で食べても安全な種類か否かを的確に判断することが，まず大切である．従来から生食してきた魚介類についても，人体への影響の有無を問わず寄生虫

の存否を極力チェックすることも肝要である．また，魚介類とはいえないが下手物喰い，あるいは民間療法と称してナメクジ，カエル，ヘビなどの生食や傷口への貼付なども禁物である．

### 2) 調理時の配慮

**加熱・凍結処理**：寄生虫は加熱によって殺すことができる．したがって，畜肉や鶏肉で行うのと同様に，魚介類の加熱調理は寄生虫対策という面で有効である．一方，凍結することも殺虫に有効である．ただし，両者ともに目的が達成されていない不完全な処理であっては無意味である．さらに，アニサキスのようにアレルギー問題が完全に解消されるというものではない．

**解体時の二次汚染の防止**：たとえば淡水産カニ類の解体時に体液を周囲へ飛び散らせたり，まな板や包丁などの調理器具を十分に洗わずに生食用野菜などの調理に併用すると，吸虫類のメタセルカリアの二次汚染が起こり得るので注意しなければならない．また，海産魚介類も含めて，人体には無害な寄生虫でも非寄生部位や他の食物などへの二次汚染防止に配慮した処理を行うべきである．

### 3) 自然環境での注意

吸虫類の感染を考慮すると，サワガニ生息域の水を生で飲むのも慎むべきである．メタセルカリアが遊出しない吸虫類でも，サワガニの死骸から水中へ移行している可能性もある．住血吸虫の場合では，流行地の水に触れることで感染の危険があることを忘れてはならない．また，海外にはその土地の寄生虫に関する情報を熟知の上出かけるべきである．本来国内には見つかっていない寄生虫を，帰国時に持ち込むべきではない．

寄生虫は種の維持のために，さまざまなライフスタイルを構築してきた．自然界の生物に寄生虫が存在することは特殊なことではない．魚介類から寄生虫を撲滅するには，生活環のどこかを完全に断ち切らなければ無理である．一方，魚介類の生食は日本の食習慣，あるいは食文化の一つであり，禁止することはできまい．また，寄生虫の殺虫を目的として，すべての魚介類の凍結の義務化も実行不可能である．現在，コールドチェーンの充実，輸入食品の増加や多品目化によって，食品寄生虫問題が広域化，多様化しつつある．われわれ

は，魚介類にとどまらず寄生虫の存在に常に留意した食生活を送るべきである．

文　献

1）東京都：魚介類の寄生虫ハンドブック第1巻（東京都市場衛生検査所編），東京都情報連絡室（1989）．
2）東京都：魚介類の寄生虫ハンドブック第2巻（東京都市場衛生検査所編），東京都情報連絡室（1990）．
3）佐野：食品寄生虫，南山堂（1984）．
4）藤田：新訂臨床検査講座8，医動物学，医歯薬出版（1997）．

# 6. 水産加工食品の衛生・品質管理 (HACCP方式)

高 鳥 直 樹

　水産食品はわが国では長い歴史のある食品であって，多様な魚介類を刺身や鮨といった生で食する伝統があることから，総体的に品質上きわめて高度なものが求められている．水産業界はこのような高品質（高鮮度）という消費者の恒常的ニーズを満たすべく普段の努力を重ねてきた．

　しかし，食品衛生と安全性保証の観点からみると，わが国水産業も大きな転換期にあるといえる．水産物を含めたあらゆる種類の食品分野において，大量の原材料と製品が国境なく複雑に行き交いする時代に入り，それらの安全性に対する消費者の関心が否応もなく高まり，生産者および製造者は彼らの疑問に正しく答える必要性が出てきていると同時に，各国政府機関も今まで以上に日々大量に輸入される食品の安全性を水際で確実に確保することを求められているからである．世界的レベルでの品質管理と安全性規制を効果的かつ効率的にできるようにするために，原材料や製品の品質衛生面での国際的同等性を確保することが必要になっている．

　このような時代に，HACCP方式が出現し，世界標準としての食品の安全性保証システムとして評価され，多くの国で順次採用されている．したがって，わが国水産業界としてもあまねく本方式を採用し，消費者に対してますます安全で，高品質な水産食品を提供することが，今日的な課題となっている．

## 6-1　HACCP方式

### 1）歴　　史

　HACCP方式は1969年に米国において発表された食品の安全性を確保するための手法である．開発のきっかけは宇宙食を製造するためであった．この当初のHACCP方式では微生物危害のみを管理対象にしており，特に，ボツリヌ

ス菌制御の考え方が，米国における低酸性缶詰食品の適正製造規範（缶詰 GMP 規則）として取り入れられ，1970 年代に強制施行されている．すなわち，米国における食品衛生監視を管掌する行政機関である米国食品医薬品庁（FDA）は，国内製品のみならず，同国に輸入される低酸性缶詰食品についても，この缶詰 GMP 規則に適合していることを登録した施設によって製造したものでなくては，輸入を認めていない．

その後 1980 年代中頃に米国科学アカデミーが HACCP 方式に対する見直しを行い，従来微生物のみであった危害因子を，寄生虫などを含めた生物的危害，有害物質などの化学的危害，金属片などの物理的危害にまで拡張し，基本的導入手順としての 7 原則を設定して，すべての食品産業に対して強制的に施行すべきであるとの勧告を行った．このような動きを受けて，水産食品分野では 1992 年に産業振興官庁である商務省（DOC）水産局（NMFS）が申請ベース，受益者負担方式による水産食品検査証明制度を発足させ，ついには FDA が 1995 年に国内および輸入の両方に対する強制的な水産食品 HACCP 規則を施行した（2 年間の猶予期間の後 1997 年から適用）．その他，水産食品以外では，食肉などに HACCP 規則が適用されている．

1997年から米国ではクリントン前大統領の命令（Food safety Initiative）の下に，食品衛生に携わるすべての政府機関についてその活動と目標達成の状況を見直し，連邦予算の効果的かつ効率的活用を図ることによって，より高いレベルの安全性を確保する試みが続いている．その際の基本理念は，「農場から食卓まで（from farm to table）の取り組み」であって，食品衛生に関係する連邦政府機関（FDA，USDA：農務省，EPA：環境庁，CDC：疾病管理予防センター，DOC 他）がそれぞれの所管分野の業務を適正に遂行し，州政府，民間機関，学術機関，消費者団体などと協調しながら，一次生産から加工，流通を経て，販売，消費にいたるすべての段階における食品衛生レベルを向上させ，食中毒事故を低減させようとするものである．

米国以外では，1991 年に欧州共同体（現在の欧州連合，EU）が水産食品に対する衛生管理基準（HACCP 方式と衛生的製造環境の整備をもとめた閣僚理事会指令）を公表し，域内国と域外国生産品の両方に適用している．1995 年に EU 査察官が査察した結果，わが国水産食品の衛生管理体制が EU のそれと同

等でないとして,同地域への輸出が中断されたことは記憶に新しいところである.さらに1992年にカナダでは海洋漁業省がQMP (Quality Managing Program)規則という基礎的衛生環境の確保,表示などの法的基準遵守のための手順設定,並びにHACCP方式製造を義務付けた事前承認制度を施行している.

また,東南アジアの国々では,例えば,インドネシアでは1998年から,シンガポールでは1999年から,タイでは1996年から,それぞれ強制規則としてHACCP方式の順次導入が図られており,まず輸出産業を中心として,産業界の基盤整備と行政システムの構築があわせて進められている.

一方,わが国では,厚生労働省が1995年に食品衛生法を改正し,総合衛生管理製造過程承認制度としてHACCP方式に基づく行政による取り組みをスタートさせている.同時に,大日本水産会を中心とする民間による自主的な導入のための啓発,促進,認定などが進んでいる.

### 2) HACCP方式とは

**基本的立場**:HACCP方式は国際標準による食品の安全性管理システムであるが,その具体的な管理手順の内容(対象とすべき危害因子,管理のための基準値など)については絶対的なものが決まっているわけではない.食品はそれぞれの国の食生活(食文化),風土・習慣,歴史的経緯,国際貿易の実態などによってさまざまに異なるからであって,言い換えると,それぞれの国の実情に合った安全性管理システム構築を図らなくてはならないということである.大まかな言い方をすると,国際的なガイドラインとして決まっているのは,導入・実施のための標準的手順のみである.

そのようなことから,わが国における導入を考えるためには,まずわが国の食品衛生法(法律)における食品の安全性に対する考え方(基本的枠組み)を

| 規制の分野 | 法律 |
|---|---|
| 場所 | 営業施設の業種別基準(法律第20条)<br>営業の許可(法律第21条) |
| 取扱い | 管理運営基準の遵守(法律第19条の18)ほか |
| もの | 有害食品などの販売等の禁止(法律第4条)<br>規格基準に適合しない食品および添加物の販売等の禁止(法律第7条)ほか |

確認しなくてはならない．

　これをまとめると，すべての食品製造者は，食品を，清潔で衛生的な環境において，清潔で衛生的な取扱いによって製造し，法律に定める規格基準に適合させなくてはならないということになる．すなわち，これからの食品産業における社会的ニーズである HACCP 方式とは，大手，中小，零細，あるいは先進的，伝統的といった，さまざまなレベルにある現状のわが国の食品製造環境（場所）に対応し（あるいは，適応させ），食品衛生レベルをさらに向上させるための「取扱い」の道具（ツール）となるものであり，その導入によって，より確実なレベルで安全性の高い製品を消費者に提供させるようにすることのできるものであるといえる．このような考え方は欧米などにおいても共通のもの（枠組み）であろう．

　**HACCP方式の概要**：HACCP（Hazard Analysis and Critical Control Point）方式は，わが国においては危害分析重要管理点方式と訳されており，食品の安全性を保証するための管理体系である．本方式導入のための一連のプロセスを示したのが表 6-1 であって，12 のステップから成り立っている．すなわち，各施設では，まず事前段階として，ステップ 5 までの作業を行う．経営トップが明確に経営方針として HACCP 方式の導入実施を位置付けることが重要かつ必須である．HACCP チームが編成され，取り組むべき製品の製造方法や製品特性をまとめる．次に，7 つの原則にしたがって，危害分析から記録方法の設定まで行うが，危害分析（hazard analysis）によって，食品の安全性を脅かす因

表 6-1　HACCP の 7 原則 12 手段

|  | ステップ | 作業・原則 |
|---|---|---|
| 準備段階 | 1 | HACCP のチームの編成（トップダウンでのスタート） |
|  | 2 | 製品についての記載 |
|  | 3 | 意図する使用方法の確認 |
|  | 4 | 工程フローダイアグラムの作成 |
|  | 5 | 工程フローダイアグラムの現場検証 |
| HACCP計画 | 6 | 原則 1：危害分析と防除方法 |
|  | 7 | 原則 2：重要管理点（CCP, criical control point）の設定 |
|  | 8 | 原則 3：管理基準（CL, crical limit）の設定 |
|  | 9 | 原則 4：ミニタリング方法の設定 |
|  | 10 | 原則 5：修正措置の設定 |
|  | 11 | 原則 6：検証方法の設定 |
|  | 12 | 原則 7：記録方法の設定 |

子とその管理方法を明らかにし，それらの危害因子をもっとも効果的に防止，消滅，あるいは低減（有意のレベルにまで）させることのできる工程を決め，次に，それらを重要管理点（critical control point）として制御するために，どのような手順によってモニタリングし，管理基準を逸脱したらどのような措置を行うのか，また自ら決めた HACCP 計画がうまく機能しているかどのように検証するのかを決めておくとともに，一連の管理記録の様式と保管方法を決めておくことが必要である．

　なお，この 12 ステップは，国際連合の機関である国際食糧農業機関（FAO）と世界保健機構（WHO）が 1961 年に合同で設立した国際食品規格作成のための委員会（コーデックス委員会）で策定した「食品衛生の一般原則規範」において，HACCP を導入するための標準的手順として勧告されているものである．

　従来の品質管理方式との主な違いとしては，HACCP 方式が一般的になる以前には，製造者は，もっぱら出荷前に製品検査（細菌試験）を行って安全性を確認していたことがあげられる．しかしそのサンプリング・プランは，ロットとしての安全性を十分な信頼性のもとに保証するとはいえないものであった．また，細菌試験は結果を出すまでに時間がかかり，出荷に間に合わないことがあるなど，必ずしも消費者サイドにとって安心な方法とはいえない場合も多かった．

　参考までに，ロットとしての安全性を確認するために必要なサンプリング・プランとして，国際食品微生物基準委員会（ICMSF）が発表している例を表 6-2 に示した．ここでいうロットとは，原材料と製法が同一である製品のかたまりであって，基本的には 1 日以下の製品の集まりである．従来は，多くの場合，数日分をまとめてそこから少数の検体を採取していたが，最終製品のサンプル試験で統計的に有意なレベルを確保しようとすると大きなサンプル数になり，日常的に相当のコスト負担にならざるを得ないことが分かる．一方，HACCP 方式を採用すれば，製造の各工程でモニタリングがなされることによって，出荷時点で，高い信頼性の元に製品の安全性が確保できるようになる．

　では，このようなことから細菌試験は HACCP 時代になって存在意義を失ってしまったのかというと，決してそうではない．何となれば，細菌試験は，HACCP 第 6 原則の検証作業の一部として，各施設において個別の製品ごとに妥当な加熱条件や低温管理の限界などを把握し，適正な管理体系を構築したり，

表6-2 サンプリング基準（ICMSF）

| 食品名 | 検査項目 | case | 階級 | n | c | 菌数限界/g m | M |
|---|---|---|---|---|---|---|---|
| 加熱調理用<br>（冷凍生エビ） | 細菌数 | 1 | 3 | 5 | 3 | $10^6$ | $10^7$ |
| | 大腸菌群（MPN） | 4 | 3 | 5 | 3 | 4 | 400 |
| | 黄色ブドウ球菌（ind.） | 4 | 3 | 5 | 3 | $10^3$ | $2\times10^3$ |
| | 腸炎ビブリオ | 10 | 2 | 5 | 0 | $10^2$ | — |
| 無加熱摂取用<br>（冷凍エビ） | 細菌数 | 3 | 3 | 5 | 1 | $10^6$ | $10^7$ |
| | 大腸菌群（MPN） | 6 | 3 | 5 | 1 | 4 | 400 |
| | 黄色ブドウ球菌（ind.） | 9 | 3 | 5 | 1 | $10^3$ | $2\times10^3$ |
| | 腸炎ビブリオ | 12 | 2 | 5 | 0 | $10^2$ | — |

n ：サンプル数
c ：ロットを合格と判定する基準となる不良個数
m ：合格判定値（菌数限界）
M ：条件付き合格とする基準となる菌数限界
社団法人日本食品衛生協会：食品衛生における微生物制御の基本的考え方，1995年

あるいは現行のシステムによって十分な管理効果が得られているのかオーバーオールに判定したりする際に利用することが必要であるからである．また，最近盛んになっている簡易検査法も，その信頼性に応じて，おおいに活用されるべきである．

**危害の概要**（食中毒事例）：HACCP方式は食品の安全性を保証するためのシステムであるので，その管理対象となる危害としては，人の健康を損うおそれのある因子が問題となる．まずその際に検討すべきは，わが国における食中毒事例であろう．次に，最近の件数などを示す．

| 年度 | 件数 | 患者数 | 死者 |
|---|---|---|---|
| 平成9年度 | 1,960 | 39,989 | 8 |
| 平成10年度 | 3,010 | 46,179 | 9 |
| 平成11年度 | 2,631 | 34,055 | 5 |

食中毒の原因となっている因子としては，病原細菌，ウイルス，寄生虫，生物毒（フグ毒，毒きのこなど），ヒスタミンなどがある．原因食品からいうと，水産食品が，判明している原因食品のうち，もっとも大きな割合を占めている．水産食品に起因する最近の大型事故例としては，北海道内で製造されたイクラ

醤油漬けを原因食品として1998年（平成10年）5月から6月にかけて富山県その他で発生した腸管出血性大腸菌O157による事故（患者数：約40名），青森県内で製造されたチルド・ボイルホタテ（生食用）を原因食品として1998年（平成10年）6月から7月にかけて東北数県で発生した腸炎ビブリオによる事故（患者数：約200名），青森県内で製造されたイカ乾製品を原因食品として1999年（平成11年）3月から4月にかけて神奈川県その他で発生したサルモネラ・オラニエンブルグによる事故（患者数：約400名）がある．その他，さまざまな種類の生食用および加熱済み水産食品を原因食品とする腸炎ビブリオによる散発事故，生食用かきを原因食品とする小型球形ウイルス（SRSV）による散発事故が多発している．

　原材料由来と製造過程由来に分けて，発生する主な危害因子をまとめると次のようになる（加工者からみたもの）．

| | |
|---|---|
| 原材料由来 | 腸炎ビブリオ（夏季），SRSV（生食用カキ）<br>寄生虫（生食用），貝毒，ヒスタミン<br>動物用医薬品・環境汚染化学物質（養殖魚介類） |
| 製造過程由来 | 腸管出血性大腸菌O157（作業員などから）<br>ボツリヌス菌（真空包装時など）<br>サルモネラ菌（ネズミなどから）<br>黄色ブドウ球菌（手指などから）<br>殺虫剤・消毒薬（過失による混入など）<br>無許可添加物（誤用による）<br>金属片（設備器具類の損傷時など） |

### 3）危害に対する管理方法

　上に示した危害因子に対しては，施設受入時の伝票確認や仕様書・安全性証明書要求，試験分析などによる予防，工程中での予防・殺滅・低減（病原細菌），適正な表示と使用・保管（殺菌剤など），検知器による排除（金属片など）などによって，制御することが可能であり，施設ごと，食品の種類ごとにそれぞれもっとも適切な方法を選択し，あるいは組み合わせて管理されている．

　その際の管理の根拠（病原細菌制御の指針）とするために，科学的知見に基づき設定された一般的な増殖条件の例として表6-3を示した．ある食品で発生することが想定される病原細菌がその食品中で実際に増殖する可能性があるの

か，また製造中と流通保管中でどのような温度時間条件が制御上のリミットになるのかを検討する際の指針となる．例えば，腸炎ビブリオは水分活性が0.94未満であれば増殖しないこと，10％程度の塩分濃度の食品でもその危険性を考慮しなくてはならないこと，仕掛品と製品を10℃以下であれば3週間放置しても大丈夫であるが，21℃以上では2時間しか放置できないことなどである．

表6-3 病原細菌の増殖条件（制御方法の指針）

|  | 大腸菌 | 黄色ブドウ球菌 | 腸炎ビブリオ |
|---|---|---|---|
| $Aw$（最低） | 0.93～0.96 | 0.85～0.86 | 0.94 |
| pH（最低） | 3.6～4.7 | 4.0 | 4.8～5.0 |
| （最高） | 9.5 | 10 | 9.6 |
| 水相食塩濃度％（最高） | 7.5～8 | 18～20 | 8～10 |
| 温度℃（最低） | 0.6～3 | 5～6 | 5 |
| （最高） | 45 | 45～48 | 43 |
| 酵素要求 | 通性嫌気性 | 通性嫌気性 | 通性嫌気性 |
| 危険レベルに至るまでの放置可能時間（目安） | | | |
| 低温（5～10℃） | 14日 | 14日 | 21日 |
| 低温（11～20℃） | 6時間 | 12時間 | 6時間 |
| 低温（21℃～） | 3時間 | 3時間 | 2時間 |

FDA水産物HACCPガイド（1998）より一部抜粋

では，さまざまな水産食品について，どのようにしてそれぞれの危害が制御され安全性が担保されているのか，その基本的考え方を次に示す．

| 缶詰 | ボツリヌス菌を商業的無菌にするためにレトルト殺菌し，残存芽胞菌の増殖を阻止するために迅速な冷却を行う． |
|---|---|
| かまぼこ | 十分な加熱条件で加工する．食品衛生法で，中心部を75℃以上に達成させるよう義務付けられている．迅速冷却と要冷蔵流通保管も大切． |
| 乾燥品 | 水分活性が十分低ければ常温販売可能．それ以外は冷蔵販売． |
| 缶塩蔵品 | 伝統的な製品は高塩分で常温販売可能であったが，最近の製品は低塩分で，冷蔵流通が欠かせない． |
| くん製品 | 温くん処理は細菌に対する一定の殺菌または低減効果があるが，冷くん処理はくん煙による静菌効果と低温流通が欠かせない． |
| 佃煮 | 加熱による殺菌効果と水分除去，調味料添加による十分な水分活性低下などにより常温流通が可能となっている． |

| | |
|---|---|
| 塩辛 | 伝統的な製品は高塩分かつ熟成により常温販売可能であったが，最近は低塩分で，各種添加物を用いた冷蔵流通品が多い． |
| 酢漬け | 製品の pH が十分低ければ常温流通可能． |
| 青物魚 | ヒスタミンについては，漁獲後原魚として施設に入ってくるまでの温度時間のチェックか，搬入時の分析・試験に加えて加工中の温度時間条件の両方で防止すべき．ヒスタミンは加熱により分解しない． |

なお，すべての場合において，以下に示す基本的（バックグラウンド的）な衛生的製造環境担保措置を適正に行い，二次汚染を防止しなければ，十分な工程管理効果が得られないことを忘れてはならない．

(1) 使用水・氷の衛生管理
(2) 食品に直接接触する面の清潔度維持
(3) 交差汚染の防止
設備／器具類／作業員由来，生鮮食品から加熱済み食品への汚染
(4) 手洗い設備・便所などの管理
(5) 機械油・ほこりなどの混入の防止
(6) 毒性化学物質の管理
(7) 従業員の衛生管理（疾病・傷病）
(8) 有害動物の駆除

### 4）国際的同等性確保の必要性

上に，今世界中で採用されている HACCP 方式はコーデックス委員会の定めた一般原則にしたがっていると述べたが，それはコーデックス規格が食品の安全性確保のための現在の国際標準になっているからである．すなわち，コーデックス規格は，ガット（GATT：関税および貿易に関する一般協定）の後を受けて 1995 年 1 月に発足した世界貿易機関（WTO）の枠組みにおける，食品衛生植物防疫協定（SPS，Sanitary and Phytosanitary Measures）および貿易に対する技術障壁協定（TBT，Technical Barriers to Trade）において，WTO 加盟国同士が食品の衛生と貿易に関して 2 国間のまたは多国間の協定を締結したり貿易上の国際紛争を解決したりする際に依拠すべき基本的な世界標準であるとされているからである．そのために，コーデックス委員会では，例え

ば魚類水産製品部会において，各種の水産食品に対してHACCPを導入したガイドラインの策定作業を急いでいる．

　貿易の立場では，世界各国政府は自国の消費者の安全を保護するために輸入品に対して規制を行う権利を有しているとはいうものの，それが著しい貿易障壁になってはならないことが必要である．そのような貿易障害にならない規制措置として，HACCP方式に基づく規則の内外無差別適用が可能であると理解されている．しかし，HACCP方式だからといって現状ですべて問題がないのかというとそうではない．例えば，欧州連合と米国では，それぞれ独自に，水産物に対するHACCP方式を取り入れた強制規則を施行しているが，これらの国地域へ輸出している国々，特に途上国では，これら輸出相手国の要求基準に対して個別に対応せざるを得なくなっており，そのための多大のコスト負担が避けられないことの不満が多くなっている．

　そのようなことから，世界標準として，コーデックスが掲げる一般原則に基づくHACCP方式の適正な実施方法が確立され，それが世界レベルで採用されることによって，原材料と製品が自由に交易されるようにすることが課題となっている．

　5）コーデックス魚類水産製品部会における取扱い規範へのHACCPの導入
　同部会では，高品質で安全な水産食品を製造加工するために事業者が遵守すべきガイドラインとして「魚類水産製品取扱い規範」の改定作業を行っている．数年前に，従来からあった次に掲げる個別品目ごとの取扱い規範に対して，HACCP方式を導入することが決定されたためである．

---

急速冷凍食品・鮮魚・魚類缶詰・冷凍魚類・エビ類・貝類・ロブスター・くん製魚類・塩蔵魚類・機械採肉された魚肉ミンチ・カニ

---

　従来の規範は，一般的な（基礎的な）衛生管理要件として，国際勧告取扱い規範－食品衛生一般原則などを別途参照するようになっており，複数の品目の取扱い規範を入手しようとすると，何冊も資料を揃えなくてはならず，特に途上国などでは入手に困難なことが多かったために，全ての基礎事項と品目別管理方法を1冊にまとめた「統合型規範」を作成することとなったものである．その構成は次のようになっている．

統合型「魚類水産製品取扱い規範」の構成

全品目共通部分
 はじめに
 この規範の使い方
  §1：目的（適用範囲）
  §2：用語の定義
  §3：一般衛生管理事項
  §4：水産物取扱いにおける一般的留意事項
  §5：HACCP方式および品質欠点への取組み
品目別記述
  §6～16：冷蔵・冷凍・落し身魚類／缶詰魚介類／冷凍すり身その他
  §17／18：輸送／小売
必須品質要件
  附則：生鮮・冷凍・落し身魚類／缶詰魚介類／冷凍すり身／その他

なお，品目別記述にある冷凍すり身は，わが国からの提案により，米国とともに数年前から新規にドラフトを策定しているものである．

先にも述べたように，コーデックス規格は消費者保護と公正なる貿易の促進が目的であるので，本規範においても安全性要件と品質要件の両方に対する取り組みが記述されている．さらに，品質要件については，必須品質要件（腐敗や重度の乾燥で，国によっては輸入規制の要件となることが想定されるもの）と任意の品質要件（色沢や品位など一般の商業取引上の品質項目）にわけており，安全性危害がCCPとして管理されるのに対し，必須品質欠陥はDAP（defect action point）として，管理されることになっている．

取扱い規範の改定作業は次の担当国がそれぞれ中心となって行っている（英国が全体を取りまとめる）．

 貝類（オランダ）・すり身（日本／米国）・塩蔵魚（ノルウエー）
 くん製魚（デンマーク）・エビ類（メキシコ）
 ロブスターおよびカニ（ブラジル）・イカおよびタコ（ニュージーランド）
 フライ製品（ドイツ／米国）・養殖（FAO／WHO）
 輸送（フランス）・小売り（米国）

### 6) PL 法との関係

PL 法（製造物責任法）は，製品に欠陥（通常有すべき安全性を欠いていること）があって被害が生じた場合に，被害者救済の観点から，製造業者の過失がなくても，すなわち製造業者が無過失であったとしても，製造業者に責任を負わせようとする考え方（無過失責任，欠陥責任）に基づいて平成 7 年に施行された法律である．旧来の民法（不法行為責任）による訴訟の時代にあっては，製造業者は過失責任が問われ，被害者が製造業者の過失によって欠陥が生じたことを立証しなくてはならず，製造業者に有利なことが多かったが，PL 法の時代にあっては，被害者は製品に欠陥があったこととその欠陥が原因で損害が生じたことを証明すればよく，一方，製造業者は無欠陥を証明しなくてはならず，製造業者の責務が大きくなっている．

そのために，製造業者は普段から備えをしておかなくてはならなくなっており，HACCP 方式がそのための有用な方策であると考えられる．その理由としては，例えば，HACCP 方式における危害は PL 法における欠陥と近いものであるし，危害が科学的に妥当な方法に基づき管理されるべきことは，PL 法における開発危険の抗弁により予期できない欠陥に対する免責を認めていることと表裏の関係にあることなどである．また，製造過程に関する日々の管理記録を残すことにより，PL 法における訴訟の審議過程において，トレーサビリティー確保のために原則的にすべての関係文書の提出を求められる事態に備えることができるようになることも大切な点である．

### 7) ISO9000 シリーズとの関係

1987 年に国際標準化機構（ISO）によって制定された ISO9000 シリーズは，製品あるいはサービスの供給者が顧客満足を確保するための品質保証システムであって，その実施状況が適切であるかどうかチェックするための機能を備えている．わが国においては，純民間の非営利機関である財団法人日本適合性認定協会（JAB）が唯一の認定機関となっており，審査登録機関，認証機関，審査員研修機関などの認定および登録を行っている．JAB は，1998 年の国際認定機関フォーラムにおいて国際相互承認協定のメンバーとなり，品質システム審査登録制度における認定について，その仕組みと結果が国際的に受け入れられるようになっている．ISO9000 シリーズは，わが国では 1993 年から活用が

始まっており，現在約 40 の認証機関によって，各産業分野において約 2 万件の認証実績があるが，そのうち約 440 件が食品製造に対するものである．

ISO の求めるものは，品質保証体制における「責任と権限の明確化」であり，透明化であって，そのために 20 の整備，実施すべき要求事項がある（1994年度版 9001 の場合）．表 6-4 にその要求事項を示したが，その中には上記 HACCP の 7 つの原則と似たような項目が多く，基本的には近いシステムであるといえよう．

表6-4 ISO9001要求事項（1994年度版）

| | | | |
|---|---|---|---|
| 1 | 経営者の責任 | 11 | 検査，測定および試験装置の管理 |
| 2 | 品質システム | 12 | 検査・試験の状態 |
| 3 | 契約内容の確認 | 13 | 不適合品の管理 |
| 4 | 設計管理 | 14 | 是正処理および予防処置 |
| 5 | 文書およびデータの管理 | 15 | 取扱い，保管，包装，保存および引渡し |
| 6 | 購買 | 16 | 品質記録の管理 |
| 7 | 顧客支給品の管理 | 17 | 内部品質監査 |
| 8 | 製品の識別およびトレーサビリティ | 18 | 教育・訓練 |
| 9 | 工程管理 | 19 | 付帯サービス |
| 10 | 検査・試験 | 20 | 統計的手法 |

しかし，実際の運用上では違うと思える個所がある．例えば，ISO では，HACCP 方式での重要な要件であるバリデーションの要求事項があまり明確にされていないこと，安全性を確保するために一定レベル以上の製品規格を達成させなくてはならないこと（管理基準が重要な意味をもつこと）が明示されていないことなどである．HACCP 方式は安全な食品を製造するという目的を達成するためのものであり，ISO は品質管理体系の整備・充実・透明化が主たる目的であるといえよう．

また，多くの国で，食品衛生のために HACCP 方式が法律規則として強制的に施行され，行政による管理体制になじんだものであるのに対し，ISO はあくまで民間の自主規格として，あらゆる分野の製品とサービスに適用され，国際的な取引における標準として活用されていることも明記しておくべき違いである．

## 6-2 導入の実態

### 1）総合衛生管理製造過程承認制度

　わが国厚生労働省は，1995年5月に改正した食品衛生法（以下，法律という）において，HACCP方式を取り入れた「総合衛生管理製造過程承認制度」を申請に基づく任意の制度として発足させている．同制度は，法律第7条の3において，「厚生労働大臣は，第7条第1項［食品又は添加物の製造等の基準及び成分の規格］の規定により製造または加工の方法の基準が定められた食品であって政令［令第1条第1項］で定めるものにつき，総合衛生管理製造過程を経て製造し，または加工しようとする者から申請があったときは，厚生労働省令［規第4条］で定める基準に適合しているとき承認を与える」ということが定められていることによるものである．本制度のメリットとしては，法律第7条第1項に定める製造基準によらず，緩和された管理基準（低い加熱条件など）によって製造するような管理計画を作成し，承認を得られることができるほか，食品衛生管理士を設置しなくてもかまわないなどのことがある．

　申請に際しては，定められた書類を揃え，所轄の地方厚生局に提出するが，審査においては，都道府県などおよび地方厚生局が現場調査を行い，審査会に諮って承認を決定することになっている．承認後は，都道府県などによる臨検検査にあわせて，確実に実施されているかが確認される．そのために厚生労働省は都道府県などの食品衛生監視員に対し査察検証のための訓練を行っている．

　なお，現在（平成13年4月），乳飲料，乳製品，食肉製品，容器包装詰加圧加熱殺菌食品，魚肉ねり製品ならびに清涼飲料水の6種類の食品が対象として政令指定され，以下のような指定品目に関わる製造者の一部が申請し，承認を得ている．

| 品目 | 指　　定 | 全施設数 | 承認済み施設数 |
| --- | --- | --- | --- |
| 乳・乳製品 | 平成8年5月 | 1,600 | 307 |
| 食肉製品 | 平成8年5月 | 2,200 | 92 |
| 缶詰食品 | 平成9年3月 | 4,300 | 16 |
| 魚肉ねり製品 | 平成9年11月 | 3,800 | 14 |
| 清涼飲料水 | 平成11年7月 | 3,300 | 0 |

厚生労働省は，本制度を施行することによって，従来の市場での抜取り検査と監視行政の偏重を是正し，自主管理の徹底推進を図ることを目指しているが，この達成状況で明らかなように，各業界での進み方は十分とはいえない状況である．初期の目的達成に向けて，業界と行政による，より積極的な挑戦が必要であろう．

2) 自主対応

**対 EU 輸出のために**：水産食品に対して域内共通の規制を行うために，欧州委員会は次の指令と決定を発表している．

| | |
|---|---|
| 1991 年 | 「欧州共同体域内生産及び輸入水産食品に対する閣僚理事会指令」91/493/EEC |
| 1991 年 | 「活二枚貝類の生産及び市場流通に関する閣僚理事会指令」91/492/EEC |
| 1994 年 | 「HACCP 施行規則を定める欧州委員会決定」94/356/EEC |

域内各国は，これらの共通ルール（ガイドライン）に基づき国内規則を制定し，自国内の水産食品を管理している．さらに，輸入品については，欧州委員会と各輸出国政府機関が相互取決めを行い，これら指令および決定と同等のレベルで個別の輸入条件を決めることになっている．わが国の場合は，厚生労働省がその窓口になっており，同省が，これらと同等な管理基準として「対 EU 輸出水産食品の取扱い要領・平成 7 年 7 月局長通知」を制定して，希望する水産加工施設および関連施設（営業倉庫）を認定・登録し，欧州委員会に通知することによって輸出が可能になっている．しかしながら，概して施設設備面でかなり高いレベルの運用となっており，原材料の由来が制限されるなど，事業者にとって基準達成に相当の努力が必要で，現在概ね 10 施設のみが登録されるにとどまっている．

**対米輸出のために**：1997 年に米国 FDA は，水産食品に対して HACCP 方式を取り入れた「魚類水産製品の加工および輸入の安全性に関する規則 21CFR123」を強制規則として施行し，国内品および輸入品の両方に対して等しく適用している．ちなみに，米国では流通している半数以上が海外からの輸入品であるといわれている．

米国はわが国にとって戦前からの主要な水産物輸出の相手国であり，輸入継続への対応が欠かせない．では，どのようにして輸出が可能になるのかというと，同規則では，米国への輸入品については，輸入者がその安全性（規則適合性）を FDA に対して保証することになっており，そのために輸入者は次の選択肢から選択することになっている．

- a. 米国規則との同等性あるいは米国規則適合性を確認した覚書（MOU, Memorandum of Understanding）を締結した国から輸入すること．
- b. 輸入者がロット毎に米国 HACCP 規則に適合していることを保証すること．

上記のうち，いずれかであればよいが，現時点では FDA と MOU を締結した国はない（貝類を除いて）．したがって，現行では輸入者は上記 (2) の選択肢によることになる．そのために，輸入者は次の 2 つの文書をともに揃え，求めに応じて FDA に提示することが必要である．

- a. 製品の安全性を証明する製品仕様書
- b. 輸出国製造者が HACCP 方式で製造した証拠（以下のいずれかで）
  - a）製造者による HACCP および SSOP のモニタリング記録
  - b）第三者による連続式またはロットごとの証明（政府機関または民間機関）
  - c）輸入者による定期的工場査察検証
  - d）製造者の作成した HACCP 計画および保証書（ともに英文で）
  - e）輸入者による輸入時の定期的製品検査および製造者保証書（英文で）
  - f）その他同等の方法

輸入者と協議して決められることであるが，わが国製造者はもっぱら 2 番目の「第三者による証明」によって輸出を行っており，そのための証明機関として，厚生労働省（保健所），大日本水産会，海外コンサルタント会社，海外検査会社などが活動している．

このような第三者証明機関として，大日本水産会は，まず，技術面での統一を図るために，あとで述べる HACCP 講習会によって加工者，検査機関，コンサルタントなどをトレーニングし，講習会を受けた検査機関やコンサルタン

トが水産加工施設に対し指導を行うことによって，加工者がHACCP方式を実施できるように支援している．その後，施設が一定期間HACCP計画を実施した段階で大日本水産会が査察・検証し，証明書を発行する仕組みを運営している（実績：概ね50）．

一方，厚生労働省は「対米輸出水産食品の取扱いについて・平成9年12月乳肉衛生課長通知」を出し，所轄の保健所食品衛生監視員が施設を査察検証することによって，国の機関としての第三者証明書を発行している（実績：概ね70）．その他，SGS（スイスに本拠を置く国際的な検査会社）や米国コンサルタントなどが同様の証明行為を行っている（少数）．

**ISO9000-HACCP適合証明**：先に述べたように，ISO9000シリーズとHACCP方式は似通ったシステムでありながら，違いを明確にしなくてはならない部分もあるが，適正なコンサルタントにより，両者をその長短を相互に補いながら適正に組み立てれば，食品の品質衛生管理のための非常に有用なマネージメント・ツールとなり得ることは明白である．

そのような観点から，わが国におけるISO9000シリーズ審査機関の一つである財団法人日本品質保証機構（JQA）が，自主的な基準としてISO9000sシステムのなかにコーデックスのHACCPガイドラインを組み込んだJQA独自の審査手順を制定し，HACCP適合証明書を発行している．なお，同制度では，総合衛生管理製造過程承認制度で指定された以外の品目の製造者を対象としている．

ちなみに，審査は2段階に分かれており，書類審査と現場審査とからなっている．書類審査適合後概ね6ヶ月間のHACCPシステム運用を経て，ISO9000sの審査とあわせて現場審査を受けることができる．なお，適合証明取得後，6ヶ月間あるいは1年間ごとに繰り返し審査を受ける必要がある．審査は食品衛生に習熟し米国FDA方式HACCPカリキュラムを履修したISO9000s審査員が行っている．なお，現時点での適合は数施設である．

**SQF2000オーストラリア**：SQFとはSafe Quality Foodの略で，あらゆる種類の食品製造者などを対象として，HACCP方式を取り入れた品質衛生管理を実施させ，同時にISO9000システムに適合させるように設計されたオーストラリア政府による品質保証システムである．SQFには2つの分野があり，

SQF1000 は一次生産向け，SQF2000 は加工者向け（一次生産以外ということ）である．

　SQF システムを導入するためには，まず半日程度の品質保証セミナーに参加し，SQF の意義やメリットを理解するとともに，システム構築のためのコンサルタントを受け入れ，事業内容に合ったシステムを構築することが必要である．同時に，スタッフのトレーニング，管理記録の蓄積，システムの見直しを行いながら，内部審査によって適合度を判定し，適切な時期に外部査察の申請を行うことになる．外部査察および証明は西オーストラリア政府農業局（AGWEST）によって認定された証明機関によってなされ，審査員（申請者が選択することができる）は HACCP 方式による食品衛生のトレーニングを修了し，Quality Society of Australiaによって登録された者が行う．わが国においては，上記 SGS が AGWEST によって認定された証明機関として数施設を認定している．

　**地域振興 HACCPの例**：道東に位置する標津町（人口約 6,500人）では，水産加工が町の基幹産業であって，その継続的発展のためには，大手量販店，百貨店，コンビニなどへの安定的な商品供給を確保しなくてはならないと考えている．そのために，同町では，主要な水産加工品に対して，HACCP 方式を導入した，より確実な品質衛生管理体制を運用する試みを始めている．その対応は個別企業のみによるものではなく，漁業者，市場関係者，加工業者，運輸および流通関係者が一丸となり，相互に協力して行い，地域としてのブランド性を付加させ，「見える産地」，安全で安心できる食料供給基地として，前向きの事業活動を行うことを意図したものである．

　この背景には，過去に起こった近隣の水産加工者製造に係るイクラ製品O157 事故のマイナスイメージを払拭すること以外にも，広く安全性の保証という消費者ニーズを満たすこと，PL 法による製造者責任の明確化を図ること，米国輸出のために HACCP 方式新水産物規制への対応を図ることなどの目的がある．

　実際の取り組みにおいては，同町では，町と民間コンサルタント会社が協力して，まず，秋サケとその加工品，ホタテとその加工品，その他一般の魚介類とその加工品（ボイル品など）について，漁獲から始まって，水揚げ，市場，

加工，輸送・流通におけるすべての段階に対して，危害分析を行い，問題点のあり方に応じて，施設設備面でのメンテナンスと補修，日々の衛生レベル向上のための洗浄計画や有害動物駆除対策，さらに製品取扱いにおけるHACCP方式を取り入れた管理体系を構築し実践することによって安全な水産食品を消費者に提供しようとしている．その際の基本的な考え方は，(1) 漁獲以降すべての段階において，病原性細菌・異物の混入を防止する，(2) 温度を一定以下に保つ，(3) 使用水および氷の管理を徹底する，(4) 漁獲物に傷をつけない，ならびに (5) 短時間で処理するということである．

## 6-3 支援体制

### 1) 技術面

**啓発用教材・資材作成**：大日本水産会は，養殖，産地市場および加工の各分野について，基礎的な衛生規範の重要性とその実施方法を示したパンフレットを作成し，関連する多くの業界団体を通じて配布している．さらに，養殖と加工の分野に対しては，主要な品目別に，HACCP方式の導入を促進するための基礎理論と具体的な管理体系の構築方法を示したガイドラインとビデオを作成し，配布している．

その他，水産分野以外としては，食品衛生の基幹的業界団体である社団法人日本食品衛生協会が各種の啓発用教材やビデオを頒布しているほか，多くの企業や関係機関などが多様な教材類 (パンフレット，書籍など) を出している．

**講習会**：HACCP方式はブランド・ニューの仕組みであり，まず関係するすべての産業分野の人がその正しい知識を身に付けることが不可欠である．すなわち，まずトレーニングが必要であり，迅速な浸透にもっとも効果的であると考えられる．そのようなことから，水産分野においては，大日本水産会が，養殖，産地市場および加工の各分野の事業者や関連分野技術者に対してHACCPの理論と実践を講習している (加工者向け3日コースでの実績は1,000名超)．

また，社団法人日本食品衛生協会は，さまざまな食品分野の業界団体の役職員などに対してHACCP方式専門講師養成のための講習会 (4日コース) を行っており，さらにその受講者が指導者としてそれぞれの業界において講習を行い，HACCP方式に精通した技術者の育成に努めている．その他，いくつかの

機関や企業が講習会を行っている．

**金融面**：食品加工者が，将来の HACCP 方式導入を考えて必要な施設設備の整備を行おうとする場合に，低利の融資を受けられる制度として，農林水産省と厚生労働省が共管で 5 年間の時限立法として 1997 年 7 月に施行した「食品の製造過程の管理の高度化に関する臨時措置法」という金融支援制度がある．基本的な仕組みとしては，品目ごとの指定認定機関が，国の定めた「食品の製造管理の高度化のための基本方針」に基づき高度化基準を策定し，それに基づき事業者（申請者）の作成した高度化計画を審査し，適合しておれば認定証を与え，それによって農林漁業金融公庫が事業者に対して低利の融資を行うというものである．大日本水産会は水産食品のための指定認定機関となっている．

これ以外に，水産分野では，水産庁による金融支援措置（水産加工資金法）があり，農林漁業金融公庫，中小企業金融公庫，国民金融公庫の 3 公庫からさまざまな金融支援措置を受けることができる．そのための相談窓口は都道府県水産加工担当課である．

わが国の水産業の大半は，伝統的で零細な規模が多く，にわかにHACCP方式を導入し，品質衛生管理レベルを向上させるには幾多の困難があることは確かである．そのために，現状を踏まえた業界全体としての取り組みに加えて，行政や大学などの幅広い支援が欠かせない．

しかし，現下の不景気にかかわらず自ら企業努力をし，HACCP 方式を実施し，次のようなメリットを得ている事業者もある．

a) 品質衛生の向上をはかり，消費者保護（顧客満足）と販売サイドからの要求品質に応えることができた．

b) 国際標準への適応により，HACCP 規制をしている国への輸出の可能性が確保でき，海外からの HACCP 実施輸入品との品質衛生面での優位性に競合できた．

c) PL 法対策として企業のリスク回避に役立てている．

d) 危害分析に伴う製品規格や工程の見直しにより，結果的に生産性と歩留まりの向上が図られ，出荷時不良品の低減や生産工程合理化（コスト削減）ができた．

e）未だ一部の企業でしか達成していない状況で，先行的取り組みを行うことによって，優位性販売戦略を展開するためのツールの一つとして役立てている．

　営業者として食品事業を継続的に発展させるためには，製品がおいしくて価格の安い（適正である）ことが必要であるが，消費者の健康に直接的に結びつくものである以上，製品が安全で，企業として安心を与えることが基本であり，大前提である．このようなことから，高品質で安全な水産食品の提供という目的のために，水産食品に関わるすべての分野が，自らの事業特性に合わせたHACCP方式を導入して自主管理を行い，水産業界すべての総力による自己責任を果たすことが望まれる．

# 7. 水産加工食品の異物混入対策

塚　正　泰　之

　おにぎりに人の指先が入っていたら，気絶する人がいるかもしれない．これは極めて特異な例であるが，魚の切り身の表面でウジ（ハエの幼虫）が動いているなどの事例は希ではない．食品に混入した異物は肉体的な危害を及ぼさない場合であっても，著しい精神的ダメージを消費者に与えるのである．1997年の農林水産省の調査[1]によると，消費者の6割が小売店で販売される食品の安全性に不安を抱いているという結果がでている（図7-1）．これには1995年に発生した輸入ミネラルウォーター中の異物（カビ）混入事件などが影響していると思われるが，2000年に発生した加工乳による食中毒事件などは，国内の大手食品メーカーに対する消費者の信頼をも著しく損なわせるものであっ

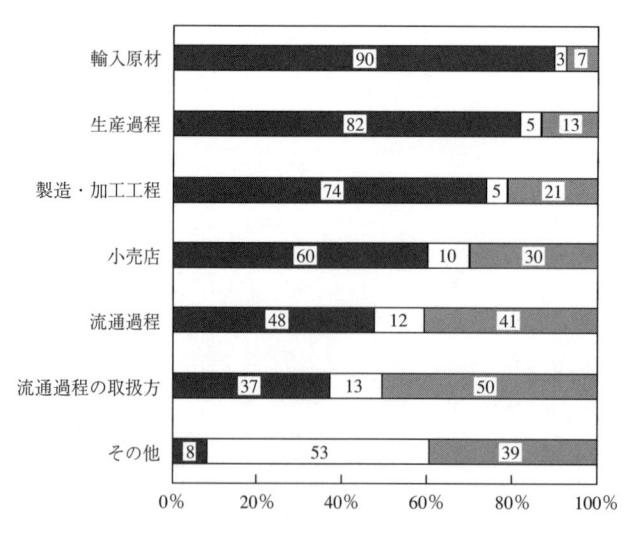

図7-1　消費者の食料品に対する不安[1]

た．また，1995年に施行された製造物責任法（PL法）により，危害や危険因子に対する消費者の関心が高まっており，問題製品が保健所や消費生活センターなどの公的機関に持ち込まれたり，マスコミなどで報道される機会が増えた．これらのことは，食品の製造・販売に関わる企業の品質管理対策の重要性が増していることを意味している．

　食品の衛生管理上の問題としては，食中毒と異物混入が大きなものである．食中毒の方が重大事故となる場合が多いものの，事故が発生する確率は異物混入の方がはるかに高い．前出の食中毒事件のような毒素によるものは別とすると，原料が食中毒菌に汚染されていた場合でも十分な加熱殺菌を行うことにより食中毒を防ぐことができる．また，食中毒の原因となる毒物や病原微生物の存在を食べる前に察知することは困難であり，不幸にして食中毒の危険因子を含む食品が市場に出た場合でも，原因物質の摂取量や個人差によって問題とならなかったり，発生原因が特定されなかったりして，表面に現れないケースが相当あると考えられ，最悪の場合にのみ食中毒事件として公になる．

　一方，本章で取り上げる異物は，視覚や触覚などの五感で識別できるものであり，混入した昆虫などの異物は加熱によって死滅させても死骸が残る点で微生物汚染の場合よりも顕在的である．異物は消費者が飲み込むまでの段階で比較的容易に見つけることができることから，混入事故が発生すれば，ほぼ100％の確率で消費者によって発見されると考えてよいであろう．このことは，消費者からの苦情の多くを混入異物が占めることからも推察される（図7-2）．しかし，わざわざ保健所や消費者センターに届けずに，直接販売店やメーカーに苦情を申し出て当事者間で解決したり，単価が安い食品では経済的損失が比較的小さいことからどこにも苦情を届け出ずに廃棄してしまう場合も多々あると考えられる．そのため，異物混入の実数は公的機関などの集計値の数十倍から数百倍あると思われる．食品に混入した異物によって歯が欠けるといった直接的な健康被害がない場合でも，消費者には不衛生感や嫌悪感を抱かせることとなり，当該食品群や当該メーカーの製品に対する購買拒否を引き起こすことは想像に難くない．また，異物の混入程度によっては同時に生産した製品の回収，販売店からの取引停止や行政からの営業停止処分などにつながることもある．これらのことは，食品企業にとって異物混入防止対策を立てることが食中

毒防止対策と同じくらい大切であることを示している．

### 7-1 食品中の異物の種類

異物の防除を考える上で，異物の種類や発生原因などを知ることが大切である．異物とは，食品の表面あるいは内部，または包装容器内で見つかった正常な食品の構成成分以外のものであり，食品成分とは全く関係のない外来成分の他，生体由来成分，製造・貯蔵過程において食品自体の成分から発生した成分なども含まれる．国民生活センターがまとめた食品異物の種類と混入件数[3]は表7-1のようになっており，昆虫の割合が最も高い．

**1）外来異物**

動物性異物としては，作業者の頭髪や体毛，ネズミなどの哺乳動物の体毛，タワシの毛，ゴキブリ，ハエ，ダニなどの昆虫（成虫だけでなく幼虫や卵）やクモ，動物の排泄物，テンタクラリア，アニサキスなどの寄生虫（5章に詳しく記載）があり，植物性異物としては，木片，わらくず，糸，紙など，鉱物性異物としては，砂，石，ガラス，金属（釣針，ボルト，刃こぼれ，金属ブラシ，クリップなど），プラスチック，ビニール片などがあげられ，昆布を浜辺で天日乾燥する際に巻き込んだ砂が異物となる他，冷凍すり身を包むビニール片がねり製品に混入する場合などがある．この中で，動物や昆虫などは，能動的に食品中に侵入したり，糞などの異物を食品中に残したりすることがあるため，特に注意を要するものである．

表7-1 異物の種類と比率[3]

| 異物の種類 | 件数 | 比率 |
| --- | --- | --- |
| 昆虫（分類なし） | 938 | 24.5 |
| ゴキブリ | 118 | 3.1 |
| ハエ | 68 | 1.8 |
| 金属類（ボルト・ナットなど） | 279 | 7.3 |
| 針・針金・釣り針・釘 | 250 | 6.5 |
| 刃物 | 47 | 1.2 |
| ホッチキスの針 | 37 | 1.0 |
| 毛 | 253 | 6.6 |
| ネズミのふん・毛 | 31 | 0.8 |
| 木片 | 56 | 1.5 |
| 紙・糸・布 | 82 | 2.1 |
| プラスチック・ゴム | 204 | 5.3 |
| ビニール | 76 | 2.0 |
| ガラス片 | 149 | 3.9 |
| 石・砂 | 116 | 3.0 |
| その他 | 580 | 15.2 |
| 不明 | 537 | 14.1 |

## 2）製造・貯蔵中に内部から生成する異物

ストラバイト（struvite）はガラス様の小さな結晶で、サケ、マグロ、カニなどの缶詰の内部で貯蔵中に発生することがあるが、胃中で溶解するので人体には無害である。魚肉の焼けこげは、カニ風味かまぼこなどの製造中に発生する。乾燥した魚介類の表面にチロシンやタウリンなどのアミノ酸が白粉として発生したり、コンブ、ワカメの表面に糖の一種であるマンニトールの白粉が生じたりする。これらの白粉は、異物ではないが、知らない場合には異物と誤認されることがある。以上は、製品の成分由来であるが、輸入ミネラルウォーターのカビ混入事件では、貯蔵中に生成したカビが原因となった。

## 3）原料魚介類由来の異物

魚類の腹腔を覆っている黒皮、鱗、骨、貝殻、眼球、外套膜にできた小さな真珠などは、原料となる水産物自体に由来するものである。これらの中には、原料の十分な前処理によって完全に除去できるものと、真珠のように二枚貝の外套膜に結合していて事前の除去が困難と思われるものがある。

## 4）食品中のとんでもない異物[4]

極めて特異な食品への異物混入事例を紹介すると、乳酸菌飲料の小ビン中にゴキブリの死骸が入っていた（1977年、愛媛県東予市）。おにぎりに人のサックが入っていた（1981年、新潟県新津市）。小学校の給食弁当にハツカネズミの首が入っていた（1985年、宮崎県延岡市）など、その場に居合わせた人の衝撃は想像に難くない。

## 7-2 水産食品における異物混入クレームの統計

図7-2は1991年から1997年までの7年間に東京都の保健所および都事業所で受け付けた食品の苦情件数を内容によって分類したものである[2]。苦情の総数は年々増加の傾向にあり、苦情に占める異物混入クレームの割合はほぼ一定である。1997年度の苦情件数は、2,669件である。その中で異物混入に関するものは549件で全体の20.6％を占める。これは、摂食により何らかの症状が実際に現れた有症苦情の658件に次いで多く、異味・異臭、施設・設備、食品の取り扱いなどの他の要因がいずれも10％に満たないことをみると、異物混入の苦情の多さがよくわかるわけであるが、現実には異物混入事故の発生数

は有症苦情のそれよりもはるかに多いと考えてよい．何故なら，有症事故が発生した場合には相当数の消費者が保健所あるいは販売店やメーカーなどに届けると思われるが，人の毛髪など大事故や発病などの心配がない軽度の異物混入の場合に，わざわざ届けを出す消費者は非常に少ないと考えられるからである．そのような違いがあるにもかかわらず異物混入に対する保健所などへの苦情が全体の20％を越えるということは，異物発生件数の多さを示しているとも読みとれる．ちなみに，水産食品，水産加工食品に対する苦情中に占める異物混入の割合は，食品全体に対するそれよりもはるかに高く，それぞれ25.8％，35.9％に及ぶ．したがって，水産食品および水産加工食品では異物混入対策が特に重要であるといえる．

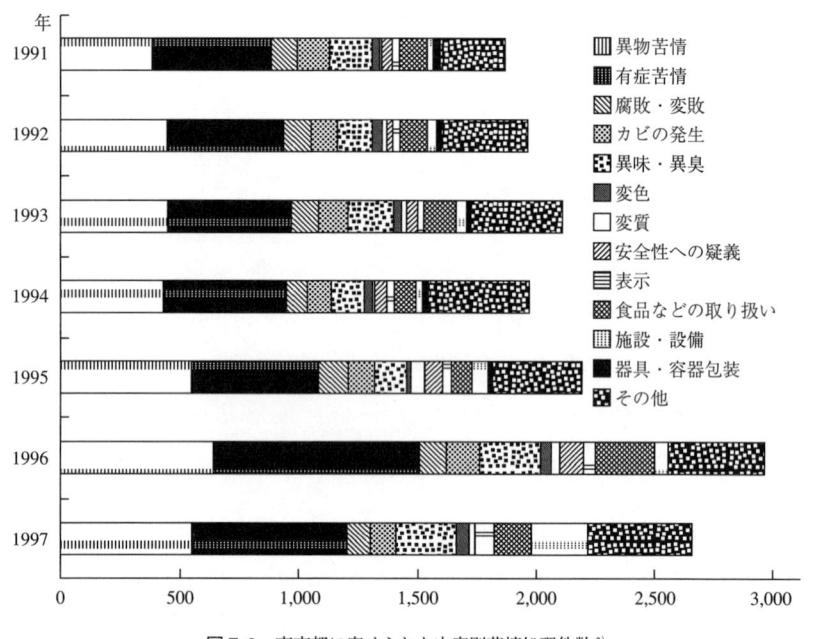

図7-2　東京都に寄せられた内容別苦情処理件数[2]

異物混入件数を食品別（表7-2）で見ると，水産食品・水産加工食品が全体の13.5％を占めている[2]．この数字は畜産食品・畜産加工食品の異物混入苦情件数4.9％の3倍近い数字であり，複合調理食品（33.3％），パン類・菓子類（15.5％）に次ぐものである．また，全食品群中では，虫の混入が異物の41.0％

表7-2 食品別の異物混入件数（1997年度）[2]

| 食品分類 | 合計件数 | 昆虫 | 寄生虫 | その他動物性異物 | 鉱物性異物 | その他の異物 |
|---|---|---|---|---|---|---|
| 水産食品 | 46 | 4 | 34 | 2 | 2 | 4 |
| 水産加工食品 | 28 | 7 | 3 | 6 | 4 | 8 |
| 畜産食品 | 15 | 5 | 1 | 4 | 2 | 3 |
| 畜産加工食品 | 12 | 20 | 0 | 0 | 2 | 8 |
| その他の動物性食品 | 2 | 0 | 0 | 1 | 0 | 1 |
| 農産食品 | 12 | 8 | 0 | 1 | 0 | 3 |
| 農産加工食品 | 51 | 27 | 0 | 5 | 5 | 14 |
| そう菜 | 42 | 16 | 2 | 8 | 4 | 12 |
| そう菜半製品 | 1 | 0 | 0 | 0 | 1 | 0 |
| パン類・菓子類 | 85 | 29 | 0 | 14 | 12 | 30 |
| 飲料 | 36 | 13 | 0 | 2 | 2 | 19 |
| 油脂 | 1 | 1 | 0 | 0 | 0 | 0 |
| 複合調理食品 | 183 | 95 | 3 | 41 | 22 | 22 |
| その他の食料品 | 9 | 5 | 0 | 0 | 0 | 4 |
| 器具容器包装 | 2 | 0 | 0 | 1 | 0 | 1 |
| 食品類以外 | 18 | 11 | 1 | 3 | 0 | 3 |
| 不明 | 6 | 2 | 0 | 3 | 0 | 1 |
| 合計 | 549 | 225 | 44 | 91 | 53 | 133 |

表7-3 異物の種類と比率[3]

| 食品群（件数） | 主な食品 |
|---|---|
| 菓子類(722) | 洋菓子(147)，和菓子(134)，チョコレート(83)，スナック類(68)，あめ・キャラメル(61)，アイスクリーム類(53)，せんべい(50) |
| 穀類(688) | パン(280)，米(231)，めん類(143)，粉類(17)，もち(11) |
| 調理食品(565) | 弁当(148)，そうざい類(94)，調理パン(63)，冷凍調理食品(57)，レトルト調理食品(47)，調理食品の缶詰・ビン詰(26) |
| 魚介類(410) | 魚・貝類(215)，かつお節など魚介加工品(73)，干物・塩蔵品(54)，魚肉ねり製品(43)，魚介缶・ビン詰(24) |
| 飲料(371) | 清涼飲料(136)，ミネラルウォーター(73)，コーヒー・紅茶・ココア(62)，緑茶(31)，中国茶(30) |
| 野菜・海藻類(322) | 漬・佃煮など(125)，野菜(75)，豆腐・納豆・おからなど(51)，海藻(47) |
| 調味料(198) | オイスターソース(50)，ふりかけ(39)，砂糖・ジャム・蜂蜜(31)，食塩・しょうゆ・みそ(25) |
| 乳卵類(181) | 牛乳(72)，粉ミルク(52)，ヨーグルト・チーズなど(42)，鶏卵(13) |
| 肉類(146) | ハム・ソーセージなど加工肉(71)，牛肉(26)，豚肉(22)，鶏肉(22)，挽肉(9) |
| 酒類(103) | ビール(41)，ワイン(37)，清酒(12) |
| 果物(77) | 果物の缶詰・ビン詰め(32)，生鮮果物(25)，干し柿・干しぶどう(9) |
| その他(38) | インスタント食品・チルド食品などその他の食料品 |

と半数近くを占めるのに対して，水産食品の場合には寄生虫（テンタクラリア，アニサキスなど）が50.0%を占めている．そのため，昆虫（ゴキブリ，ハエなど）の比率が14.9%と他の食品群よりもかなり低い値となっている．

別の統計資料としては，国民生活センターが地方自治体の消費生活センターからの約10年分（1990年4月～2000年9月）の異物に関するまとめ[3]があり，インターネット上で公開しているが，食品の安全，衛生に関わる苦情相談20,390件のうち異物混入に関するものが3,821件で，その割合はやはり，約20%ということである．また，異物全体に占める水産食品の割合（表7-3）は10.7%となっている．

## 7-3　昆虫の種類と特徴

水産食品では寄生虫に次いで昆虫の混入が多い．食品に混入する昆虫は，その食品を本来の食物とする食品害虫と，偶然に食品中に紛れ込んで異物となった一般の昆虫に分けられる．

### 1）乾燥食品の害虫

穀類，乾燥果実，干魚などの乾燥食品に発生する害虫には，甲虫類，ガ類，チャタテムシ類，シミ類が分類される．これらの昆虫には，いくつかの共通した特性があり，最大の特徴は水分が4～10%の食品中でも生育できる点である．他には，栄養要求性が単純で，一部の例外を除き植物質，動物質を問わずほとんどの食品で生育できる特性を有している．水分を15%程度にまで乾燥するかつお節では，カツオブシムシ類による食害が見られる．

その他，乾燥食品中で生活するわけではないので，乾燥食品害虫とはいえないが，乾燥食品中の異物として発見されるものにゴキブリ類，ハエ類，アリ類と昆虫の仲間ではないが蛛形綱ダニ目のコナダニ類などがある．

### 2）魚肉などの高水分含有食品の害虫

魚肉や畜肉とその加工食品は多くの水分を含んでおり，摂食のために好んで来訪する害虫としてハエ類とゴキブリ類があげられる．いずれも病原菌の伝播者として衛生的被害が重要視される．ハエ類ではイエバエ，クロバエ，ニクバエが主なものである．一方，ゴキブリ類では，チャバネゴキブリ，クロゴキブリ，ワモンゴキブリが主である．

**ハエ類**：センチニクバエは卵胎生で製品に直接，ウジを産み落とすため，異物として発見されるのは成虫だけではない．ニクバエ類は，キンバエ類とともに，ゴミ処理場，動物の死体，糞尿，家畜・家禽飼育舎などから発生し，水産・畜産加工場の臭いに誘引されて飛来する．関東では，4月頃から出現して10月頃まで活動する．イエバエは魚・肉汁，牛乳などを好んで摂食し，家屋内に頻繁に出入りする．家屋周辺の腐敗しかかった厨芥や動物の糞などに産卵し，関東以西では4月から11月が活動期である．

　**ゴキブリ類**：わが国には約30種類のゴキブリが分布しているが，家屋内で害虫として被害を与えるのは，クロゴキブリとチャバネゴキブリの2種類である．クロゴキブリは一般家庭やスーパーの食品売場などに住みついており，チャバネゴキブリはレストラン，食品工場，オフィスビルなどに住みつくことが多い．食品工場で最も問題視されるのはチャバネゴキブリで，暖房された屋内であれば冬期も活動を続ける．チャバネゴキブリは飛翔できないため，近隣から飛来侵入することはなく，搬入される貨物に潜伏して持ち込まれる．

## 7-4　異物除去・混入防止対策

　これまでに述べたように，異物には混入経路の異なる様々なものがあるため，異物の種類毎に混入経路を解明して，個別に対策を講じる必要がある．

### 1）異物混入経路の解明

　異物の混入が確認された場合，どこで混入したのかが大きな問題である．異物の混入が当該製品1個だけでなく，同時に製造した製品全部に可能性が及ぶことがあり，その場合には迅速な対応が必要となるからである．また，原料や製造工程に問題がある場合（例えば，建物内部で昆虫が発生している場合など）には，異なる日付の製品にも問題が及ぶ可能性がある．さらに，生物異物の場合には，消費者が開封した後に混入した可能性も考えられるため，異物の分析によってどのようにして混入したのかを解明することが重要視されるのである．

　**昆虫，動物由来の異物**：食品に混入する昆虫には様々なものがあり，昆虫の種類を特定し，生活様式を調べることで，建物外部から侵入してきたのか，建物内部で発生したのかを知ることができる．工場への昆虫類の侵入要素を表7-4に示した．内部で発生する昆虫にはゴキブリ，ジョウジョウバエ，ノミバエ，

チョウバエなどがある．外部から侵入する昆虫にも，原料に紛れて侵入した乾燥食品害虫と，内部から漏れる光，熱や臭いに誘引されたり，作業員の衣服に付着したりして偶然に侵入したものとがあり，原料の場合には原料の品質検査を厳重にすることによって昆虫の侵入を防止ことができる．

表7-4 昆虫などの工場内への侵入要因

| 侵入要因 | 昆虫の種類 |
| --- | --- |
| 光（365 nmを中心に300〜400 nm） | ガ類，ユスリカ類，ハエ類，ガガンボ類，ウンカ類，アブラムシ類，アリ類（有翅），コバチ類，カゲロウ類など |
| 熱 | カメムシ類，ハムシ類，マグロヨコバイ類など |
| 臭い | ハエ類など |
| 気流（内部陰圧） | キノコバエ類，ユスリカ類など |
| 避難（歩行） | トビムシ類，ハサミムシ類，コオロギ類，ムカデなど |
| 人，原材料に付着 | 全ての昆虫 |

加工食品から昆虫の死骸が発見された場合，混入が加熱工程の前か後かを簡単に調べる手段として，カタラーゼ（過酸化水素を分解して酸素を発生する酵素）試験がある．これは生物体に広く分布し，死後も比較的長く活性を維持する酵素で，加熱工程を経ていれば完全に失活してしまうため，混入時期の推定に利用される．また，包装後に加熱する製品であれば，消費者の不注意で開封した後に昆虫が混入したことを証明できることもある．

ネズミ類では屋内に生息するドブネズミ，クマネズミ，ハツカネズミの3種が重要であり，建物内への侵入を防止する他，住つかないような内部構造と，巣作りの材料を内部放置しないことが重要である．

**作業員由来の異物**：作業員が発生源となる異物としては，毛髪（体毛も含む），ヘアピン，指輪，イヤリング，傷用絆創膏，たばこ，ガム，輪ゴム，ボールペン，鉛筆，クリップ，名札，時計，コンタクトレンズなどさまざまなものがある．食品工場ではパートタイマーやアルバイトなど入れ替わりが比較的激しい労働力に依存している．これらの作業員の衛生管理に対する意識や基礎知識には相当な個人差がある．したがって，所持品や毛髪などが作業中に落下しないような作業着（表7-5）を準備することがまず必要である．さらに，指輪などの工場内で必要のないものをはずして工場内に入ることや工場内に入る際に粘着ローラーで作業着に付着した頭髪を除去するなどの異物混入防止のためのマ

ニュアルを整備し，それを守らせるための徹底した教育が大切である．

表7-5　異物混入防止用作業着

| 服　装 | 異物混入防止対策 |
| --- | --- |
| 上衣 | 袖口が締まる．破れがない．ポケットがないか，蓋が付いている．長繊維で毛がたたない．帯電防止．白または淡色で異物の付着が目立つ．名札は使用しない．チャック式． |
| ズボン | 体毛が床に落ちないようにすそが締まる．破れがない． |
| 帽子 | ネット着用．頭髪が完全に隠れ，すそが上衣内に入る． |
| ゴーグル | 原料投入作業者がコンタクトレンズをしている場合． |

**製品の内部で発生する異物**：ストラバイトは，加熱によって肉から生じるアンモニアと肉中のマグネシウムおよびリン化合物が冷却・貯蔵中に結合してできたリン酸アンモニウム・マグネシウム $Mg(NH_4)PO_4 \cdot 6H_2O$ の硬い菱柱状結晶で，内容物の pH が中性または微アルカリ性の缶詰にできやすい．これはストラバイトが中性，微アルカリ性で水に難溶なためで，まぐろ缶詰では，肉の pH が 6.2 以下であればストラバイトの結晶がみられないといわれている．添加物による防止法としては，マグネシウムイオンを封鎖するためのキレート剤（EDTA，ヘキサメタリン酸ナトリウムなど）の添加が有効である．

## 2）建物の構造と駆除

外部から侵入してくる昆虫や動物に対しては，工場建物自体の対策が重要となる．

**昆虫類の工場内への侵入防止対策**：まずは，工場周辺の昆虫発生源について防除対策を講じる必要がある．工場内の廃水処理施設の沈殿槽，下水溝，防火水槽などがユスリカの発生源となるため，地下埋設や密閉蓋などの処置が必要である．大部分の飛来昆虫は夜間の照明によって工場に誘引されるため，昆虫に対する誘引性の低い波長（560 nm 付近の黄色域）の照明を出入口に用いたり，窓ガラスに紫外線カットフィルムを貼るなどして，昆虫誘引作用のある波長域を除くことで工場内への飛来を抑制することができる．建物の開放部である窓への侵入防止対策としては防虫網の取り付けが常識となっているが，網目のサイズが重要であり，市販の 20 メッシュ（0.93 mm 目）程度では微小な昆虫の侵入を防ぎきれない．微小な昆虫の混入も防ぐのであれば 40 から 60 メッシュが必要であるが，風通しの悪さや目詰まりを考えるとハメ殺し式の窓にし

て，エアコンにより空調を行うのが適当と思われる．換気扇も夜間の停止中は昆虫の侵入口となるため，換気扇用防虫ダンパーを設置する．資材や製品の搬出入口については，紫外線をカットする防虫ビニールカーテン（オレンジ色）がよく設置されているが，壁，床面との隙間，カーテン同士のくっつきによる隙間などがないように配慮する必要がある．エアーカーテンも単に設置しただけでは効果は期待できない．出入口の高さに対して十分な風速の風を外方向に傾斜をつけて吹き出し，床面に格子付きの吸い込み口を設ける．工場内部を陽圧にして昆虫の吸い込みを防ぐなどの配慮が十分な効果を得るには必要である．さらに，開放部の面積を最小限にしたり，高速シャッターを設置して開放時間を短縮する方法なども有効である．人の出入口からの昆虫の混入を防ぐ最も有効な手段としては，二重扉付きの前室がある．これは，出入りに際していずれかの扉が必ず閉まる構造となっており，飛来侵入する昆虫には効果が高い．その他，外壁や屋根などの 1 mm 以上の隙間は，昆虫の侵入口となるため完全に隙間を遮断する必要がある．

**ネズミなどの動物の侵入防止対策**：ネズミも，まずは工場周辺に生息場所を作らないことが重要である．工場周辺の路面の舗装や定期的な駆除が有効である．建物への外部からの侵入口としては，扉，シャッター，鉄扉などと床との隙間，窓の隙間，外壁の割れや隙間，排水溝の隙間などネズミの頭が入るスペースすべてが該当する．したがって，ハツカネズミが侵入できる 0.6 cm 以下に隙間を抑える他，ゴムパッキンには硬いものを使うことが必要である．

**工場内に侵入した昆虫，ネズミ類の駆除対策**：工場に侵入した昆虫に対する駆除対策としては，電撃殺虫器がよく用いられる．これは誘虫蛍光灯（波長 365 nm のブラックライト）で飛翔性の昆虫を誘引して，高圧電流で電激死させる装置であるが，吊り下げ式の場合には昆虫が電撃によって吹き飛ばされることを考慮して，設置場所を決めなければならない．また，出入口周辺など外部から直接ランプが見えるような場所では，屋外の昆虫を誘引することになるため設置しない．粘着リボントラップ（ハエ取りリボン）は，ハエやユスリカなどの外部飛来昆虫，チョウバエ，ニセケバエなどの工場内で発生する飛翔性害虫に有効である．床置き粘着トラップは，歩行侵入するゴキブリ，ワラジムシなどに有効である．ネズミについては，建物内部に物置や二重壁などの住み

つきやすい閉鎖空間を作らない他，ネズミの通路となりそうな部分の遮断，餌となるものを床面などに残さない心がけが大切である．駆除法としては，毒餌法，殺そ板や捕獲器による捕獲などがあるが，毒餌の場合には，死体が建物内で腐敗したり，異物として混入したりすることもあるため，捕獲法が好ましい．

**工場内で発生した昆虫の駆除対策**：工場内に住みつき繁殖する昆虫には，ゴキブリ類，チョウバエ類，ニセケバエ類がある．基本的には，昆虫が生息・繁殖できる場所をなくすための整理，整頓，清掃や，防虫，防黴処理した建材，資材を使用することが必要である．駆除するための器具類は前項と同じであるが，根絶を目指すのであれば工場内のくん蒸による殺虫が，食品への残留の恐れもなく有効である．くん蒸剤としては，燐化アルミニウム剤が使われるが，くん蒸後のガスは建物外に放出しなければならないため，住宅地周辺の工場では使えない．殺虫剤の散布も考えられるが，残留物の毒性や潜伏しているゴキブリなどへの有効性の点で問題がある．排水溝も昆虫の発生源であるが，この場合には定期的な清掃とスミチオン，クロルピリホスメチル水和剤などの有機燐剤の散布が有効である．

3）原料からの異物混入防止

**受け入れ検査**：原料や包装材には昆虫だけでなく，砂や木片などの異物が混入していることも少なくない．納品時に目視や金属検知機などで破袋や異物混入の検査を行い，異物混入の多い原料は使わないようにするだけでなく，データとして記録し，異物混入率の高い生産者の原料を入れないなどの管理をすべきである．目視検査は作業者の異物捕捉能力に依存するため，故意に異物を混ぜた原料を流したりして，作業適性者を選ぶことも必要である他，作業環境（照明の角度や照度など）も重要である．

**洗浄装置**：魚体の表面は粘質物で被われていて汚物が付着しやすいほか，鱗や内臓などを洗浄により完全に除去する必要がり，回転式連続魚洗機などが使われている．海草類などでは，水に浸して膨潤させた後，機械的に叩いて小石などの異物を水中に落とすこともなされている．

4）作業員からの異物（主に毛髪）混入防止

**1日の脱毛本数**：作業者に由来する異物で最も多いのは，毛髪である．人には約10万本の頭髪があり，男性で3～5年，女性で4～6年のサイクルで生え

替わる．したがって，平均5年で生え替わるとすると1日に約55本の頭髪が抜け落ちる計算となり，作業員全員の1年間の脱落本数を考えると恐ろしい数に上る．作業員には毎日の洗髪によって脱落しやすくなった毛髪を事前に除くとともに，工場内に入る前に作業着に付着した毛髪を除去させなければならない．

**エアーシャワーと粘着ローラー**：工場の入り口にはエアーシャワーを設置して，衣服に付着した頭髪を除く．入室後は粘着ローラーで衣服上に残存している毛髪などを取り去るが，このローラー掛けは他の作業者と組んで行うとよい．

5）製造ライン中の異物混入防止

　**原料の開封**：冷凍すり身は入っていたビニール袋の一部がすり身内に食い込んでいる場合があるので，袋から取り出す際にはよく確認する必要がある．また，原料が入っていたダンボール箱の表面に砂や昆虫などの異物が付着していることもあるため，外観の事前検査を行う．

　**ストレーナーとマグネット**：肉送りを配管で行う場合には，配管中に網目状のストレーナーを設けたり，棒型（図7-3）や格子型の磁石を組み込んだりして，金属異物の除去が計られる．磁石は配管の他に，ベルトコンベヤーなどにも取り付けられている．ただし，磁石では非磁性体であるステンレスを除くことはできない．

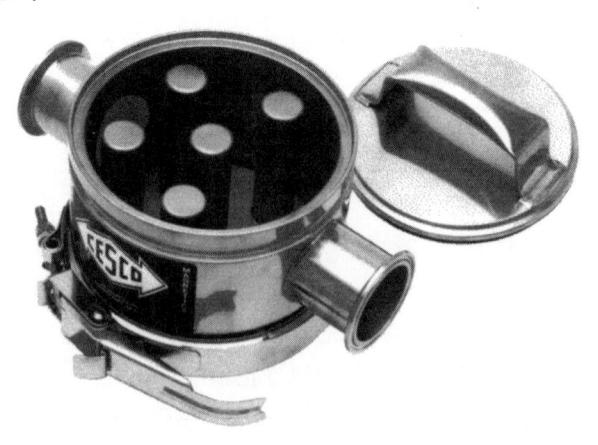

図7-3　棒型の鉄片・鉄粉除去装置（（株）アキュレックス提供）

裏ごし機：冷凍すり身の製造ラインでは，リファイナーと呼ばれる高速裏ごし機が水晒し後に使用され，黒皮や筋などの夾雑物が除去される．これは通常の裏ごし機に比べて発熱による変性が少なく，肉のロスが少ない．

風力選別機：製品と異物の比重の違いにより異物を除去する装置に風力式選別機がある．重いものは図7-4の1番口から，軽いものは2番口から落る．水産物では昆布中の小石，ワラ，毛髪，じゃこや小エビ中の毛髪，貝殻などの除去に応用される．

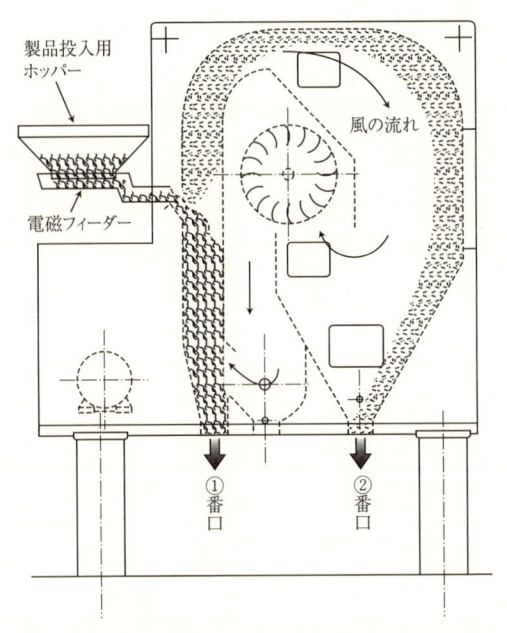

図7-4 密封循環式選別機の概略図（日本専機（株）提供）

洗浄用具：ブラシ類は工程の洗浄に最もよく使用される道具であるが，異物の原因にもなる．工場内で使用するブラシは脱毛のないものを使用する．

## 7-5 生産工程中および製造後の異物検出方法

この節で紹介する異物検出装置は，混入してしまった異物を対象とするという意味では最後の砦となるが，検出できるのは異物の一部である．したがって，異物を混入させないことが最も大切である．

1) 金属検出機

**金属検出機の原理と検出特性**：金属異物は歯が欠けるなどの健康被害をもたらすもので，金属検出機は大半の食品工場には設置されている．しかし，金属検出機で検出できない金属もあり，当然のことながら検出限界以下の小さな金属片は検出できない．金属検出機の原理と検出特性，検出限界を知って使用すべきである．金属検出機の原理上，金属は鉄などの強磁性体と磁界中でも磁化しない銅，アルミニウム，SUS304 ステンレスなどの非磁性体に分かれる．

金属検出機は磁界を発生させる送信コイルと磁界を受ける 2 つの受信コイルからできていて，発生した磁界の中をコンベア，パイプ圧送，落下によって被検査物通過させる．金属異物が片側のコイル上を通過した際に 2 つの受信コイル間に生じる誘起電圧の差（通常はゼロ）によって食品中の金属異物を検出する構造になっている（図 7-5，7-6）．

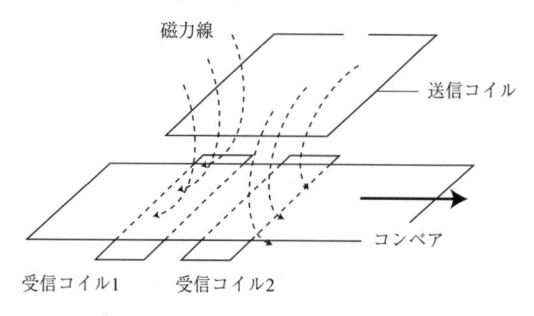

図 7-5 対向型の金属検出機の構造

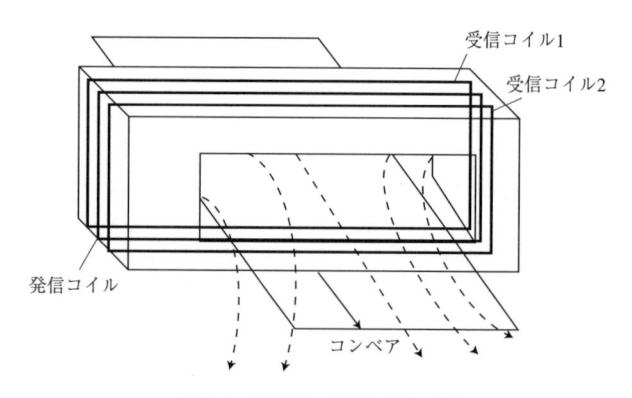

図 7-6 同軸型の金属検出機の構造

金属検出機には，発信コイルと受信コイルが平行に位置して被検出物を挟む対向型（図7-5）と，発信コイルの両側に受信コイルが位置し，コイルの中を被検出物が通る同軸型（図7-6）とがあり，前者は中央部の感度が高く，両サイドの感度が最も低いのに対し，後者は四隅の感度が最も高く，中心部の感度が低い．全体的な感度は，同軸型の方が優れている．

強磁性体が磁界内に入った場合，金属は磁化されて磁束を発生させ，片側の受信コイルに鎖交する磁束が増えるために2つのコイル間のバランスが崩れる．これが出力信号となって，金属異物が検出される．異物が球状なら感度は径の3乗に比例する．非磁性体は鉄のように磁界中でも磁化しないが，非磁性金属内には渦電流が流れて二次的磁界がコイルによる磁束とは逆向きに発生する．そのため，2つの受信コイル間のバランスが崩れて金属異物が検知されるが，感度は磁性体よりも低い．渦電流の大きさは磁束に垂直な金属断面に内接する円の半径の5乗に比例し，非磁性金属の固有抵抗値（表7-6）が小さいほど渦電流が大きくなり，検出感度は高くなる．線状の磁性金属はよく検出されるのに対して，線状の非磁性金属は検出されにくいことになる．

表7-6 非磁性金属の固有抵抗値と金属検出機の検出感度[5]

| 種類 | 固有抵抗値（$\mu\Omega\cdot cm$） | 検出感度 |
|---|---|---|
| 銀 | 1.67 | 高い |
| 銅 | 1.72 | |
| 金 | 2.4 | |
| アルミニウム | 2.75 | |
| 黄銅 | 5〜7 | |
| 亜鉛 | 6.1 | |
| スズ | 11.4 | |
| 鉛 | 21 | |
| ステンレス・スチール | 55< | 低い |

被検査物の形状や内容物によって金属検出機の検出条件を変えなければ高い検出感度が得られない．最近の金属検出機では，内蔵するコンピュータにより品種毎に設定された最適条件で出力信号の処理が行われている．

高い検出感度を得るためには，一定の速度で磁界を通過させることが必要であり，パイプ圧送の場合には，パイプの振動や移動速度の変動などのために感度は低く，感度の確認作業を簡単に行えないなどの欠点がある．

包装材料にアルミニウムを使った食品にも，利用できる金属検出機があるが，アルミニウム自体が非磁性金属であるため，たとえアルミ蒸着フィルムであっても非磁性金属の検出感度は低い．

**金属検出機の正しい使用方法**：いくら高性能の機械でも，正しく使われなければ，その性能を発揮することはできない．金属検出機は1日の稼働時間中に多くても数回，場合によっては全く作動しない可能性のある機械である．金属異物が原料や製品から検出されないのは結構なことであるが，それが機械の調整不良によるものであったら大問題である．金属検出機が正常に作動していることを確認するためには，磁性体としてはFe，非磁性体としてはSUS304でできた球状の専用テストピースをそれぞれ所定の場所に通す作業を1日に3回（朝，昼，夕方）は行う必要がある．また，金属検出機には対象とする金属や被検出物形状などに応じて最適な機種を選ぶとともに，製造工程中においては金属検出機の能力を最大限に発揮させることができる工程（振動や周辺機械の電圧変動によるノイズが少ない場所で，被検出物の形状が小さく，品温が低い）を選定する必要がある．もちろん，異物混入の恐れがない包装後の金属異物検査は必要である．

食品（特に，味噌や塩蔵品など）には水分の他，食塩のような電解質が多く含まれており，磁界中では金属的な性質を示すため，検出感度は低下する．また，金属異物に対する食品の体積が大きくなるほど，異物を検出しにくくなる．したがって，食品の検出機に通す際の食品の体積を小さくすることで感度低下を防ぐことができる．また，被検査物の温度が低いほど金属的性質が低下するため，冷凍原料や冷凍食品では凍ったまま検査するべきである．

2）X線検出装置

**X線異物検出機の原理**：金属検出機は金属しか検出することができず，非磁性金属の検出感度は磁性金属よりも劣るほか，缶詰中の金属は検出できないなどの欠点があった．X線異物検出機は，缶詰やアルミ箔容器にも適用でき，ステンレスを含む金属異物以外にも貝殻，石，ガラス，骨など食品本体との密度差があれば何でも検出が可能である．X線は物質透過力の強い光線としてレントゲン博士によって1895年に発見されたが，紫外線や赤外線と同じ電磁波に分類される．

X線は透過する物質の密度（表7-7）や比重が高いほど，また厚みが厚くなるほど大きく減衰する．レントゲン写真はX線のこのような性質を利用して，密度が低い筋肉や脂肪などの組織に隠された密度が高い骨を観察できるようにしたものである．したがって，食品成分と密度差がほとんどない毛髪，木片，昆虫などは検出できない．

表7-7 物質の密度[6]

| 物質 | 密度（g/cm$^3$） |
| --- | --- |
| 食品 | 0.8〜1.2 |
| 鉄・ステンレス | 7.0 |
| 石 | 3.0〜4.0 |
| ガラス | 3.5 |
| アルミニウム | 3.0 |
| 骨 | 2.0〜3.0 |
| 樹脂 | 1.5〜2.5 |
| ゴム | 0.8〜1.5 |

　X線異物検出機は，X線管という真空管からX線を発生させ，被検査物を透過したX線量を検出部で受け取り（図7-7），画像としてモニターに表示すると同時に，独自の画像解析ソフトによって異物を検出するようになっている．X線管の電圧が100 kV以下の長波長のX線をソフトX線，それ以上の電圧を用いた短波長のX線をハードX線と呼び，後者の物質透過能力の方が大きい．食品は一般的に密度が低く，これに物質透過能力の高いハードX線を使用した場合には，異物まで透過してしまって異物を検出できなくなるため，ソフトX線を採用した機種が多い．

　X線異物検出機は，原料から最終製品までの各段階で強力な威力を発揮すると考えられる．しかし，金属検出機が100〜200万円程度であるのに対して，X線異物検出機は最低でも700万円前後と高価である．今後，価格がさらに低

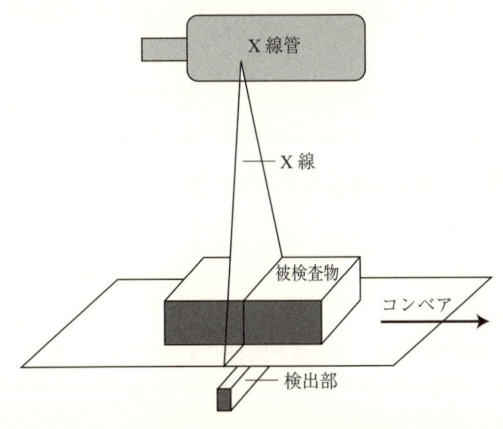

図7-7　X線異物検出機の構造

下していけば，現在の金属検出機と同様の普及が見込まれ，多くの異物が事前に検出されて，製品の安全性と信頼性が向上するものと思われる．

**安全性**：X線は高エネルギー放射線ではあるが，装置や被検査物が放射能を帯びることはない．また，X線装置には電離放射線障害防止規則によりいくつかの使用条件があるが，漏洩線量が1週間に$300\mu Sv$以下の場合には規則が適用されない．食品用のX線異物検出機はその範囲内にあるため，特別な資格などは必要とせず，作業者の安全に対する配慮もなされている．ただし，労働基準監督署への設置届けは必要である．

食品衛生法には0.1 Gy以上のエネルギーを有する電子線およびX線を食品に照射してはならないとされているが，これも食品用のX線異物検出機はクリアしている．

### 3）画像処理による異物検出機

X線異物検出機も一種の画像処理装置であるが，X線のような透過光ではなく被検査物の表面をカメラで観察して異物を検出する装置をここでは紹介する．

画像処理処置にはCCDカメラで画像を取り込み，画像処理ソフトによって製品の破損や日付の欠落などを検出するものが多いのであるが，ここでは水産物の異物検出に使われる例を紹介する．フライ原料などにされるタラフィレー中の骨やX線異物検出機では検出できない寄生虫を自動検出する装置がある，これは，フィレーの表面に紫外線を当て，骨や寄生虫から出る蛍光や遅延発光をカラーカメラで取り込み，画像処理によって異物を検出するようになっている．紫外線照射により骨は紫色（390 nm）に，寄生虫は青白色（360〜390 nm）発光するため，異物を検出できるのである．このような装置は，微弱な光を検出するため，暗環境で撮影する必要があり，製品の特性に応じて設計した専用の装置となる．

## 文　献

1）図説漁業白書平成11年度，農林統計協会，2000，24．
2）東京都衛生局生活環境部食品保健課：食品衛生関係苦情処理集計表，平成3年度から9年度分を著者が抜粋．

3）国民生活センター：食品の異物混入について，国民生活センターホームページ．
4）西田　博：異物防除と食品衛生，中央法規，1995，33．
5）奥田満夫：冷凍，**73**，868（1998）．
6）蔦田征浩：食品機械装置，**35**，74（1998）．

# 8. 水産ねり製品の安全性

加　藤　　　登

### 8-1　水産ねり製品序説

　かまぼこ，ちくわ，さつま揚げなど水産ねり製品は，わが国の伝統的な食品として古くから多くの人々に賞味されている．近年ではカニ風味かまぼこをはじめとした多種多様な新製品が開発されているが，その生産量は，1974年の117万トンをピークに漸減の傾向にある．一方，世界的には魚介類に含まれる脂質が心筋梗塞や脳血栓などの成人病の予防に有効であることが欧米でも知られるようになり，増加の傾向にある．しかし，調理加工方法が消費者の嗜好の変化に合わせて熱処理をひかえたり，低塩加工や，ソフト化した多様な製品が作られるようになり，微生物的問題が起きやすくなっている．

#### 1) ねり製品の特色と生産と消費の動向

　水産ねり製品は，魚肉に2～3%の食塩を加えてらい潰して得られる肉糊状のすり身を成型してから，これを加熱凝固させた加工食品の総称である．その種類には成型方法，加熱方法，配合素材の違いなどによって多彩である．板付きかまぼこ，ちくわ，はんぺん，揚げかまぼこ，細工かまぼこ，カニ風味かまぼこ，特殊包装かまぼこ（リテーナー成型，ケーシング詰），魚肉ハム・ソーセージなどに大別される．

　ねり製品の特徴は，①魚の大小を問わず，広範囲の魚を原料として使用できる，②自由に調味加工できる，③どんな素材でも配合できる，④外観，香味，テクスチャーに特色がある，⑤そのまま食べられる，⑥低脂肪，高タンパク質としてヘルシー食品である，など伝統食品でありながら洋風化や多様化した現代の食生活の中によくマッチした食品である．

　1974年には，117万トンと生産量のピークに達したが，年々漸減して25年

後の1999年には71万トンまでに減少した．これらの原因としては，2度にわたる石油危機による経済不振や，AF-2，過酸化水素など食品添加物の使用禁止による消費者の安全性への不信が増大したことなどがあげられる．1977年の200海里漁業専管水域が設定され，ねり製品原料魚の供給体制が大きく変わったことや，消費者の食生活の大きな変化や生産条件の悪化などが重なってねり製品の生産は次第に低下し続けた．さらに，1991～1992年には冷凍すり身の価格が2倍に高騰し，この反動で粗悪品が出現し消費者のかまぼこに対する不信感と，食生活の変化による需要の低下とが重なって生産の低迷が続いている（図8-1）．

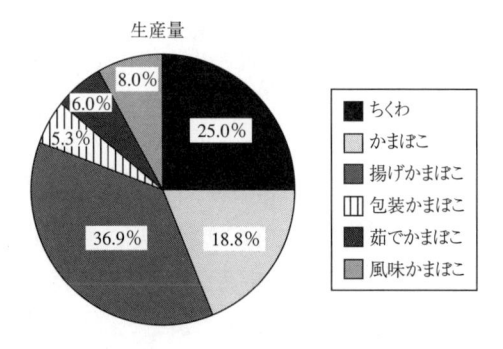

図8-1　1999年度ねり製品生産量

一方，魚肉ハム・ソーセージは，1950年代に開発され，一時は消費者に歓迎され1965年には18万トンでピークに達したが，1974年のAF-2の禁止後生産量は低下して現在では6～7万トンである．

今後のねり製品の消費拡大を図るためには，科学的な生産技術の進展に伴う品質の向上や低コレステロール，低脂肪，高タンパク質食品である健康食品としての付加価値をアピールすることなどが必要である．

2）食品衛生に関する動向

食品業界では，食品衛生に関しては特に微生物制御についての関心が中心であったが，現在は世界的な衛生管理システムであるHACCPの導入への気運も高まってきている．わが国でも，1996年の夏の腸管出血性大腸菌O157食中毒による大量発生の影響は大きく，さらに，2000年のHACCP導入工場で生産した牛乳での黄色ブドウ球菌の生産した毒素により1万5千人の食中毒が発生した．この事件では，消費者のHACCPに対する信頼を不信と不安に替えてしまった．2001年に入っても畜肉ハムや牛乳などで同様な事故が続いているのが現状である（表8-1）．これらの問題点は，①メーカーがHACCPの認証

を受けることが目的となり，②その後のメンテナンスや保守管理が最も重要であることへの認識や，③微生物の基礎的な教育を受けた技術者の不足などがあげられる．

表8-1 食中毒の発生件数

|  | 1996年度 | 1997年度 | 1998年度 | 1999年度 | 2000年度 |
| --- | --- | --- | --- | --- | --- |
| 発生件数 | 1,217件 | 1,960件 | 3,059件 | 2,697件 | 2,198件 |
| 患者数 | 46,327人 | 39,989人 | 46,465人 | 35,214人 | 42,658人 |
| 死者 | 15人 | 8人 | 9人 | 7人 | 4人 |

また，期限表示や，PL法の導入などに伴い，厚生労働省はHACCPの考え方を取り入れて食品衛生法を大幅に改正（1995年）して総合衛生管理製造過程の認証制度を制定した．したがって，メーカー自身は，個々の製品への責任をもたざるを得ない状況となり，自主管理方式でのEU，FDA，厚生労働省などの指導によるHACCPの品質管理システムの確立が重要となる．

### 3）HACCPによる品質管理システム

このHACCPとは，Hazard Analysis Critical Control Point (Inspection System) の略称で「食品の危害分析・重要管理点（監視方式）」と訳されている．このシステムは食品の原材料の生産から最終製品の消費に至るまで（From Farm to Table）を一連の工程として，各段階で発生する恐れのある危害の発生原因を予め想定してその防除対策を立て，日常的に実施し監視することにより衛生・品質管理を行うものである．従来は，最終製品の微生物または物理・化学的検査が主体であったが，HACCPシステムでは各段階毎に日常的かつ迅速に結果の得られる物理・化学的または官能検査などの項目を設定し，その結果に基づいて管理するため製品の出荷時点までの結果が管理者の手元で把握できる利点がある．また，監視結果の記録の文書化が義務づけられているため，万一問題が生じた場合の原因究明も迅速かつ合理的にでき，また製造物責任問題にも対応が可能である．

工場の環境や施設の整備，従業員の健康管理などの従来からの衛生管理項目は，PP（一般的衛生管理事項）と呼ばれ，HACCPシステムを構築する上での土台である．HACCPシステムでは，食品の製造工程の流れを把握し，各工程毎に考えられる衛生危害の原因を明らかにし（HA 危害分析をする），それを

予防するために迅速平易に行える監視項目を定め測定する．具体的な監視活動としては加熱工程での温度と加熱時間の測定で危害が予防されるのであれば，これが CCP（重要管理点）である．したがって，HACCPシステムの監視条件の設定や測定結果の解析を適正に行うためには，微生物をよく理解できる担当者を配置することが重要である．

## 8-2 ねり製品の製造工場での安全性へ対応

次にねり製品メーカーが製造工場に HACCPシステムを導入した一例を紹介する．

### 1）HACCP 取得経過

EU（EC）関連では，1991年3月に水産物の HACCP 実施指令が出され，1995年3月に EU 検査官が来日し査察を実施した．1995年4月に EU は日本の水産物の輸出を全面禁止とした．その後，1995年12月には 8 施設が認定され，EU 輸出の認承を得た．1999年7月現在でわが国の水産食品関連では，7 加工施設と 8 関連施設が EU の認定を得ている．

米国（FDA 関係）関連では，1992年12月22日に輸入水産物の製品を対象に HACCP が強制化された．1998年1月には，39 施設が FDA の米国輸出認定を得た．1999年7月現在，わが国の水産食品関連の 57 加工施設と 28 関連施設が FDA の輸出認定施設の認定を得ている．

わが国の厚生労働省は，1995年3月に食品衛生法の一部改正をして「総合衛生管理製造過程による食品製造等の承認制度」を導入した．1996年5月乳・乳製品，食肉製品に承認制度を導入し，1997年11月缶詰，水産ねり製品にも承認制度が導入された．

### 2）品質管理システム導入のねらい

食品製造にあっては先ず安全な食品を消費者に提供することが第一であり，そのため HACCP システム導入が検討されている．食品会社の品質衛生理念「安心食品の供給」（疑わしきは製造せず，販売せず）をさらに強化するため総合衛生管理製造過程を導入された．

①品質管理システムのレベルアップを図る：ISO9002，HACCPシステムの導入により，従来からの品質管理システムの見直しと，整理統合を行った．こ

れを維持し，計画的にレベルアップする．

②新設工場でのハード（建築，機械設備）の高度化に伴い，ソフト（管理，仕組み）の高度化を行う

③日本国内，海外のHACCPシステムの法制化への対応：ISO9002，HACCPシステムは，海外向け輸出製品の品質保証である

### 3）HACCPシステム導入工場の特徴

建築設備（衛生上）面では

- 人の動線と物の動線を分ける：製造ラインは，人，物，空気について一方通行の流れ方式（one-way flow）を堅持し，交差汚染の防止を徹底させる．
- 工場全体を各衛生ゾーンに区分け：汚染度の度合によって汚染作業区域（原料保管，原料処理場，計量室，解凍室，製品搬出場）と非汚染作業区域に区別する．非汚染作業区域はさらに準清潔作業区域（攪拌，成型，加熱工程と製品保管庫）と清潔作業区域（冷却，包装工程）に区別し，清潔作業区域は他の作業区域から厳重に区別し交差汚染を防止する．
- 加工場はゾーン区分けごとに間仕切り．
- 加工場は無窓とし，外部に対して陽圧，クリーン度に合わせて圧力を高くする．
- 包装室はクリーンルーム．
- 加工装置への配管，配線，排気，ダクトは天井および地下ピットから垂直に供給（図8-2）．

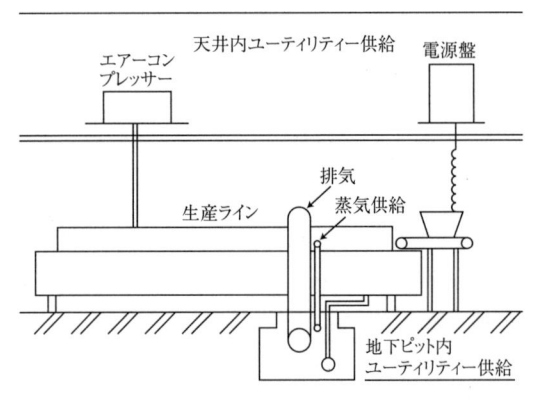

図8-2 工場断面図 天井および地下ピットの構造

- 工場内壁，天井は冷蔵庫パネルを使用．
- 加熱室を除き空調を実施．
- 室温と主要施設の温度連続モニタリングの実施．
- 原料処理，攪拌，成型，加熱工程の上部蛍光灯は飛散防止フィルムコーティング仕様とする．

衛生管理面では，
- 加熱工程，冷却工程，金属検知工程をCCP（重要管理点）に設定し，CCPは各工場共通に決めるものでなく，工場の施設・設備およびシステム，過去の事故例，一般衛生管理事項の管理状況，従業員の教育などを十分把握した上で決める．ことに，ねり製品で想定されるCCPとしては，①成型工程（量目管理の不良，量目過剰による加熱不足で微生物の残存），②加熱工程（加熱条件（温度・時間・品温）の管理不良による微生物の残存），③冷却工程（冷却条件（温度・時間・品温）の管理不良による残存微生物の増殖），④金属探知機（金属異物の残存），⑤保管温度（保管条件（温度・時間・品温）の管理不良による残存微生物の増殖），などが主要項目となる．
- 衛生標準作業手順（SSOP）の設定による衛生管理の実施と作業者への衛生教育の実施．
- 生産工程での工程条件の記録とモニタリング実施．
- ゾーンに応じた衛生管理の実施．
- ユニホーム，靴，帽子，手洗い，エアーシャワーの整備．
- 原材料は開梱室でダンボールなどの外装を剥いだ後，工場へ搬入．
- 洗浄剤，殺菌剤は専用の保管庫で管理し使用量を記録する．

GMP関係では，
- 手洗い設備を部屋（または区画）毎に設置する．
- 手洗い設備には，洗浄後手指を再汚染しない構造とする．
- 手洗い設備には，液体石鹸，ペーパータオルか，手指を乾燥させる装置，蓋のないゴミ箱を設置する．
- 製造加工中，手指が汚染したら，直ちに手指を洗浄する．
- 薬剤は蓋付きの専用保管庫に保管する．

- 薬剤の小分け容器は，用途名を記載する．
- 清掃用具は，蓋付きの専用保管庫に保管する．
- ゴミ箱は蓋のないもの（足踏み式も可）を使用する．
- 食品を入れる容器は床に直接置かない（最低でも 20 cm 程度の高さのある台の上に置く．また当該台には土足で上がらない，床と区別）．
- 食品用の容器と，非食品用の容器の形状が同じ場合は，それぞれ専用とし，食用，非食用の表示をする．
- 手洗い，食品に接触する機械器具類に使用する水，食品に使用する水は，溜水を使用せず流水を使用する．
- ホースはフックに巻いて掛けて保管し，先が床に接触しないように注意する．
- 各種道具類は，木製のものを使用してはならない．ゴムヘラなどの柄が木製のものは樹脂製のものに変更する．
- 工場床面がウエットエリアであっても，水が溜まっている箇所があってはならない．破損している床面全てを補修する．水をオーバーフローさせる場合も床面への垂れ流しは禁止し，直接排水溝に流れるように配管する．
- 包装・梱包工程での段ボール類は全て汚染物扱いであるため，包装工程と梱包工程は隔離し，パーテーションで区画して包装製品はコンベアで梱包工程へ流すようにする．
- 原料の冷凍すり身は，個々の製品にどのロットのすり身を使用したか，追跡できるような管理を行い，EU 向け商品では，EU 指定施設で生産されたすり身を使用しなければならない．受入検査には，品温，pH，白度，夾雑物，物性（弾力測定），細菌検査などがあり，厳密に行う．
- 各種管理基準，マニュアル類を十分整備，作成する．①従業員順守規準の整備，②製造基準・手順書の整備，③従業員教育規定の作成，④自主衛生管理基準の整備，⑤品質検査マニュアルの作成，⑥洗浄・殺菌マニュアルの整備，⑦すり身検査マニュアルの作成，⑧使用水の品質管理基準の作成，⑨防虫・防鼠管理基準の作成，⑩その他，マニュアル類の整備．
- 従業員の衛生教育を計画的に実施する．①毎朝部署毎にミーティングを行い，衛生意識の向上と全体的なレベルアップを図る．②毎月グループ会議

を開く．③毎年従業員を対象に専門家講師を招き，講習を行う．④新規採用社員などについては，そのつど衛生教育を行う．

### 4）HACCP 基準の各国比較

HACCPの導入にあたり衛生基準について EU（EC）レベルと USA レベルを比較し，各工場での方針を決める．

| EC（指令 91/493） | USA（GMP・21CFR§110） |
|---|---|
| 施設面での対比 | |
| ・原料搬入，製品搬出のドックシェルターは必須 | ・Better ではあるが，二重扉を設け同時開放はしない．温度上昇防止，そ族昆虫侵入防止などを他の方法でカバーできるのであれば必須でない． |
| ・汚染区域，準清潔区域，清潔区域と各区域に壁による区画が必要 | ・時間差，空気の流れ，パイプラインの設置，覆いをしてトンネル化など他の方法で汚染防止できるのであれば壁による区画は必要ない． |
| ・原材料と最終製品は同じ冷蔵庫（冷凍庫）に保管してはならない． | ・約 1 m 程度離して保管するなどの汚染防止措置が講じられていれば同一冷蔵庫でも可． |
| ・更衣室のロッカー内で私服と作業服は接触してはならない． | ・作業時，清潔で衛生的な作業服を着用していればよい．ただし，常識的に，更衣室内の整理整頓． |
| 管理面での対比 | |
| ・使用水の検査項目が厳しい． | ・安全で衛生的な水質． |
| ・水銀の行政モニタリングが必要． | ・必要ない |
| ・GMP は実施するが，点検対象分野の指定はない． | ・一般的衛生管理の点検は，8 分野について点検し記録を付け，改善措置に付いて記録を義務付け． |
| ・HACCP は実施するが，細部の規制はない． | ・HACCPプランの見直し．HACCP 記録に記載すべき事項，モニタリング記録の点検期間など細やかな規制あり． |

5) HACCP導入と管理運営方法

**HACCPシステムを導入しての成果**：HACCP導入工場AとCとの準備中の工場BとCのクレーム件数の比較をした結果，クレーム総数の割合はA＜B＜Cであった．その内訳は，ビニール片の練り込みなどの物理的と化学的危害では工場間の差はなく，生物的危害の件数がA；6件，B；21件，C；15件とA工場が少ない傾向を示した．特に保存性に関するクレームの減少がめだった．当初の目標件数は1/10としたが現状では1/3から1/2でまだ未達成であるが，微生物に関するクレームは明らかに減少した．

さらに，A工場では，HACCPで商品の内部品質を規制し，ISO9002で衛生面での品質管理の仕組みを見直し，品質システムに関する管理手法を導入することで衛生面の品質管理を強化するものとした．

**HACCPに併用してISO9002を導入**：表8-2にHACCPとISO9002の相互関係を示した．以下にその導入の効果を検証してみよう．

- 工場のマネージメントシステムが明確になった．各担当，役割，関係が明らかになり，規定，手順書の文書化により仕事の流れがはっきりした．
- HACCPシステムがISO9002の品質システムの中で管理され，維持とレベルアップがなされている．特にHACCPシステムの検証がISO9002の内部品質監査で行われており，本来の第三者検証を代行している．
- 不具合発生に対しての異常発生報告書，是正処置および，予防処置の実施により対応が確実に行われている．
- 内部品質監査の実施により，他部署の業務内容（方針・規定・手順）を理解することができ，業務の効率化と，工場内の活性化が図られた．

ISO9002の資格を獲得する過程で，品質管理の仕組みを見直す効果があり，ISO9002によって衛生面での品質管理を強化するものである．

**5Sの徹底とヒヤリハット運動による従業員教育の徹底**：品質管理は，本質的にはそれに携わる人の問題である．HACCPまたはISOにしろ，品質管理に向けた企業の不断の努力が必要である．そのため，従業員教育の日常の改善活動として5Sとヒヤリハットの運動を持続していくとである．

5Sとは，①整理，②整頓，③清潔，④清掃，⑤躾であり，ヒヤリハット運動とともに製造工程における改善活動の基本であるが，HACCPを推進する上

表8-2　ISO9002とHACCP関係図

| | | ISO9001 | | | | | | | | | | | | | | | | | | | |
|---|---|---|---|---|---|---|---|---|---|---|---|---|---|---|---|---|---|---|---|---|---|
| | | 4-1 経営者の責任 | 4-2 品質システム | 4-3 契約内容の管理 | 4-4 設計管理 | 4-5 文書およびデータの管理 | 4-6 購買 | 4-7 顧客支給品の管理 | 4-8 識別およびトレーサビリティ | 4-9 工程管理 | 4-10 検査・試験 | 4-11 検査測定および試験装置管理 | 4-12 検査・試験の状態 | 4-13 不適合品の管理 | 4-14 是正処置および予防処置 | 4-15 取扱・保管・包装保存引渡し | 4-16 品質記録の管理 | 4-17 内部品質監査 | 4-18 教育・訓練 | 4-19 付帯サービス | 4-20 統計的手法 |
| HACCP 12手順 | 1 専門家チーム | ○ | ○ | | | | | | | | | | | | | | ○ | ○ | | | |
| | 2 製品についての記述 | | ○ | ○ | ○ | ○ | | | ○ | | | | | | | | ○ | | | | |
| | 3 使用についての記述 | | ○ | | | | | | | | | | | | | | ○ | | | | |
| | 4 製品工程一覧図，施設の図面および標準作業手順書の作成 | | ○ | | ○ | ○ | | | | ○ | ○ | ○ | | | ○ | | ○ | | | | |
| | 5 現場確認 | | ○ | | | | | | | | | | | | | | ○ | | | | |
| | 6 危害分析 | | ○ | | | ○ | | ○ | | | | | | | | | | | | | ○ |
| | 7 重要管理点の設定 | | ○ | | ○ | | | | | ○ | | | | | | | ○ | | | | ○ |
| | 8 管理基準の設定 | | ○ | | ○ | | | | | ○ | | | | | | | ○ | | | | ○ |
| | 9 モニタリング方法の設定 | | ○ | | ○ | | | | | ○ | | | | | | | ○ | | | | ○ |
| | 10 改善措置の設定 | | ○ | | ○ | | | | | | | | | ○ | ○ | | ○ | | | | |
| | 11 検証方法の設定 | | ○ | | ○ | | | | | | | | | | ○ | | ○ | | | | |
| | 12 記録の維持管理および文書作成規定 | | ○ | | | ○ | | | | | | | | | | | ○ | | | | |
| 一般的衛生管理プログラム | ① 施設設備，機械器具の衛生管理 | | ○ | | | | | | | ○ | | | | | | | ○ | | | | |
| | ② 従業員の衛生教育 | ○ | ○ | | | | | | | | | | | | | | ○ | | ○ | | |
| | ③ 施設設備，機械器具の保守点検 | | ○ | | | | | | | ○ | | | | | | | ○ | | | | |
| | ④ そ族・昆虫防除 | | ○ | | | | | | | ○ | | | | | | | ○ | | | | |
| | ⑤ 使用水の衛生管理 | | ○ | | | | | | | ○ | | | | | | | ○ | | | | |
| | ⑥ 廃水および破棄物の衛生管理 | | ○ | | | | | | | ○ | | | | | | | ○ | | | | |
| | ⑦ 従業員の衛生管理 | | ○ | | | | | | | ○ | | | | | | | ○ | | | | |
| | ⑧ 食品などの衛生的な取扱い | | ○ | | | | | | | ○ | | | | ○ | | | ○ | | | | |
| | ⑨ 製品の回収プログラム | | ○ | | | | | | | ○ | | | | ○ | | | ○ | | | | |
| | ⑩ 製品などの試験検査に用いる設備などの保守管理 | | ○ | | | | | | | | | ○ | | | | | ○ | | | | |

で従業員教育の一環として徹底する必要がある．
　①整理：いるものといらないものを明確に分けて，いらないものを廃棄する．
　②整頓：いるものを使いやすいように整理して置き，誰にでもわかるように明示する．
　③清掃：つねに清掃をし，きれいにする．
　④清潔：整理・整頓・清掃の3Sの状態を維持する．
　⑤躾：決められたことを，いつも正しく守る習慣づける．
　なお，ヒヤリハット運動については，心理的衝撃であるヒヤリハットした恐怖体験を改善活動の範疇に取り込み，心理的要素が加わってより突っ込んだ内容分析ができるようになった．具体的には異物混入防止対策を参照されたい．

## 8-3　今後の問題点

### 1）異物混入防止対策

　ねり製品への異物混入の実情を把握することは困難であるが，国民生活センターや保健所に寄せられる事例からの情報を総合すると，ねり製品に混入する異物は，虫類（ゴキブリ，ハエ，その他の昆虫），金属類（針，針金，釘，ホッチキスの針，その他金属），毛髪（人毛）が主体であり，その他にゴムやプラスチック，ビニールなどである．一般にねり製品における異物は，食品の表面にみられるか，一部が食品への食い込みや，全部が埋没している場合とがある．また，毛髪や完全に近い形の虫，金属片，プラスチック片，糸屑などは解りやすいが，多くは「黒い塊状物」や「虫のようなもの」といった程度で取り扱われている．例えば，ゴムパッキングの切れ端やイカの眼球，魚肉の乾燥物が「虫のようなもの」の原因物質である場合もある．

　水産ねり製品における異物混入の原因は，建物構造上の問題や建物の補修・保全の欠落，製造設備の老朽化，製造管理・製品検査の不備，清掃の不徹底，従業員教育の軽視などによるものが多い．これらの問題点内から異物混入の防止対策としては，従業員教育が重要である．異物識別センサや特殊な異物発見装置が開発されても，人によって製品を作る限り従業員の教育と協力が異物混入防止の基本である．ある工場では，数年前より従業員全員の参加の基で例

えば，心理的な衝撃や恐怖体験をもととした「ヒヤリハット運動」を展開している．この運動は，製造工程中での危険な体験や異物混入の発見も組み入れて，各自の職制に関係なくこの体験をヒヤリハット提案用紙に記入し上司に提案する．当然，このヒヤリハットの原因は即改善されなければならないが，提案内容はライン毎に毎月集計しワーストラインを発表すると同時にベスト3を表彰する制度を設けている．例として5ヶ月間でのヒヤリハット運動の結果を表8-3に，その集計の内容を図8-3に示した．この運動により毎月180～250件を未然に防ぐことができている．

表8-3 品質衛生ヒヤリハット発見状況

| 月度 | 4月 | 5月 | 6月 | 7月 | 8月 |
|---|---|---|---|---|---|
| 総合合計 | 200 | 250 | 214 | 212 | 187 |
| 〈金属探知機〉 | 74 | 89 | 82 | 79 | 109 |
| 異物 | 185 | 234 | 194 | 192 | 169 |
| 異物以外 | 15 | 16 | 20 | 20 | 18 |
| ワースト1位 | ビニール 73 | ビニール 113 | ビニール 87 | ビニール 95 | ビニール 83 |
| 2位 | 毛髪 31 | 昆虫 34 | 昆虫 34 | 昆虫 35 | 昆虫 23 |
| 3位 | 昆虫 16 | 毛髪 30 | 毛髪 12 | 毛髪 22 | 毛髪 12 |
| その他 | 日付不良3件 | 日付不良4件 | 日付不良9件 | 日付不良2件 | |
| 表彰ライン① | ちくわライン | 複合ライン | 複合ライン | ちくわライン | ちくわライン |
| ② | 揚げ物ライン | 複合ライン | 揚げ物ライン | 複合ライン | 揚げ物ライン |
| ③ | その他ライン | ちくわライン | ちくわライン | その他ライン | 揚げ物ライン |

## 2）HACCP導入への諸問題

**HACCPのコスト低減**：HACCPを導入し，実施するには出費を伴う．HACCPを実施する上で前提条件としてGMPに包括される分野の整備および尊守に対する投資がある．GMPで要求されている工場の内部構造の改修（原料，資材を区別した置き場の整備），床，排水溝，汚染区域と非汚染区域の間仕切りなどができていない工場ではその改修費が嵩む．場合によっては最大の経費がここに集中する可能性がある．HACCPを実施していくには，重要管理点を監視し，記録をとることが求められている．センサーの購入と運転経費などもかかる．

FDAは，小規模水産工場でHACCPを導入し，実施していく上での経費を試算している．その中で，GMPの関する経費がかかる工場と，既にGMPをクリアーしている工場では約2倍の経費差が出るという．例えば，GMPから

*160*

A) 項目別（8月）

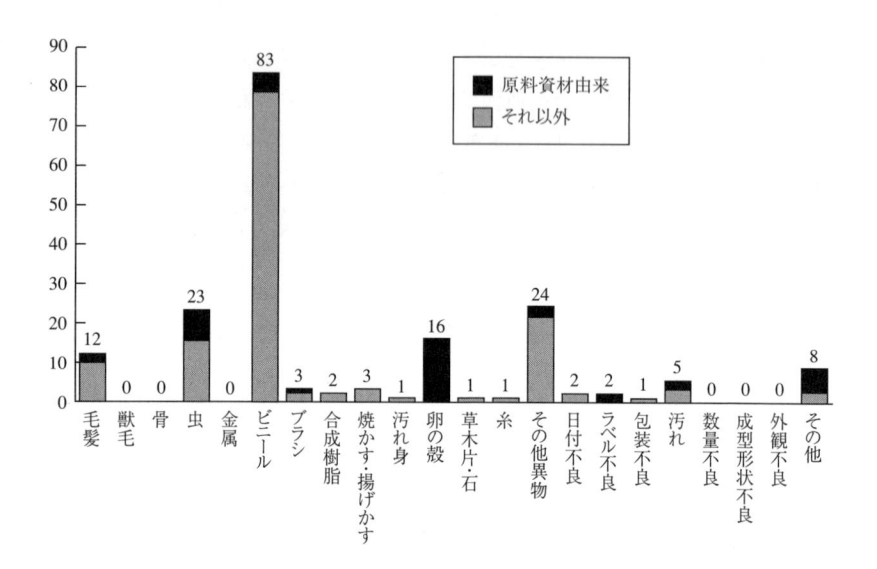

B) 毛髪（8月）

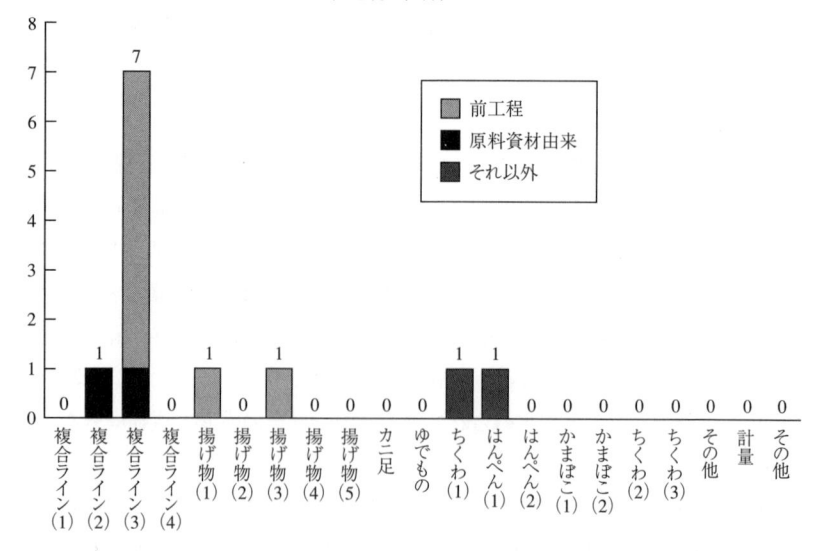

図8-3　ヒヤリハ

8. 水産ねり製品の安全性　161

C) 金探検出（8月）

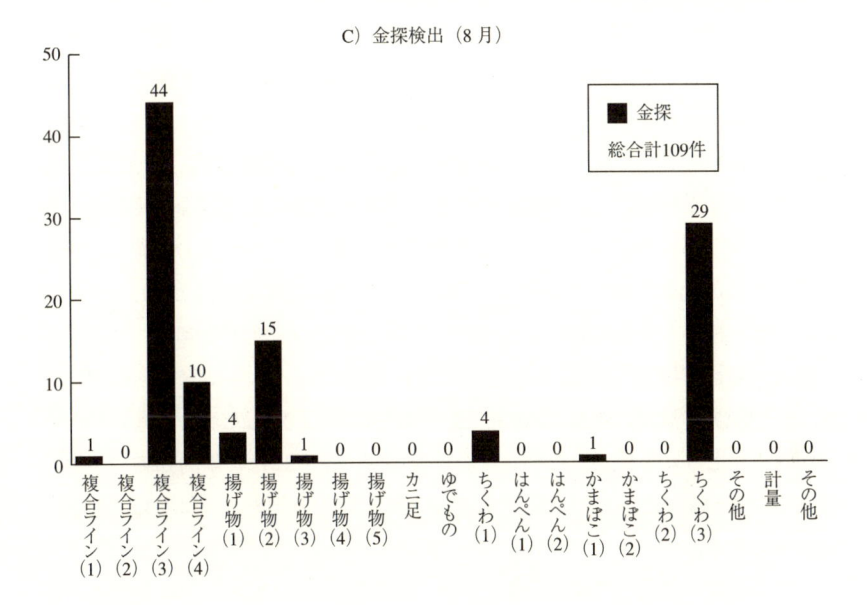

■ 金探
総合計109件

| 複合ライン(1) | 複合ライン(2) | 複合ライン(3) | 複合ライン(4) | 揚げ物(1) | 揚げ物(2) | 揚げ物(3) | 揚げ物(4) | 揚げ物(5) | カニ足 | ゆでもの | ちくわ(1) | はんぺん(1) | はんぺん(2) | かまぼこ(1) | かまぼこ(2) | ちくわ(2) | ちくわ(3) | その他 | 計量 | その他 |
|---|---|---|---|---|---|---|---|---|---|---|---|---|---|---|---|---|---|---|---|---|
| 1 | 0 | 44 | 10 | 4 | 15 | 1 | 0 | 0 | 0 | 0 | 4 | 0 | 0 | 1 | 0 | 0 | 29 | 0 | 0 | 0 |

D) ビニール（8月）

■ 原料資材由来
▨ それ以外

| 複合ライン(1) | 複合ライン(2) | 複合ライン(3) | 複合ライン(4) | 揚げ物(1) | 揚げ物(2) | 揚げ物(3) | 揚げ物(4) | 揚げ物(5) | カニ足 | ゆでもの | ちくわ(1) | はんぺん(1) | はんぺん(2) | かまぼこ(1) | かまぼこ(2) | ちくわ(2) | ちくわ(3) | その他 | 計量 | その他 |
|---|---|---|---|---|---|---|---|---|---|---|---|---|---|---|---|---|---|---|---|---|
| 0 | 0 | 0 | 0 | 0 | 3 | 0 | 0 | 0 | 17 | 0 | 24 | 4 | 0 | 3 | 1 | 21 | 10 | 0 | 0 | 0 |

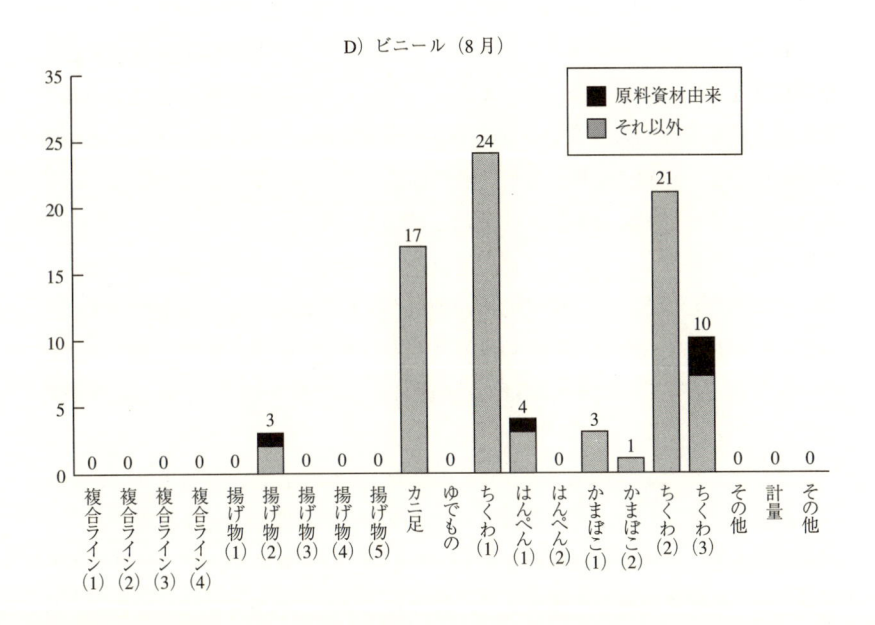

ット原因別分類表

整備する工場では，最初，年 12,000 ドルであるのに対して，一方は 6,000 ドルで済むとしている．なかでも，原材料の受け入れ，管理費，装置の洗浄，消毒などの経費がかかるという．

また，HACCP により却って経費節減になるという試算もある．なぜならば，これまでの品質管理は，最終製品の一般生菌数や大腸菌数測定など手数のかかる作業が主であるが，HACCP では管理条件の設定やシステムの検証などを除けば，日常的な微生物検査は不要となり，平常の測定は温度計と pH メータ程度の簡単な機器で十分対応できるので，人員と経費の削減ができる．

**検証・認証の問題**：作成された HACCP 計画の内容とくに危害，重要管理点，管理限界の設定，監視記録の評価，管理基準を逸脱した場合の修正措置などが適正かどうかを検証しなければならないが，それには科学的知識や現場に精通した者でないと難しい．実際に HACCP にかなり習熟してはじめて適切な検証ができる．

**リスクの高い食品への適用を急ぐべき**：国際的に HACCP は要冷蔵食品，真空調理，クック・チルなど微生物学的にリスクの高い食品に適用することが勧告されている．シェルフライフを延長するために，各種の雰囲気調製包装食品や新技術を用いた製品が多くなってきている．これらの新世代の食品での微生物的安全性が未確立のままであり，早急に微生物的安全性を確立することが要求されている．FDA も EU も消費者の健康指向により関心が高い割合にはリスクが高いシーフドに HACCP を適用している．

**段階的レベルアップの理解**：食品産業は，消費者により安全な食品を提供することに努力してきたが，HACCP を導入していなかったから安全性の低い食品であったわけでもない．魚介類は鮮度低下しやすく，微生物的危害リスクが多いなど性質があるのでそれには，段階的レベルアップを図っていく必要がある．

**応答が速く，特異性のあるセンサーの開発**：HACCP は，プロセスコントロールが基本であるため，可能な限りリアルタイムで重要管理点を監視することが理想である．そのためには精度がよいうえに，応答速度が速く，特異性のあるセンサーや監視機器が必要である．特に将来は特定の成分を監視するバイオセンサーや非破壊で連続的に検査できる装置の開発が不可欠である．

**企業秘密の尊守**：HACCP は，工場の機械・装置名，レイアウト，フローダイアグラム，使用原材料，レシピのほか pH，水分活性，加熱処理温度・時間などの条件などの重要管理点も文書化し，記録を保管することを要求している．これらは企業にとってはトップシークレットであり，持ち出しの禁止，コピーの禁止など企業秘密がリークしない歯止めは必要である．企業のプライバシーや積年にわたるデータなりノーハウは尊重されるべきものである．

### 3）魚肉ハム，ソーセージ工場での対応

かまぼこ類に対して，魚肉ハム・ソーセージ類では，気密性人工ケーシングに充填し，常温下での保存性を確保することが要求される．1955 年には急速な伸びを示したが，1974 年の AF-2 禁止により生産数量は減少した．現状では比較的安定したニーズと高齢化に伴うヘルシー感覚から見直されてきている．

食品衛生法により常温流通・販売には高温高圧殺菌法（120℃，4 分以上加熱），あるいは水分活性調節法（$A_w$ 法 0.94 以下に調整），pH 調整法（pH5.5 以下に調整）により加工処理を施したもののみ認可されており，これらの処理が施してないものは10℃以下の低温流通，販売が義務つけられている．これらの規制はボツリヌス菌対策を目的として制定されたもので，近年わが国でもA型菌，B 型菌による他食品で食中毒事故が発生しているので，この規制は重要である．このボツリヌス菌対策として耐熱性芽胞菌に対する処置は他の有害菌をも阻止する効果があり，その点，高温高圧殺菌法が最も適切な殺菌法として普及している．現状では 90％以上の魚肉ハム・ソーセージが常温で販売されており，これら常温販売に対応するためには原料の精選，殺菌条件の管理チェック，二次汚染防止対策，包装資材の選定，添加物の検討，消毒剤の選定，洗浄方法の管理，保存試験管理などが重要なチェックポイントとなる．また，法的規制のある添加物としては，亜硝酸塩の残存亜硝酸根として 50 ppm 以下，ソルビン酸 0.2％以下の規制となっている．

魚肉ハム・ソーセージの事故現象例とその原因を表 8-4 に示した．一次汚染菌による場合は概して加熱殺菌不足など殺菌工程に起因することが多い．高温高圧殺菌法におけるボツリヌス菌は，耐熱性中毒原因菌と腐敗原因菌となる事故原因耐熱性菌（*Bacillus circulans*, *B. firmus*, *B. coagulans*, *B. subtilis*, *B.cereus*，その他）を $F_0$ 値 4 という加熱致死条件で死滅させることにより一

次的には完全に製品を殺菌できる．しかし，機械における計器の故障や配管，蒸気系統のトラブルによる場合や，積み込み方で死角が生じていないかなどF値測定機でチェックを厳重に行うことが必要である．二次汚染原因菌による場合はレトルト殺菌後の工程で二次的に汚染されて生ずることが多い．したがって，ケーシングのピンホールなどによる外部よりの汚染，結紮不良による汚染が原因となる．殺菌後の製品の包装工程で，コンベアー，冷却水などで汚染されないよう十分チェックすることが必要である．工程汚染の検査，従業員の手の消毒などの教育，洗浄，殺菌剤の選定と使用方法の徹底が重要である．以上，事故の現象とその原因を理解しておけば予防策と事故対策から未然に防止できるその効果は大きいと思われる．

表8-4 魚肉ハム・ソーセージの事故現象例とその原因

| 事故現象名 | 事故で見られる現象 | 主な原因 |
| --- | --- | --- |
| 膨張 | ケーシングがガス充満で風船のように膨らむ現象でアミン臭のような異臭を放つものと，そうでない無臭のものとがある． | 二時汚染が主に結紮不良が原因 |
| 軟化 | 押さえるとグチャグチャとなり，軟化しておりでん粉無添加で結紮不良のような製品の現象 | 一次汚染と二次汚染の両方がある |
| 酸敗 | 外観上は異常はないが，ケーシングを開封すると酸敗臭のする現象 | 一次二次の両汚染に起因する |
| 部分膨張 | ケーシングの一部が直径3〜5mm程度の部分的膨張を起こしている場合で，中には膨張現象の初期の状態のときと，化学変化により出現する場合とがある | 菌による時は二次汚染で，化学変化による時は菌以外の原因 |
| ネト | 殺菌不足の場合と極度の二次汚染が原因で，その上ケーシング内との密着不良により菌が増殖し，表面に白濁した遊離水が生じる現象で異臭のある場合もある | 二次汚染と殺菌不足による一次汚染，ケーシング密着不良 |
| 斑点 | 別名「シミ現象」ともいい耐熱性菌のために部分的に菌が増殖し生産した酵素によりタンパク質またはでん粉などを分解し斑点，シミ現象を生ずる | 原料由来の一次汚染 |
| 変褐色 | 製品の表面がリング（輪）状に変褐色する現象 | ケーシング通気性による酸化が多い |

## 8-4 HACCP対応センサー開発の現状

### 1) 最近のセンサーの開発動向

筋肉中の化学変化，すなわち解凍作用，タンパク質の変性，分解，脂質の酸

化など，それぞれ異なった速度で進行し，その結果として細菌の増殖が活発となり，更に菌から生産された各種酵素が種々の化学反応に関与することになる．したがって，化学反応の結果，生成あるいは消滅しようとするような物質を捉えることによって魚肉の状態を知ることができる．このような指標に，VBNやK値，ATPase活性がある．細菌数の増加は筋肉の死後変化，特に自己消化後の様子を推察することができる．

また，魚類の死後，その鮮度保持のため魚肉を凍結することは，氷の結晶が魚肉の筋肉細胞を破壊し，細胞内液を溶出することにもなる．細胞内液の溶出が魚肉の電気抵抗に変化を与えると考えられることから，魚肉の電気抵抗値がまた一つの鮮度指標のセンサーになり得る．

現状でのHACCPに有効と思われるセンサーを以下に紹介する．

(1) K値計測用酵素センサーシステム，(2) 非破壊型鮮度センサー，(3) 臭いセンサー，(4) 生菌数センサー，(5) 複数指標を用いた鮮度評価システム，(6) 冷凍すり身の品質評価センサーとしてATPase活性測定器を紹介する．

**K値計測用酵素センサーシステム**：魚の死後，筋肉中において，ATP関連化合物は以下のように尿酸まで分解されるが，鮮度低下とともにATP，ADP，AMPの速やかな分解とイノシン，ヒポキサンチンの蓄積が認められる．そこでATP関連化合物に占めるイノシン，ヒポキサンチンの総量を%で表すK値と，これが鮮度の程度とよい相関性を示すことが明らかとなった．

2種類の固定化酵素リアクターとそれぞれの後に配置された酸素電極によるダブルセンサー方式で，ペリスタポンプ，マイクロコンピュータにより構成されている．固定化酵素リアクターA（ヌクレオチドホスホリラーゼ＋キサンチンオキシダーゼ）により，魚肉中のイノシンをヌクレオチドホスホリラーゼによってヒポキサンチンに変換し，ついでキサンチンオキシダーゼによるヒポキサンチンの酸化反応で消費された酸素量からイノシン＋ヒポキサンチン量を計測する．次に，固定化酵素リアクターゼB（ヌクレオチダーゼ＋ヌクレオチドホスホリラーゼ＋キサンチンオキシダーゼ）により，イノシン酸をヌクレオチダーゼでイノシンに変化し，後はリアクターゼAと同様の反応により消費される酸素量からイノシン酸＋イノシン＋ヒポキサンチンの合計量を計測する．1検体の分析に要する時間は試料の調製も含めて5分程度である．

**非破壊型鮮度センサー**：細菌は肉タンパク質や高分子の糖よりも低分子化したペプチドや遊離アミノ酸，グルコースなどを好んで資化することから，鮮度低下にしたがって当然増加すると思われる低分子化合物量を腐敗菌の呼吸活性から測定することによって鮮度を求めるものである．

　**臭いセンサー**：TMA は生鮮肉にはほとんど存在せず，鮮度低下に伴って増加する腐敗臭の主成分であることから鮮度指標として用いられている．

　魚肉水抽出液をアルカリ中で加熱するとトリメチルアミン（TMA）はガスとしてビン中のヘッドスペースに集まるから，これをガスサンプラーで捕集する．バイオセンサーは糸状菌と酸素電極から構成され，このセンサーにトリメチルアミンを注入すると糸状菌がこれを資化し，その時の呼吸活性を酸素電極で測定する．呼吸活性とトリメチルアミン量とが比例することから TMA 量を求めることができる．

　**生菌数センサー**：食品の腐敗と微生物の増加とは密接な関係にある．生菌数センサーは測定しようとする生菌数とその呼吸活性が比例することに着目し，菌の呼吸活性から生菌数を計測する原理に基づいている．

　魚の表面細菌をろ紙などでふき取り，緩衝液に懸濁させメンブレンフィルター上に吸着固定する．この膜を酸素電極先端に固定し，緩衝液中に浸し出力が安定した所で培地に移しかえる．固定化された菌の数に応じて呼吸活性があるのでそれを電流値として測定する．

　これまでの平板法では測定までに 2～3 日位を要するが，本法では現場でおよそ 30 分位で計測することが可能である．

　**複数指標を用いた鮮度評価システム**：pH，うまみ，臭い，K 値，TMA，生菌数，ATPase の複数の指標から鮮度を判断する．鮮度に対する同一の認識で魚介類を取り扱うことが可能であり，鮮度保持に対する外的操作（例えば，抗生物質とか鮮度保持剤などの使用）の有無を推定できるところにあり，HACCPや PL 法（製造物責任）といった考え方にも対応が可能であろうと考えられる．

　**魚肉タンパク質 ATPase 活性測定器**：魚肉タンパク質の主成分ミオシンはATPase 活性を保持しているため，ATPase 失活がミオシン変性の指標として広く利用されている．従来の活性測定法では ATP 加水分解により ADP とともに生成される Pi 量を比色定量する方法がとられていた．しかし，操作が繁

雑であり，それがミオシン変性の指標として ATPase 活性を測定するという考え方の妨げになっていた．これを克服するために，全く別の原理で，簡便に ATPase 活性を測定できる方法として，pH スタット法を確立し，この方法をすり身の品質評価に使用できる条件も確立した．すなわち，ATPase の加水分解時に Pi と同時に生成する $H^+$ を NaoH で滴定する原理に基づいた pH スタット法をである．この方法は，pH 測定程度の操作で測定できるという非常に簡便な方法である．この ATPase 活性測定法を応用することにより，冷凍すり身中でのミオシン変性が簡便に測定可能となった．すなわち，すり身をホモジナイズした懸濁液をそのまま活性測定に使用することで，すり身の ATPase 全活性の測定も簡便となった．

## 文　献

1) 加藤：食品危害分析・モニタリングシステム（渡辺ら編），サイエンフォーラム，1998, 160-165.
2) 川端ら：HACCP の基礎と実際（日本食品保全研究会編），中央法規，1997, 108-205.
3) 魚肉ねり製品のHACCP研究班：HACCP　衛生管理計画の作成と実践　魚肉ねり製品実践編（厚生省生活衛生局乳肉衛生課監修），中央法規，1999, 31-481.
4) 島田：月刊フードケミカル，1999-11, 47-56 (1999).
5) 高鳥：月刊フードケミカル，2000-11, 19-31 (2000).
6) 谷村：ヒヤリ体験から学ぶ（労働省安全衛生部安全課監修），（株）労働新聞社，1995, 12-145.
7) 近内：月刊フードケミカル，2000-11, 32-36 (2000).
8) 中川：衛生管理のための食品微生物検査（栄研化学(株)），第 5 回イーズセミナー講演要旨集，2000, 10-21.
9) 藤井：水産物の微生物制御，民間懇資料，1996, 1-7.
10) 藤井：第一回シーフードセミナー講演要旨集，東京水産大学地域共同研究センター編，2000, 7-14.
11) 森　：水産振興，359 号，東京水産振興会編，1997, 34-39.
12) 山澤：魚肉ねり製品の製造管理と HACCP（日本食品保全研究会編），中央法規，1997, 162-202.
13) 渡辺：水産振興，338 号，東京水産振興会編，1996, 1-52.

## 9. 缶詰の安全性

森　光　國

　1804年にフランスのNichola Appertはびん詰の原理を発明した．これが缶詰の始まりであり，その後間もない1810年にイギリスのPeter Dulandによってブリキ缶（tin can）による缶詰がつくられた．それから約半世紀経過した1860年にLuis Pasteurが食物の腐敗は微生物によることを突き止めた．1876年にドイツのCohnが耐熱性細菌を芽胞と命名し，芽胞の死滅について研究が発展した．1890年に米国のPrescottとUnderwoodは，耐熱性細菌とスィートコーン缶詰の変敗との関係を研究した．1910〜1920年にかけてボツリヌス菌（*Clostridium botulinum*）の生化学，毒素の研究が行われ，その制御の基盤が確立された．

　わが国では明治4年に長崎でいわし油漬缶詰が製造されている．その後明治10年には日本初の缶詰工場として，北海道開拓使石狩缶詰所が開設され，さけ缶詰の商業生産が始まった．その後かに，まぐろ，さば，いか，貝類のほか各種果実，野菜，食肉などの缶詰が製造され，昭和30年代から40年代には水産缶詰およびみかん缶詰を中心にして活発に輸出された．

　缶詰が安全であることの最大の根拠は，容器の密封技術と加熱による微生物制御技術にある．この2つの技術は全ての加工食品にも共通するもので，缶詰で培われた技術は，今日ではレトルト食品（retort pouch）のみならずその他各種容器包装詰食品にも応用されている．

　しかし製品の安全性は，密封と加熱殺菌の技術だけで達成されるものではなく，建物・製造施設における間仕切り・製造環境のほか，原料の衛生状態，原料の生化学，製造工程での施設・設備の衛生管理のほか化学汚染物質および異物の混入，使用水や従業員の衛生管理などのいわゆるGMP（good manufacturing practice）および標準衛生作業手順（sanitation standard operating procedure，略して SSOP）によっても有意に影響を受ける．

このように，総合的に衛生管理を行うシステムとして，わが国では総合衛生管理製造過程といわれる制度がすでにスタートしている．また米国および EU では HACCP（Hazard Analysis Critical Control Point，危害分析重要管理点）といわれる安全保証システムが全てのシーフードを対象にそれぞれ強制化，半強制化されている．HACCP は危害防止のための重要管理点に焦点を合わせた安全保証システムであるが，前記したようにそれだけでは製品の安全保証は不十分である．これを補完するために，HACCP を支える前提条件として，GMP および SSOP がある．

### 9-1　缶詰およびレトルト食品の特徴

缶詰およびレトルト食品の特徴として次の如き項目があげられる．
　①商業的無菌であり，長期常温保存が可能．
　②加熱調理済みであるからそのまま食べられ，消化もよい．
　③空気や光（紫外線）が完全に遮断されているので，食品成分や栄養成分が保持される．
　④容器が剛性であるため，固形物の形状が保持される（缶詰）．
　⑤二重巻締で密封されるため，高速で密封でき，かつ密封性が高い（缶詰）．
　⑥容器が剛性であるため，物理的衝撃や落下によるダメージに強い（缶詰）．
　⑦容器が扁平なので，加熱殺菌の際に温度の伝達が迅速であり，品質面でもまた生産エネルギー面でも有利である（レトルト食品）．
　⑧リサイクルに適した容器である（缶詰）．
　⑨容器のサイズや形状が容易に変えることができる（レトルト食品）．

### 9-2　容　　器

缶詰に使用されている容器にはスチール缶とアルミ缶の 2 種類がある．アルミ缶はガス入りの飲料缶と水産缶詰の一部などに使用されている．

#### 1）スチール缶

前述したように 1810 年にブリキ缶による缶詰が登場して以来，約 2 世紀を超えた今日でもブリキ缶は重要な缶詰容器として存在し続けている．ただ，ブ

リキ缶に使用されているスズは貴重な鉱物資源であるので，1960年代にわが国の鉄鋼メーカー，製缶メーカーによってティンフリースチール缶 (tin free steel can) が世界に先駆けて開発され，今日では缶容器のなかで重要な地位を占めるにいたっている．

缶の内面は，果実缶詰の場合はブリキ缶の内面無塗装のものが使用されるほかは，内面塗装またはPET系フィルム（環境ホルモン物質を含まない）をラミネートされたものが使用されている．缶の成型方法によりスリーピース缶（缶胴，缶底，缶蓋の3部分からなるもの）とツーピース缶（缶胴と缶底が一体になったもの）に大別される．

2）アルミ缶

アルミニウムが展性に富む性質を利用して，打抜き法 (Drawn Can)，DI法 (Drawn and Ironed Can)，深絞り法 (Drawn and Redrawn Can) などの方法で缶がつくられている．多くはツーピース缶である．軽量，さびない，熱伝導性に優れているなどの特徴がある．主に飲料用に使用されているが，オイルサーディン缶詰，いわし水煮缶詰などにも使われている．

3）レトルトパウチ

1950年代に米国陸軍の研究所は，従来の缶に代わる新しい容器を用いた軍隊食の研究に着手し，レトルトパウチが開発された．その後1960年代のNASA宇宙計画のなかでこの容器を使った宇宙食が実際に採用された．わが国では東洋製罐と大塚化学による共同開発が行われ，1968年に世界で初めてレトルトパウチ詰めカレーの商業生産が開始された．今日では約26万トンのレトルト食品が生産されており，世界最大の生産国になっている．レトルト食品と呼ばれているが，国際的には容器および食品を包括して「レトルトパウチ」と称されている．

構成材料はポリエステル／アルミ箔／ポリプロピレン，ナイロン／ポリエステル／アルミ箔／ポリプロピレンなどがある．

また近年パウチのほかにカップ，トレーなどの成型容器が登場し，レトルト食品の市場が多様化してきている．いずれも密封はヒートシール法である．

## 9-3 製品の種類

　缶詰製品としては，まぐろ，かつお，さば，いわし，さんま，さけ，かに，いか，各種貝類などがある．またこれらには油漬け，水煮，味付け，蒲焼きなどの各種パッキングメディアムが加えられている．まぐろ缶詰には固形物の形状に応じて，ソリッド，チャンク，フレークに分けられる．レトルト食品としてはまぐろ，かつお，貝類などの製品がある．

## 9-4 原料の安全管理

　水産物は内因性の酵素および付着する微生物により，漁獲後の鮮度低下には大きいものがある．それに伴っていろいろな危害が発生する可能性がある．米国では腐敗（putrefaction）の現れる前の現象としてデコンポジション（decomposition）という用語で魚の鮮度低下を表現している．ヒスタミン（Histamine）はこのデコンポジションの一つの産物で，HACCPにおいては危害の一つにあげられている[1]．ヒスタミンの問題を複雑にしている理由は，外観上および官能的に変敗の兆候が出る前にヒスタミンが生成されることが多いためである．したがって，ヒスタミン含有量を評価するには，官能検査だけでは予知できず，実際に分析することが勧告されている．水産缶詰の安全性に関連するものとしてヒスタミンのほかに貝毒，重金属などがある．

### 1）ヒスタミンおよびアミン類

　ヒスタミンは，缶詰を含め，各種水産加工品で国際レベルでしばしば起こる食中毒原因物質であるため，原料受け入れの際の重要なチェック項目になる．ヒスタミンは，熱に安定な成分であるから，115～120℃の温度で加熱殺菌される水産缶詰においても変化しない．

　その症状は，吐き気・嘔吐，下痢，頭痛，発疹など様々である．ヒスタミンの毒性の閾値は明確になっていないが，68～280 mg/100 gのヒスタミンを含むツナ缶詰を食べた消費者が食中毒にかかったという報告がある[2]．またヒスタミン単独よりもその他の血管に作用するアミン，とくにプトレシン（Putrescine）およびカダベリン（Cadaverine），およびその他化学物質との相乗効果で症状が出るともいわれている．

わが国には水産食品におけるヒスタミンの規制値はないが，米国ではビンナガマグロ，キハダマグロ，カツオなどのツナ（缶詰含む）に 50 ppm（5mg％）という規制値が設定されている．その他の魚類には設定されていないが，100 mg / 100 g を超えると中毒を起こすとされている．FDA はヒスタミンを生成するおそれのある魚にあっては，氷蔵または冷蔵しないと，6～12 時間以内にヒスタミンが生成されるとして注意を呼びかけている[3]．

サバ，マグロ，カツオ，ソーリーなどサバ科の魚（scombroid fish）には遊離アミノ酸であるヒスチジンを多く含み，これが魚に付着する *Proteus morganii*, *P. vulgaris*, *Hafnia alvei* などの細菌が出す酵素 Histidine decarboxylase によって，ヒスチジンを脱炭酸して Scombrotoxin であるヒスタミンが生成される．

このヒスタミン中毒はサバ科以外の魚例えばマイマイ（シイラ），アンチョビー，イワシ，ヘリング，ニシン，ピルチャード，カジキ，マカジキ，ピンクサーモン，ブルーフィッシュ（ムツ），カマス，アワビ，ホタテ貝などでも起こることがある[4]．

漁獲後魚を室温に放置した場合，ヒスタミンの生成に関与している細菌が増殖して，ごく短期間内にヒスタミンを生成するが，低温下でも生成速度は緩慢ではあるがヒスタミンを生成する[5]．

デコンポーズしたツナ缶詰のヒスタミンは中央値で 118 mg％もあり，米国のツナ缶詰のヒスタミン規制値 50 ppm（5 mg％）をはるかに超えている[6]．一方，正常な市販ツナ缶詰のヒスタミン含有量は，中央値でわずか 1.97 mg％にすぎない．

国産の水産缶詰にあっては，ヒスタミンによる食中毒は極めてまれである．むしろ核酸関連物質が酵素によって変化する段階で，（イノシン＋ヒポキサンチン／ATP＋ADP＋AMP＋IMP）×100 を K 値と称し，この比率を鮮度指標として活用され，官能評価と高い相関のあることが見いだされている[7]．

### 2）貝　毒

魚介類のなかには自然毒（natural toxins）が含まれるものがあり，国際的に HACCP のみならず，わが国の総合衛生管理製造過程承認制度のなかでも，貝毒は潜在的危害にリストされている．麻ひ性貝毒（paralytic shellfish poisoning, PSP), 下痢性貝毒 (diarrheic shellfish poisoning, DSP), 神経性貝毒 (neurotoxic shellfish poisoning, NSP), 記憶喪失性貝毒 (amnestic shellfish poisoning, ASP) がある. なかでも PSP であるサキシトキシン (Saxitoxin) はムラサキイガイ, ホタテ貝, ハマグリ, トリ貝, カキなどで問題になる. 急性毒性の症状で, 摂取量に応じて摂取後 30 分から 2 時間以内に刺激痛, しびれ, ほてり, 嘔吐, 眠気, 言語障害, 呼吸困難などの症状がを呈する. 最大安全レベルは 80 $\mu$g / 100 g であるが, 実際に食中毒を起こした貝には, 20,000 $\mu$g / 100 g から数千 $\mu$g / 100 g が含有していたという報告がある[8]).

NSP は貝類一般, DSP はムラサキイガイ, カキ, ホタテ貝, ASP はムラサキイガイに関係している.

PSP は通常の料理クッキング程度の温度では安定であるが, 後述するように缶詰加熱殺菌の温度域では, 毒素の多くは分解することが判明している.

毒素生成には季節的なものがあり, 5 月から 9 月にかけて発生するケースが多い. 有毒のプランクトン性藻類 (多くの場合は *Dinoflagellates*) の餌由来で貝類に毒素が蓄積される. 自治体などで厳しく毒素のレベルが監視されている. 米国では最大安全レベルである 80 $\mu$g / 100 g を超えると, その漁場を指定し, 漁獲を禁止するという措置が講じられている. 現在, この方法が食中毒防止の唯一の手段とされている. わが国にあっては可食部 1 g あたり 4 MU (160 $\mu$g サキシトキシン相当／100 g) 未満という規制値が設定されている.

貝の部位別毒性については, ホタテガイの場合, 中腸腺に圧倒的に多く存在し, 中腸腺に 3,000 MU / g を超える場合でも, 貝柱にはその 1/100 以下の数 MU / g または検出されないくらいであるという [8]). ただ解凍, 貝柱の分離作業, 水洗などの作業内容によっては, 肉の方に毒素が移行するおそれがあるほか, 中腸腺に次いで毒性が高い直腸の一部が貝柱に付着しているので, 丁寧に水洗する必要があるという.

PSP は通常のクッキング程度の加熱では分解しない. しかし缶詰のような加熱殺菌 (例えば 122℃, 22 分) すると, 表 9-1 に示すように中腸腺中の高濃度の PSP でも大半が無毒化されることが判明している [10]). これらのことから, 中腸腺と違って貝柱に含まれる PSP はもともと微量であるうえに, 缶詰やレ

トルト食品のような加熱殺菌によって毒素はほとんど安全レベルにまで分解されてしまうことがわかる．しかし原料受け入れにあたっては，公的機関による漁獲安全宣言が出されたあとの原料を受け入れることが原則である．

表9-1 ホタテガイの麻ひ性貝毒（PSP）の缶詰製造中における毒性変化*

| 工　程 | 毒性値（MU/g固形, MU/m$l$液体） | | | | | |
|---|---|---|---|---|---|---|
| | 貝柱 | | 消化管 | | その他 | |
| | 液体 | 固形 | 液体 | 固形 | 液体 | 固形 |
| 原料　解凍前 | | 2 | | 102 | | |
| 解凍後 | | 3 | | 60 | | |
| ボイル（沸騰水，3分後） | | 2 | | 80 | | |
| 水洗浄（30分後） | | <2 | | 60 | | |
| 缶詰加熱殺菌 | | | | | | |
| 　110℃, 80分 | 0.2 | <2 | 0.2 | 3 | 0.2 | <2 |
| 　122℃, 22分 | 0.3 | <2 | 0.4 | 4 | 0.5 | 2 |
| 　121℃, 45分 | 0.5 | <2 | 0.5 | 2 | 0.1 | <2 |
| 缶詰貯蔵，常温，2ヶ月後 | | | 0.1 | <2 | | |

\* 野口玉雄ほか；PSPにより毒化したホタテガイの缶詰製造中における毒性値の変化，日本水産学会誌，46，1273（1980）掲載のデータを取りまとめたものである．

### 3）重金属

食物連鎖，海洋汚染などが原因で，魚介類が重金属を規制値を超えて含有することがある．わが国では魚介類（ただしマグロ，カツオ，深海魚は除く）の総水銀として0.4 ppm，メチル水銀として0.3 ppmが暫定規制値として設定されている．米国では魚介類の水銀含有量のアクションレベルとして，可食部分において1 ppm（メチル水銀として）が設定されている．魚介類のなかで一般にマグロは他の小型魚よりも水銀含有量が多いが，これは食物連鎖に起因する自然状態といえるもので，海洋汚染由来ではない．食物連鎖によるため魚体サイズの大きい魚ほど一般に水銀含有量は多い．日本缶詰協会が調査した結果では，マグロの魚体サイズと水銀含有量との間には高い相関のあることが判明している[11]．ビンナガマグロおよびキハダマグロにあっては魚体重が20 kgを超えると，水銀含有量も多くなるが，米国のアクションレベルである1 ppmを超えるものは皆無であったという．その他，缶詰の原料にしばしば使用されるサケ，カニ，アサリ，カキなどの水銀含有量は非常に低い．

鉛，カドミウムについて，米国では環境保護庁（EPA）による規制レベルが設定されているが，わが国では水銀を除いて，水産物におけるその他重金属の含有量に関する規制値はない．米国の調査では鉛，カドミウムについて，貝類で規制値を超えるものはなかったという[12]．鉛はかつてははんだに使用されていたが，1982年に米国 FDA が鉛はんだの使用を禁止したため，国際的に溶接法，接着法の開発，全スズはんだへの切り替えで，現在では使用されていない．

缶材に使用されているスズは，臓器への蓄積がなく，慢性毒性もないが，250 ppm 以上の高濃度に溶出した場合は下痢，嘔吐といった急性毒性を示すことがある．水産缶詰の場合は内面に塗装が施されているほか，酸の含有量も微量のためスズの溶出量は大抵の場合 10 ppm 以下の極めて微量である．国際規格ではスズの最大量は 250 ppm 以下が勧告されている．

4）食品汚染物

水産物では PCB（ポリ塩化ビフェニル）の暫定的規制値が設定されている．遠洋魚介類（可食部）で 0.5 ppm，内海内湾（内水面を含む）魚介類で 3 ppm となっている．日本缶詰協会の分析によれば，マグロで ND～0.2 ppm，アサリで 0.02～0.04 ppm，アカ貝で 0.04～0.1 ppm，カキで 0.07～0.2 ppm で規制値を超えるものはなかった[13]．

残留農薬については，わが国では水産物の規制値はないが，水産缶詰が対象になる容器包装詰加圧加熱殺菌食品の総合衛生管理製造過程承認制度では，残留農薬は潜在的危害の対象になっている．米国の水産製品 HACCP 強制法，肉および家禽肉 HACCP 強制法のなかでも規制値を超える残留農薬は潜在的危害にリストされている．FDA（食品医薬品庁）のモニタリング調査によれば，魚介類で EPA（環境保護庁）のアクションレベルを超えるデータはみられなかったという．

5）異　物

金属片・ガラス片などの危険な異物と魚の骨などの異物とに分けられ，後者は不可避的な異物として国際的には危害の対象にされない．水産缶詰ではときどきストラバイト（struvite）と称されるガラス状結晶が生成することがある．この成分は，もともと魚介類に含まれているマグネシウム，リン酸，アンモニウムが反応して自然に生成される $MgNH_4PO_4 \cdot 6H_2O$ である．サイズの大きい

ものでは口腔部を怪我する場合があるが,胃酸には溶解する無毒の物質である.pH が高いと生成しやすくなる.ツナ缶詰では,pH 6.3 以下にすることで生成が防止できる.

6）微生物

米国 FDA は前記した水産食品 HACCP 規則[1]のなかで,魚介類由来の生物的危害として,表 9-2 に示すものがリストされている.ただし,水産缶詰にあっては,1974 年に発効済みの低酸性食品規則[13]が適用され,その潜在的危害はボツリヌス菌となっている.

一方,ほとんどの水産缶詰が包括されるわが国の「容器包装詰加圧加熱殺菌食品」の総合衛生管理製造過程承認制度にあっては,潜在的危害として表 9-3 に示すものがリストされている.有芽胞細菌であるボツリヌス菌 (*Clostridium botulinum*), *C. perfringens* および *Bacillus cereus* は制御の対象になるが,ほかの病原性細菌は,耐熱性が低いため缶詰では問題にならない.ウイルス,寄生虫も同様である.水産缶詰では,耐熱性のある有芽胞の腐敗細菌例えば *C. sporogenes*, *B. subtilis*, *B. licheniformis*, *B. coagulans* などによる原料汚染が問題になる[14].

表 9-2 米国 FDA 魚類および水産製品 HACCP 規則（強制法）における潜在的危害リスト

| 魚類および水産製品の潜在的危害 |
|---|
| (1) 自然毒 |
| (2) 汚染微生物 |
| (3) 化学汚染物 |
| (4) 農薬 |
| (5) 残留薬品 |
| (6) サバ科魚におけるデコンポジション |
| (7) 内寄生虫 |
| (8) 許可されていない添加物・色素添加物 |
| (9) 物理的危害 |

(Federal Register, Dec.18,1995, 21CFR Part 123 and 1240)

表 9-3 わが国の総合衛生管理製造過程承認制度で設定されている潜在的危害リスト

| 容器包装詰加圧加熱殺菌食品の潜在的危害 | |
|---|---|
| (1) アフラトキシン | (9) セレウス菌 |
| (2) 異物 | (10) 洗浄剤 |
| (3) 黄色ブドウ球菌 | (11) 添加物（使用基準のあるもの） |
| (4) クロストリジウム属菌 | (12) 内寄生虫用剤およびホルモン剤（量の限度が定められているもの） |
| (5) 下痢性または麻ひ性貝毒 | |
| (6) 抗生物質およびその他の化学合成品たる抗菌性物質 | (13) 農薬（量の基準が定められたもの） |
| | (14) ヒスタミン |
| (7) 殺菌剤 | (15) 腐敗微生物 |
| (8) 重金属およびその化合物 | |

A型およびB型ボツリヌス菌は土壌に存在するが，水中にも存在する．E型ボツリヌス菌は淡水や海水の環境に存在することが多い．いずれも魚介類の内臓に含まれていることが多い．ボツリヌス菌のみならず，一般細菌も腸内に多く含まれるので原料魚の腹部が黒くにじんでいるものは筋肉にも細菌が移行しているおそれがあるので，こうした魚の使用は避けるほか，腸内物質が飛散しないように内臓を除去することが必要である．

## 9-5 製造工程での安全管理

### 1) 密封管理

容器の密封性がよくないと，とくに冷却時に冷却水由来の微生物が侵入し，製品が再汚染を起こす可能性があるので，容器の密封は，製品の安全性を左右する重要な管理事項であり，HACCPでは重要管理点にされている．

**巻締**：缶詰の密封は，まず缶胴をリフターに乗せて定位置までもち上げ，これに蓋を被せてチャックと称する装置で押さえ，缶蓋のカール部分と缶胴のフランジ部分を2つのロールを用いて互いに嵌（かん）合させながら2段階で両者を二重に巻締することによって完成される．深い溝の構造を有する第1巻締ロールで，蓋カール部分と胴フランジ部分を抱き合わせるように巻き込み，次いで浅い溝の構造を有する第2巻締ロールでこの部分を圧着して密封する．図9-1にその概要を示す．蓋のカール部分の内側にはシーリングコンパウンドと称されるゴム様物質が塗布されており，これが巻締内部の空隙を埋める役割を果たす．

適正な巻締を得るには，以下のことが必要となる[15]．
①正常な溝の形状を有する第1巻締ロール，第2巻締ロールであり，その圧着力が適正である．
②チャックは適正な形状であり，位置である．
③リフターは適正な押圧力である．
④空缶は適正な寸法であり，均一な板厚と硬さである．
⑤蓋のカール，胴のフランジは適正な形状である
⑥蓋の内側のシーリングコンパウンドが適正に塗布されている．

また巻締の健全性を検査するには，巻締部分の外観検査は少なくとも30分

～1時間毎に，巻締内部の切断検査は，生産量にもよるが，少なくとも数時間毎に行うことが必要である．これらの記録は保存しておくことが不可欠である．万一逸脱が認められた場合には，生産を中止し，巻締装置を調整し，適正な巻締状態になったことを確認してから生産を再開する．それまでの製品は重大な逸脱の場合は当該ロットを廃棄する．

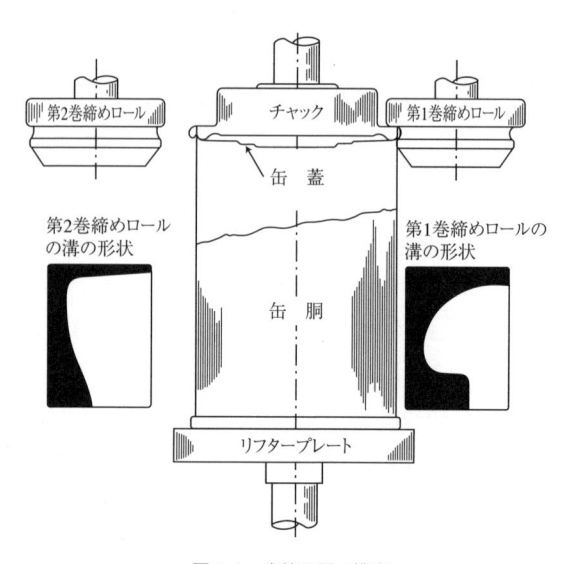

図 9-1 巻締装置の構成

ヒートシール：レトルトパウチおよびプラスチック成型容器（カップ，トレーなど）の密封は一般にヒートシールによって達成される．ヒートシールにはホットバーシール法とインパルスシール法に大別される[15]．前者は一定温度に加熱された2つの熱板の間にフィルムを挟み，圧着してシールする方法である．構造が簡単で，シール時間は短い．後者は発熱体であるニクロム板（ニクロムリボンともいう）でフィルムを圧着した後，リボンに瞬間的に大容量の電流を流し，発熱させてシールする．電流を切りシール部分が冷えてから取り出す．真空包装するのに適しているが，シールに時間がかかる．

これらのレトルト容器の密封性試験として，パウチの場合は，一定の幅と長さにシール部分を切りとって開き，引っ張り試験機で両端を引っ張り，シール部分が剥離するまでの最大強度を測定する．一方，カップやトレーなどの成形

容器の場合は空気送入針で圧搾空気を送り込み，容器が破裂したときの最小圧力を破裂強度とする．以下の規準が設定されている．

　①パウチのシール強度（食衛法）　　2.3 kgf / 15 mm 以上
　②成型容器の破裂試験（JIS）　　　20 kPa（0.2 kgf）/ cm$^3$）以上

　密封に影響を及ぼす要因として，シール部の油，水，食品の付着，シール温度，シールバーの温度の均一性，シールのしわ，加熱殺菌時の圧力制御などがある．密封の検査は缶の場合と同じ頻度で行うことが望ましい．

　**キャッピング**：キャップの種類としてスクリュー・キャップ，ツイストオフ・キャップ，プレスオン・ツイストオフ・キャップ，サイドシール・キャップなどがある[17]．

　二重巻締に比べて単純で，ガラス容器の口仕上げ部にキャップのスカートと称される部分の内側に均一に塗布されているガスケットを密着して密封される．ガラス容器の口部分の仕上げ部が不良，または破損していると適正な密封が得られない．缶の場合と同様に外観検査は 30 分〜1 時間毎に，破壊検査（内部検査）は数時間毎に行う．

## 2）加熱殺菌の管理

　**管理の対象になる微生物**：加熱殺菌の温度・時間条件は，内容物の pH および水分活性により，低酸性食品（low-acid foods），酸性化食品（acidified foods），酸性食品（acid foods）の 3 つのタイプによって異なる．水産物の原料は低酸性食品のカテゴリーに入るが，製品は必ずしも低酸性食品だけとは限らない．酸性化食品のほか，水分活性が低い塩蔵品などもある．わが国の食品衛生法では pH 4.6（A 型および B 型ボツリヌス菌の最低発育 pH）を超え，かつ水分活性が 0.94（A 型および B 型ボツリヌス菌の最低発育水分活性）を超える食品は容器包装詰加圧加熱殺菌食品のカテゴリーに入り，ボツリヌス菌の殺滅を目標にした 120℃，4 分または同等以上の加熱殺菌が義務づけされている．最終平衡 pH が 4.6 より低い魚の酢漬けは酸性化食品といわれ，ボツリヌス菌は発育できないので，100℃以下の低温で加熱殺菌される．また水分活性が 0.94 より低い魚の塩蔵品，佃煮，甘露煮なども低温殺菌される．したがって，制御の対象になる微生物も異なる．表 9-4 に示すように低酸性食品の変敗に関係する微生物は，*Staphylococcus aureus*（黄色ブドウ球菌）を除いて一般に耐

熱性のある有芽胞細菌である．

これらのうちボツリヌス菌は致命的な毒素を産生するので，公衆衛生上最も重要な細菌で，常温で流通する低酸性食品である缶・びん詰やレトルト食品にあっては，国際的にボツリヌス菌を 12D のレベルまで細菌を減らすという非常に厳しい加熱殺菌条件（120℃，4 分または同など以上）が設定されている．その他の変敗原因菌にあっては，国際的に 5D（10 万分の 1）のレベルに菌数を減らすことが目標にされている．

表9-4 缶・びん詰，レトルト食品の変敗に関係する微生物

| 食 品 | 関係する微生物 | 殺菌温度 |
| --- | --- | --- |
| 低酸性食品（pH4.6 を超え，水分活性 0.94 を超える食品） | Clostridium botulinum<br>Clostridium thermosaccharolyticum<br>Clostridium sporogenes<br>Bacillus coagulans<br>Bacillus licheniformis<br>Staphylococcus aureus（毒素） | 100℃以上の高温殺菌 |
| 酸性食品（pH4.6 以下の食品）および酸性化食品（低酸性食品に有機酸，酸性食品を加えて pH4.6 以下に調整した食品） | Clostridium pasteurianum<br>Bacillus coagulans<br>Alicyclobacillus acidterrestris<br>Alicyclobacillus acidcaldarius<br>カビ<br>酵母 | 100℃以下の低温殺菌 |

水産缶・びん詰，レトルト食品の大半は低酸性食品のカテゴリーに包括され，一部に酸性化食品のものもある．
ただし酸性化食品にあっては，pH 調整前にボツリヌス菌が発育して毒素を産生するおそれがあるので，pH 調整が重要な管理点になる．

また黄色ブドウ球菌にあっては，原料の保管を含めて加熱殺菌されるまでの工程で本菌の増殖がないように衛生管理に細心の注意を払う必要がある．その理由は前述したとおり，菌自体は易熱性であるが，本菌が産生する毒素エンテロトキシンは，加熱殺菌後も活性を有し，しばしば食中毒を起こすからである．

**微生物の耐熱性**：微生物を一定温度で加熱した場合，縦軸に生菌数を，横軸に加熱時間を目盛ったグラフ用紙で両者の関係を示すと，加熱初期に生菌数は急激に減少し，その後は徐々に減少するという指数曲線を描くことがわかる．そこで縦軸のみを対数をとってプロットすると，図 9-2 に示すように生菌数と加熱時間との間には直線関係が得られ，微生物の死滅が一次反応であることが

わかる．このグラフを生残曲線と呼ぶ．この図からわかるように加熱温度が高い場合には勾配が急になり，微生物は迅速に死滅し，加熱温度が低い場合には勾配が緩やかになり，微生物の死滅は緩慢になる．

微生物の殺菌理論を展開する場合，あるいは「120℃，4分または同等以上の加熱殺菌」を求める場合に，D値およびz値という耐熱性値（パラメータ）が用いられる．

D値（Decimal reduction time）とは図9-2のなかに例示したとおり，「一定温度で微生物を加熱したとき，生菌数を1/10に減少させるに必要な時間」である．こうした生残曲線を利用すれば，微生物を一定温度で加熱したときの殺菌のために必要な時間および生残菌数を予測することが可能となる．

またz値とは加熱温度を変化させた場合，微生物の死滅に及ぼす影響を調べる場合に活用されるパラメータである．具体的には縦軸にD値の対数をとり，横軸に加熱温度をとり，両者の関係をプロットする．図9-3に示すように直線関係が得られる．これを加熱致死時間曲線（TDT曲線）と呼ぶ．このTDT曲線の勾配は，微生物の死滅速度に及ぼす加熱温度の影響を示し，勾配が急であれば，加熱温度の変化が微生物の死滅速度に及ぼす影響が小さいことを示している．TDT曲線の勾配をz値で表示する．つまりz値はD値の10倍の変化に対応する温度変化（℃）である．z値がわかれば，加熱温度を変えた場合，例えばボツリヌス菌を殺滅するのに要する120℃，4分と同等以上の殺菌効果（F値）を得るには，125℃あるいは118℃ではどのくらいの時間を要するかを求めることができる．

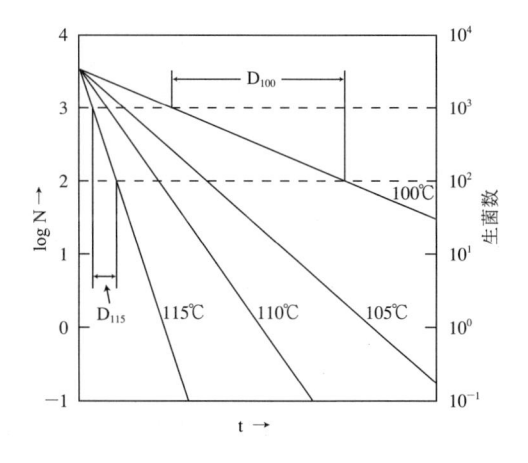

図9-2　加熱による微生物の生残曲線およびD値の算出法

**熱伝達**：缶詰など包装食品の加熱殺菌条件を決定するには，当該製品を加熱

中に容器内の製品の温度がどのように昇温していくか，また冷却中にはどのように温度が降下していくか測定する必要がある．この場合，最も熱の伝わりにくい冷点（coldest point）での温度変化を測定することが求められる．

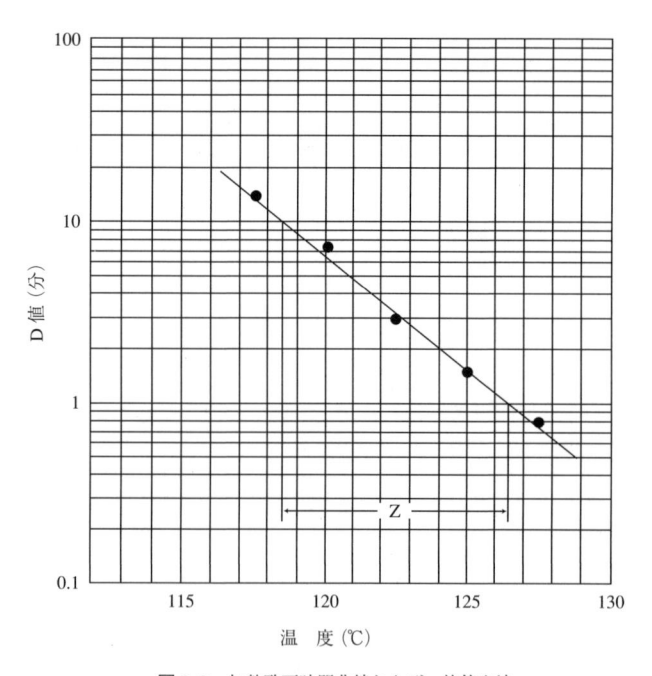

**図9-3 加熱致死時間曲線およびz値算出法**

冷点は食品の物性によって異なり，伝導で熱が伝わる場合には一般に容器の幾何学的中心が冷点であるのに対して，対流で熱が伝わる場合には容器の中心軸の底部に近い場所が冷点になることが多い．温度センサはこの冷点部分に，また固形物がある場合には固形物の中心部に装着する．温度センサを装着する場合には，センサを固定するための特別に設計された治具が用いられる．

固形物入りのヘテロジーナスな内容物の場合は，固形物の組織や成分などが均一でないために，熱伝達にバラつきがみられるので，少なくとも3試料以上について測定する必要がある．

これを商業的に採用されている同一の加熱殺菌条件のもとで，殺菌処理を行い，製品の温度履歴を記録する．自記記録計のほか水銀温度計の目盛りを一定

時間毎に目視で記録する．

**殺菌値（F 値）**：前記した方法で得られた温度履歴曲線（図 9-4）で最も温度上昇の遅いサンプルのデータを採用する．殺菌値（F 値）を求めるには，面積計算法（general method）と公式法（formula method）がある．ここでは紙面の都合で，面積法についてのみ説明する．公式法については成書を参照されたい．

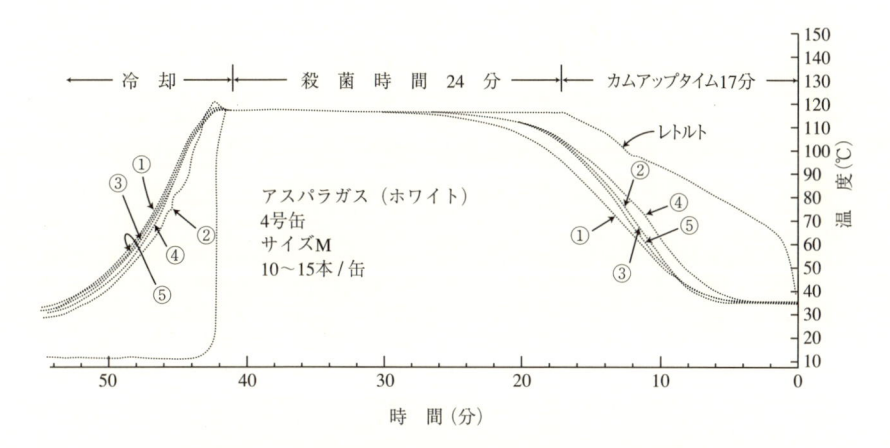

図 9-4 缶詰加熱殺菌中の温度履歴曲線の例（アスパラガス缶詰）

記録紙の温度履歴曲線から殺菌時間と冷点における温度の関係を整理する．その一例を表 9-5 に示す．次に各温度における致死率 Li（ボツリヌス菌について求められた致死率表のデータベースがある）を求めてこれを記入する．致死率は次式で求めることができる．

$$\text{致死率 } Li = \log^{-1}\left(\frac{Ti - Tr}{z}\right)$$

Ti；任意の冷点温度
Tr；基準温度（通常は 250°F すなわち 121.1℃）
z；微生物の耐熱性パラメータ（ボツリヌス菌の場合は 10℃）

この場合，致死率の合計は 3.5490 で，測定時間の間隔は 2 分であるから $F_0$ = 3.5490 × 2 ≒ 7.1（分）となる（基準温度を 121.1℃にした場合は $F_0$ と表記する）．

表9-5 缶詰の履歴曲線から加熱殺菌中の冷点の経時的温度変化および致死率
（図9-4のアスパラガス缶詰の温度履歴曲線のデータの場合）

| 加熱殺菌工程 | 加熱時間（分） | 内容物温度（℃） | 致死率 $L_i$* |
|---|---|---|---|
| カムアップタイム | 0 | 34 | |
| | 2 | 34 | |
| | 4 | 34 | |
| | 6 | 36 | |
| | 8 | 41 | |
| | 10 | 52 | |
| | 12 | 65 | |
| | 14 | 79 | |
| | 16 | 91 | 0 |
| 殺菌時間 | 18 | 101.5 | 0.0110 |
| | 20 | 108.0 | 0.0490 |
| | 22 | 112.0 | 0.1230 |
| | 24 | 114.0 | 0.1950 |
| | 26 | 115.5 | 0.2754 |
| | 28 | 116.0 | 0.3090 |
| | 30 | 116.2 | 0.3236 |
| | 32 | 116.4 | 0.3388 |
| | 34 | 116.6 | 0.3548 |
| | 36 | 116.8 | 0.3715 |
| | 38 | 117.0 | 0.3890 |
| | 40 | 117.0 | 0.3890 |
| 冷却 | 42 | 117.0 | 0.3890 |
| | 44 | 106.0 | 0.0309 |
| | 46 | 80 | 0 |
| | 48 | 60 | |
| | 50 | 47 | |
| | 52 | 37 | |

内容初温34℃，カムアップタイム17分，殺菌温度24分，殺菌時間117℃
＊ 致死率表（日本缶詰協会発行「容器詰食品の加熱殺菌」p.46 参照）から求める

## 9-6 HACCP

　缶詰は，安全性の高い食品であることは，長い歴史のなかですでに証明されているが，昨今の国際的な食品の安全保証システムであるHACCPを導入して，さらに安全な食品を目指している．HACCPを最初に適用されたのは缶詰であった．すなわち1974年に米国FDAは，当時ホームメードの缶・びん詰で

時折起きていたボツリヌス菌による食中毒を減らすことを目標に低酸性食品缶詰規則を発効させた．この規則のなかでボツリヌス菌による危害の発生を予防するための重要管理点を監視し，記録を保管すること，計画加熱殺菌条件の科学的根拠（当該製品の熱伝達を測定し，ボツリヌス菌が殺滅される温度・時間が達成されていることを示すデータの作成），密封管理有資格者，殺菌管理有資格者などを義務付けた．本規則が導入されてからはボツリヌス菌による食中毒は劇的に減り，その効果の大きいことが証明された．当時わが国から該当する水産缶詰などが米国に輸出されていたため，日本缶詰協会はこれらの要件に適合した製品を輸出するよう工場の指導に当たってきた．本規則の要件を表9-6に示す．

表9-6 米国FDA低酸性食品規則の要件

| 1. 工場登録 | | | |
|---|---|---|---|
| 工場名，所在地，製品名，電話番号，責任者等 | | | |
| 2. 加熱殺菌条件の申告 | | | |
| A. 製品<br>名称および充填液原料<br>のpH | B. 殺菌方法<br>使用するレトルトの形式<br>容器の種類および缶型<br>熱媒体 | C. 重要な因子<br>最高水分活性<br>粘度<br>固形／液体充填比率<br>固形サイズ<br>レトルト内での容器位置<br>固形の詰め方 | D. 計画加熱殺菌条件<br>内容初温<br>カムアップタイム<br>殺菌温度<br>致死値（$F_0$） |
| 3. 有資格者 | | | |
| 密封管理有資格者（日本缶詰協会　巻締主任技術者資格認定者で対応）<br>殺菌管理有資格者（日本缶詰協会　殺菌管理主任技術者資格認定者で対応） | | | |

国際的にHACCPには，7原則があり危害分析，重要管理点（CCP），管理基準，管理基準を逸脱したときの改善措置，CCPの監視方法とその頻度，検証，記録の保管から構成されている．そのほかにHACCPチームの作成，製品の説明，意図する使用法，フローダイアグラムの作成，フローダイアグラムの現場確認がある．フローダイアグラムの例としてまぐろ缶詰について図9-5に示す．

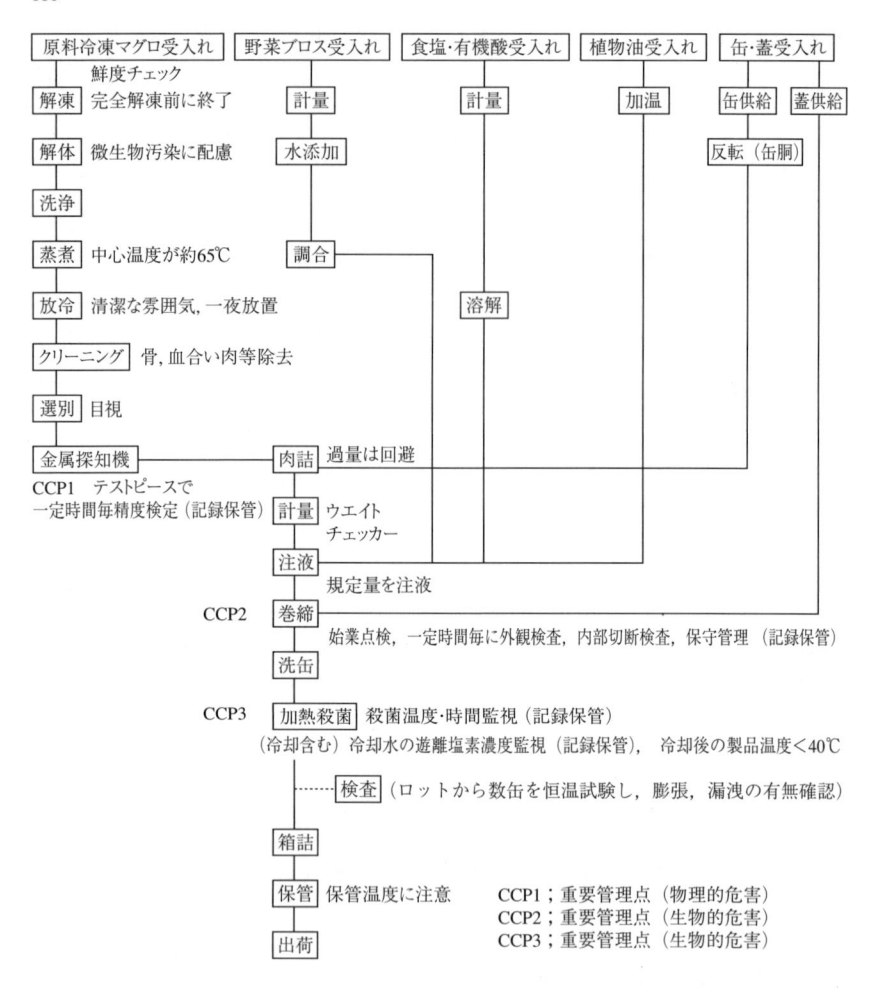

```
原料冷凍マグロ受入れ    野菜ブロス受入れ    食塩・有機酸受入れ    植物油受入れ    缶・蓋受入れ
    │鮮度チェック              │                  │                │            │      │
  解凍│完全解凍前に終了      計量                計量              加温         缶供給  蓋供給
    │                         │                  │                │            │      │
  解体│微生物汚染に配慮      水添加                                             反転（缶胴）
    │                         │                  │                             │
  洗浄│                       │                  │                             │
    │                         │                  │                             │
  蒸煮│中心温度が約65℃       調合                                               │
    │                         │                  │                             │
  放冷│清潔な雰囲気，一夜放置  │                 溶解                           │
    │                         │                  │                             │
 クリーニング│骨，血合い肉等除去                                                 │
    │                                                                          │
  選別│目視                                                                    │
    │                                                                          │
 金属探知機│                  肉詰│過量は回避                                    │
  CCP1│テストピスで                                                              │
  一定時間毎精度検定（記録保管）計量│ウエイト
                                 │チェッカー
                              注液│
                                 │規定量を注液
  CCP2                        巻締│
                                 │始業点検，一定時間毎に外観検査，内部切断検査，保守管理（記録保管）
                              洗缶│
  CCP3                       加熱殺菌│殺菌温度・時間監視（記録保管）
                              （冷却含む）冷却水の遊離塩素濃度監視（記録保管），冷却後の製品温度＜40℃
                                 ┄┄┄検査（ロットから数缶を恒温試験し，膨張，漏洩の有無確認）
                              箱詰│
                              保管│保管温度に注意    CCP1；重要管理点（物理的危害）
                                 │                  CCP2；重要管理点（生物的危害）
                              出荷│                  CCP3；重要管理点（生物的危害）
```

図9-5　まぐろ缶詰のフローダイアグラムおよびHACCPにおける重要管理点

## 9-7　施設・設備の衛生管理

　HACCPは，重要管理点に焦点を合わせた安全管理システムであるが，その前提条件として施設・設備の衛生管理が包括されるGMPおよびSSOPの実施がある．このことは全ての食品に共通しており，缶詰の場合でも同様である．確かに缶詰の安全性は，密封と加熱殺菌の工程管理の徹底化によって大部分は

達成されるが，それだけで完全とはいえない．例えば施設・設備の洗浄・殺菌が不十分な場合には，黄色ブドウ球菌が産生する耐熱性のある毒素によって製品が汚染される可能性があるほか，耐熱性細菌に由来するインライン汚染により，製品中に生残する可能性があるなどの安全問題が生じる．さらに，用水の衛生管理が不十分な場合には，製品が二次汚染を起こす可能性がある．

こうした理由から，施設・設備の衛生管理の重要性が非常に重要視されている．とくに缶詰のように熱処理される製品を生産している工場にあっては，その製造ライン中に耐熱性細菌が選択的に存在する傾向があるので，毎日作業終了後は，丁寧に洗浄し，3日毎あるいは週末毎に殺菌剤などを用いて施設・設備を殺菌することが不可欠となる．洗浄を怠ると食品接触面に微生物が分泌するポリサッカライドおよびポリペプタイドからなるバイオフィルム（biofilm）が形成され，時間の経過とともにかさぶた状態になり，洗浄しても除去できなくなるほか殺菌剤も浸透しにくくなり，殺菌効果が低下する[18]．

洗浄には，製造される食品に応じて強アルカリ性洗浄剤，弱アルカリ性洗浄剤，中性洗剤，酸性洗剤，界面活性剤などの化学剤が使い分けされる．殺菌には，塩素系殺菌剤，過酸化物，逆性石鹸，ヨウ素系殺菌剤などが使用される．洗浄・殺菌剤が残らないように十分に水すすぎすることが不可欠である．
飲料缶詰のような自動化された生産ラインでは一般にCIP洗浄が採用されているが，バルブやポンプなどは定期的に分解洗浄されている．

### 9-8 有資格専門技術者のトレーニングコース

より安全な缶詰，レトルト食品をつくるには，従業員の資質向上が不可欠である．とくに重要工程の管理は，訓練を受け，その分野に理解の深い有資格者が担当することが国際的に取り決められている．日本缶詰協会ではすでに以下のようなトレーニングコースを設け，安全性の向上並びに人材養成に当たっている．なお以下のカリキュラムは平成13年現在のものである．

1) 殺菌管理主任技術者資格認定講習会（5日間）およびカリキュラム（昭和51年発足）
　①食品衛生法規，②缶詰食品と微生物，③加熱殺菌の原理，④熱伝達および殺菌条件の設定（演習・計算），⑤加熱殺菌装置，⑥食品容器の取扱

い，⑦食品工場の衛生管理

一次学科試験，二次学科試験
2) 巻締主任技術者資格認定講習会（5日間）およびカリキュラム（昭和39年発足）

①巻締理論，②巻締検査および管理，③代表的な巻締機での実技講習，④実技試験，⑤金属容器の概要

一次学科試験，二次学科試験
3) 品質管理主任技術者資格認定講習会（5日間）およびカリキュラム（昭和40年発足，カリキュラム省略）
4) HACCP主任技術者資格認定講習会（3日間）およびカリキュラム（平成10年発足，カリキュラム省略））

200年近い缶詰の歴史のなかで，いろいろな経験と科学技術の発達の恩恵を受けつつ，常温で長期保存が可能な缶詰の安全性が確立されてきた．とくに巻締法とヒートシール法という優れた密封技術の寄与が大きいほか，耐熱性細菌なかでもボツリヌス菌を対象にして確立された加熱殺菌理論は，缶詰だけにとどまらず，レトルト食品，無菌充填包装食品，各種包装食品など各種の熱処理される加工食品における微生物不活性化のキネティックスにも応用されている．ただ製品の安全性には微生物のほかに，自然毒，化学汚染物，異物などのいろいろな要因が関係しているために，こうした危害を予防するためにHACCP並びにそれを支えるGMPおよびSSOPの導入が図られ，より安全性を高める努力が払われている．

また微生物の制御方法が発展するなかで，将来，缶詰，レトルト食品にあっても，いろいろな微生物制御のためのハードルを組み合わせて加熱を緩和した製品や非加熱殺菌法と加熱殺菌法を併用した製品などが開発されていくと予想される．

## 文　献

1) Federal Register, FDA21CFR Part123 and 1240, Procedures for the Safe and Sanitary Processing and Importing of Fish and Fishery Products ; Final Rule,

Dec., 18, 1995.
2) Rawles, D. D. and G. J. Flick ; Adv. in Food Res., Vol.39, 329, 1996.
3) FDA Center for Food Safety and Applied Nutrition, Office of Seafood, An Advisory Note, "Scombroid Poisoning", 1989.
4) 鴻巣章二・須山三千三編：水産食品学，恒星社厚生閣，1987.
5) Baranowsky, J. D. et al.; J. Food Prot., 53, 217, 1990.
6) FDA Center for Food Safety and Applied Nutrition, Office of Seafood, "Hazard and Control Guide for Fish and Shellfish", Sep. 1996.
7) 藤井 豊ほか：魚類缶詰中のATP分解物と品質の関係，日水誌，35, 665, 1968.
8) FDA Center for Food Safety and Applied Nutrition, Bad Bug Book Foodborne Pathogenic Microorganisms and Natural Toxins Handbook, Jan., 1992.
9) 野口玉雄ほか：麻ひ性貝毒によって著しく毒化したホタテガイにおける貝柱の毒性，日水誌，50, 517, 1984.
10) 野口玉雄ほか：PSPにより毒化したホタテガイの缶詰製造中における毒性値の変化，日水誌，46, 1273, 1980.
11) 平野孝三郎ほか：水産缶詰原料の選択基準に関する研究，日本缶詰協会研究報告，No.6, p3, 1979.
12) "Guidance Document for Cadmium in Shellfish", FDA Center for Food Safety and Applied Nutrition, Jan., 1993.
13) Federal Register, 21CFR Part 113, Thermally Processed of Low-acid Foods Packaged in Hermetically Sealed Containers, Jan., 1974.
14) 日本缶詰協会：容器詰食品の加熱殺菌（理論および応用），1993.
15) 日本缶詰協会：缶詰用金属缶と二重巻締，1996.
16) 岸本 昭・堤 陽太郎・山口尹通編：レトルト食品，光琳，1994.
17) 日本缶詰協会：GMPマニュアル，1999年.
18) 日本缶詰協会：一般的衛生管理プログラムマニュアル，1999年.

## 10. 惣菜の安全性

上野 三郎

わが国の総菜産業の規模は，1998年で6.3兆円の小売規模とされる．惣菜は，和・洋・中華に3分され，水産惣菜は伝統的にかなりの比率を占める．従来から水産物の食中毒比率は大であった．それは食中毒の30%を占める腸炎ビブリオ菌は海中に主に存するからである．今日，水産物による中毒が減少傾向にあるのは，HACCPの管理が一般化したからである．水産惣菜の中でおせちは重要な食品である．しかし，'94年以来腸炎ビブリオ中毒が急増し，'98年にはサルモネラ菌中毒を上回る最大の中毒事故となった．依然，腸炎ビブリオ菌には厳重な注意が必要である．

以下ここでは，世界の食品の伝統的な保存技術とおせちの製造現場の技術改革について述べる．特におせちについては，現場の製造技術者，衛生管理者のとるべき具体的なCCPと管理作業について述べる．

### 10-1 欧米の食肉加工品の品質保全のハードル技術

食品の品質保全に関する国際的関心は，1970年代初めに米国陸軍Natick研究所とNASAがHACCP基本構造を公表して以来，急速に欧州と米国がその原理を導入，相互の交流が進んだ．

ドイツでは，数百年来のハム・ソーセージなどの食肉加工品の品質保全，安全管理の研究と伝統的工業技術があり，Kulmbach国立食品研究所を中心に多くの研究集積がなされている．そしてドイツと米国の研究交流は継続的に活発に行われてきた．筆者は'92～'93年の国際学会でHACCPについて，Kulmbach食品研究所微生物部長Dr. Lothar Leistnerと交流の機会があり，ドイツと米国の技術交流の内容については詳しく知ることができた．これらの内容は，わが国の食品工業現場の製造技術とも深くかかわっていることである．

表10-1　食肉加工品保存のCCP（Hechelman & Leistner, '91）

| 項　目 | CCP |
|---|---|
| 1) 速成発酵ソーセージ | pH5.4＞, $A_w$ 0.95, スターターカルチャー（乳酸菌），くん煙処理 |
| 2) ミニサラミソーセージ | pH5.4＞, $A_w$ 0.82, ドライソーセージ型（非包装），$A_w$ 0.85, Al包装（光，酵素遮断）．包装品 |
| 3) 加熱日持安定加工品 | $F_0$ 0.4＜加熱殺菌処理，$A_w$ 0.97～0.96, pH6.2 Polyvinylidenchloride（PVDC）包装 |
| 4) $A_w$による日持安定品 | 中心温度75℃＜，$A_w$ 0.95＞，ソーセージ表面カットなし．くん煙処理の非包装ソーセージ |
| 5) 二次加熱，$A_w$による日持安定品 | 75℃＜加熱，$A_w$ 0.95＞, pH6.2＞，包装後二次加熱，82～85℃, 45分（$A_w$と加熱の2ハードル） |
| 6) pHによる日持安定加工品 | pH5.2＞，熱時充填包装処理，二次加熱時．中心温度．72℃＜，(pH, 熱時充填，二次加熱，3ハードル) |
| 7) 複合日持安定加工品 | 初発低芽胞菌数，亜硝酸根．100 ppm＜，加熱時中心温度72℃＜，$A_w$ 0.965＞, pH5.8＞，包装二次加熱．82～85℃．45～60分処理（低初発菌数．亜硝酸根，低pH, 低$A_w$, 二次加熱．5ハードル） |
| 8) 平板状袋包装 | Al．箔使用複合袋包装による真空包装，食品厚さ．0.3cm＞, $F_0$ 2.5＜加熱殺菌（ボツリヌス菌排除包装）（ハイバリアー複合包装材料，加熱殺菌．2ハードル） |

(註) 食肉加工品（ハム・ソーセージ）は缶詰．高温殺菌の如きCCP1（1つの危害を確実に防除できる手段）では風味が損われるので，CCP2（1つの危害を確実には防除できないが減少には効果的な手段）が採用される．多くの国の伝統食品には，CCP2が採用される．わが国の惣菜もこれである．

表10-2　食品保存のハードル技術（Lothar Leistner, '91）．

| 項　目 | CCP |
|---|---|
| 温度 | 低温保存，高温殺菌，オーム加熱，パルス照射，超音波加熱 |
| pH | pH 6＞, 5.5～4.5＞（食品の種類による），pH 10～11（特殊な食品） |
| Eh | ドライソーセージ，セミドライソーセージ，ハイバリヤー包装材料を使用したレトルトソーセージ |
| 保存剤 | 亜硝酸塩，有機酸，リン酸ソーダ，エタノール，メイラード反応物，抽出香辛料，ライソザイム，バクテリオシン，乳酸菌（サラミソーセージのスターターカルチャー） |
| 照射線 | UV，マイクロウエーブ，電子線，$^{60}C_o$． |
| 包装材料 | 選択透過性（酸素，二酸化炭素，窒素，水蒸気）耐熱性，低温耐性，シール適性（ヒートシール，インパルスシール，高周波シール，超音波シール） |

(註) これらのCCPは，食品の種類によって組み合わせと適用の順序がある

Dr. Leistner は，食品の保存技術は微生物による各段階の増殖制御の組み合わせで構成されるとし，これを Hurdle（ハードル）技術と命名した．その基本は，サラミソーセージの加工技術にある．Dr. Leistner らのハードル技術を要約すれば表 10-1, 表 10-2 の如くである．筆者はドイツ，ベルギー，スイス，イタリア，スペインのセミドライ，ドライソーセージ，生ハムの製造工場の調査を 10 年余り続ける機会に恵まれた．その結果得た上掲の表 10-1, 表 10-2 は貴重な資料であると考える．

　表 10-1 ではソーセージや食品の加工条件の CCP（重要管理点）を対比して示したものである．ソーセージをその日持ち特性によって 8 項目に分類し，CCP（実際には CCP-2 であるが．CCP-1．1 つの危害を確実に防除できる手段．CCP-2．1 つの危害を確実には防除できないが減少には効果的な手段）の所要項目を記したものである．速成発酵ソーセージでは，乳酸菌のスターターカルチャーの添加，発酵により pH を 5.4 以下に下げ，乾燥で $A_w$ 0.95 に調整，つぎにくん煙して真菌の発生を阻止するもので，ここの CCP は全て CCP-2 である．CCP-1 と CCP-2 を区別しない記載もあるが，本稿では区別し，特に記述しない時は CCP-2 と理解されたい．

　表 10-2 はドイツで伝統的に使用されてきた食品保存のハードル技術を列記したものである．ここでは CCP の細目，例えば温度で CCP では保存のための低温，高温殺菌，オーム加熱，パルス照射，超音波殺菌などに区別，その他，pH, Eh など 5 項目の CCP を細分して記載した．これによって，実際に適用される CCP が明確に示される．

　表 10-3 は発酵ソーセージ製造工程のハードル技術使用の順序を示す，表中のハードル技術間の横棒線は，ハードル適用の順序を示す．採用されるハードル技術（CCP）の内容と適用順序によって，品質保全が進む工程が表 10-3 の下段い示される．

　表 10-4 は食肉と食肉加工品変敗の難易度による pH と $A_w$（水分活性）の調節法を示す．何れも詳細な実験の裏づけで纏められたものである．pH 5.2＜，$A_w$ 0.95＜のものは腐敗しやすいので低温保存が必要で，pH 5.2＞, $A_w$ 0.95＞のものは保存性が高く冷蔵保存は不要であることを示す．その中間のものは変敗しやすいので冷蔵が必要である．

表 10-5 は食肉と各種加工品の $A_w$ 値の範囲を示す．表右側の中間値を見ると，生肉 $A_w$ 0.99，変敗し難い加工品は 0.90〜0.92 の範囲で，0.07 程度の $A_w$ 低下が保存性に強く影響することがわかる．

表 10-3　発酵ソーセージ熟成過程の品質保全ハードル技術の序列
(Shimatos & Multon, '85)

| ハードルの序列 |
| --- |
| 亜硝酸 —— Eh —— 乳酸菌など —— 冷蔵 —— $A_w$ —— くん煙処理 |

微生物制御

1. 亜硝酸塩 …… *Salmonella* sp. への殺菌薬剤的作用
2. pH, $A_w$ …… *Cl. botulinum* 抑制
3. pH, 冷蔵, Eh …… *Staphylococcus aureus* 抑制
4. くん煙処理 …… 変敗関連真菌数の抑制

サラミソーセージひき肉に，約 200 ppm の亜硝酸塩，乳酸菌を添加，20℃，100% RH，一夜発酵，*Salmonella* sp. 腐敗菌抑制，Eh，pH 低下，保存温度を下げつつ発酵継続により，pH 更に低下，*Staphylococcus aureus* 抑制，乳酸生成，水分蒸発により $A_w$ 低下，くん煙処理で真菌抑制．最終発酵温度は 18℃前後，製品のでき上がりまで，製品重量により 1〜3 月かかる．乳酸菌はスターターカルチャーとして，pH を急低下させ変敗菌を抑制し，風味をよくする．EU 諸国の製法は概ね同じである．

表 10-4　食品加工品の保存温度に対応する pH と水分活性．$A_w$ の調節
(Leistner & Rodel, '75)

| 項　目 | 調節条件 | 温　度 |
| --- | --- | --- |
| 容易に変敗するもの | pH>5.2, $A_w$>0.95 | ≦5℃ |
| 変敗するもの | pH>5.2〜5.0, または $A_w$>0.95〜0.91 | ≦10℃ |
| 保存性の高いもの | pH<5.2 および $A_w$<0.95，または単独で pH<5.0, $A_w$<0.91 | 冷蔵保存不要 |

表 10-5　生肉と肉加工品の $A_w$ 値 (Leistner & Rodel, '75)

| 品　目 | 低値 | 高値 | 中間値 |
| --- | --- | --- | --- |
| 生肉 | 0.98 | 0.99 | 0.99 |
| ボロナソーセージ | 0.93 | 0.98 | 0.97 |
| リバーソーセージ | 0.95 | 0.97 | 0.96 |
| ブロッドソーセージ | 0.93 | 0.97 | 0.96 |
| 生ハム | 0.88 | 0.96 | 0.92 |
| 発酵ソーセージ | 0.72 | 0.95 | 0.91 |
| 乾燥牛肉 | 0.86 | 0.94 | 0.90 |

そこで法定水分活性（$A_w$）値調整剤13種の添加量と$A_w$低下能を表10-6に示す。この表より調整剤の有用性が理解されるよう，1％添加による$A_w$低下能は，食塩が0.0062，ポリリン酸塩0.0061，グリセロール0.003，グルコース0.0024とかなり大きく，これらの中から適当なものを選択できる。

表10-6　ドイツで許可された食肉加工品用水分活性（$A_w$）調整剤（Leistner & Rodel, '75）

| **1％添加値 | 調整剤 | 0.1％ | 0.3％ | 2.0％ | 3.0％ | 5.0％ | 10％ | 30％ | 50％ |
|---|---|---|---|---|---|---|---|---|---|
| 0.0062 | 食塩 | 0.0006 | 0.0019 | 0.0124 | 0.0186 | | | | |
| 0.0061 | ポリリン酸 | 0.0006 | 0.0018 | | | | | | |
| 0.0047 | クエン酸Na | 0.0005 | 0.0014 | | | | | | |
| 0.0041 | アスコルビン酸 | 0.0004 | | | | | | | |
| 0.0040 | GDL* | 0.0004 | 0.0012 | | | | | | |
| 0.0037 | 酢酸Na | 0.0004 | | | | | | | |
| 0.0033 | 酒石酸水素Na | 0.0003 | | | | | | | |
| 0.0030 | グリセロール | 0.0003 | 0.0009 | 0.0060 | 0.0090 | 0.0150 | 0.030 | | |
| 0.0022 | 乳糖 | 0.0002 | 0.0006 | 0.0044 | 0.0066 | | | | |
| 0.0019 | 砂糖 | 0.0002 | 0.0006 | | | | | | |
| 0.0013 | 乳タンパク | 0.0001 | 0.0004 | 0.0024 | 0.0039 | | | | |
| 0.00062 | 脂肪 | 0.0001 | 0.0002 | 0.0012 | 0.0019 | 0.0031 | 0.0062 | 0.00186 (50％値0.0310) | |
| 0.0024 | グルコース | 0.0002 | 0.0006 | | | | | | |

\* GDL：グルコノデルタラクトン，\*\* 添加量と$A_w$低下値を示す。

## 10-2　わが国の加工食品と惣菜保存の伝統技術

欧米の食品保存のハードル技術に対比し，わが国の組織的・基礎的研究は乏しい。筆者は1952年以降，魚肉ソーセージの包装技術を含む食品保存研究を継続し，特にこの10年来6,000検体以上の伝統的おせちの保存実験から，前項の欧米の技術と対比して，実際のわが国の食品保存ハードル技術（CCP）を製造現場での必要性を痛感した。

表10-7は工場における保存を目的とした加工工程における添加物使用，加熱冷却の温度管理，包装技術の選択，流通の温度管理を，一般加工食品についてまとめたものである。加工食品の日持ちの要点は，①適切な加工条件の選択と②ハイバリヤー包装材使用，③無菌包装と，④3℃以下の低温流通にあるというのが結論である。食品を水分の多少，糖分量，および冷凍食品などに分け

て，対応する CCP と管理作業を表に整理したものである，伝統的水産食品の多くは，多水分系で品質保全には創意工夫が重ねられてきた．

表 10-8 は水産惣菜（おせち）保存のハードル技術を示す．加工施設と工場雰囲気の殺菌を含めて 6 項目に分けて，対応する CCP を列記した．すなわち，加工施設の殺菌は製品の衛生基準の維持に極めて重要で，合成洗剤や次亜塩素酸ソーダを含む 70℃熱水，スチーム，エタノール，熱苛性ソーダなどで殺菌洗浄される．おせちの生産では，防腐剤が一切許可されないので，最終の包装工程まで，あらゆる食中毒菌の二次的汚染に最大の注意を払わなければならない．

表10-7 わが国の伝統的水産食品保存のハードル技術

| 項 目 | CCP と管理作業 |
| --- | --- |
| 多水分系食品 | 脱酸素剤使用包装，無菌包装，pH 管理，加熱殺菌（100℃，100～110℃，121℃，食品の種類による選択），真空冷却，低温保存（－18℃，0，10，15℃），包装材料（ハイバリヤー），二次加熱殺菌 |
| 中・高糖度食品 | 無菌包装，pH，Brix（糖度）管理，100℃前後の加熱殺菌，真空冷却，低温－室温保存，包装材料（低水蒸気透過度），二次加熱 |
| 乾燥食品 | 真菌類，食中毒菌の殺菌管理，包装材料（ハイバリヤー，光遮断性），酸化防止剤，脱酸素剤包装 |
| 冷凍食品 | 総生菌数，大腸菌群管理，凍結保存温度管理，包装材料（ハイバリヤー，低温衝撃強度），適性回転期間管理（3，6，12，24 月） |

表10-8 水産惣菜（おせち）保存のハードル技術

| 項 目 | CCP と管理作業 |
| --- | --- |
| 加工施設殺菌 | 洗浄剤加．熱水洗浄，スチーム，エタノール，熱苛性ソーダ水（0.2～0.4），洗浄殺菌（70℃） |
| 工場雰囲気殺菌 | 無菌度（NASA 100，1万，10万），包装室（100～1万），15～20℃，エタノール，スプレー（壁面，天井），作業台 |
| 食材の包装，調味加熱殺菌 | 100℃＞の調味加熱，スチーム，オーブン加熱，100～105℃オートクレープ，冷却盛り付け．包装，－100～80℃．液化窒素ガス凍結，－18℃冷蔵庫へ |
| 製造管理 | 調味仕掛り品冷却室 3℃＞，包装室 10～15℃，盛り付け．計量時汚染防止，凍結処理，製品冷蔵庫へ，無菌的作業 |
| 工程管理，微生物管理 | 調味加熱食材の無菌的包装材料の剥離，無菌室内計量盛り付け，凍結工程へ，厳重な無菌管理，外装保管 |
| 衛生管理 | 食材チェック（総生菌数，食中毒菌），作業者衣類，手袋マスク，帽子，長靴の殺菌，検便，鼻汁の微生物チェック，異物混入防止管理 |

（註） 各項目の CCP の順序，組み合わせは食品の種類によって異なり，生産工程のノウハウとなっている．

おせちの大部分は，慣習的に真空包装はなされないので，開放的容器包装となり，細菌の二次汚染対策が特に必要である．

表10-9におせち食材の物性上の特性を示す．箱詰めの食材は30～45品目にも及ぶが，おせち工場の使用食材は100品目位である．この中から適当な食材が選択される．ここではおせちをその特性に応じて6項目に分類し，対応するCCPと管理作業を表にまとめた．一般に煮物に分類される品種が最も多く，

表10-9 おせち食材の特徴（100品目位から30～40品目を選択盛り付け）

| 項 目 | CCPと管理作業 |
|---|---|
| 一般の煮物 | 糖度（Brix）10～15％，pH 5.8～6.8，生菌類100 / g＞，E. coli 群10 / g＞に管理 |
| 酢の物，和え物 | Brix15～20％，pH 3.8～4.5＞，生菌数10 / g＞，E. coli 群10 / g＞． |
| 数の子 | Brix20～30％，pH 4.5＞，生菌数10/g＞，E. coli 群10 / g＞． |
| 煮物，南蛮漬けなど | Brix20～35％，pH 4.5～6.5＞，生菌数10 / g＞，E. coli 群10 / g＞． |
| 煮豆，珍味など | Brix40～60％，pH 5.5～6.0，生菌数10 / g＞，真菌数10 / g＞，E. coli 群10 / g＞． |
| 調味焼き魚，調味えび | Brix30～40％，pH 6.0～6.8＞，エビ（6.8～7.2）生菌数10 / g＞，真菌数10 / g＞，E. coli 群10 / g＞，焼き魚（青もの）はヒスタミン含量1mg / g＞，（4 mg / g＜でヒスタミン中毒発生） |

（註）無菌包装．－80℃～100℃で凍結，－18℃で保存．流通，10月初旬生産開始，本管理によって変敗事故は殆どない．CCPは実験的に決定した．

その糖度は10～15％程度で，日持ちのためにpHは5.8～6.8に調整される．変敗しやすいので，初発生菌数を10～100 / g＞，E. coil 群も10 / g＞に管理するのがポイントである．煮豆類はBrix（40～60）前後もあり，それ単独でも保存性は高い．

表10-10におせち工場の衛生管理のポイントを示す．無菌度は一般にNASA（米国航空宇宙局基準無菌度）1万～10万で，製造室と仕掛かり品冷蔵庫，包装室が，このレベルとなっている．加工施設すべての洗浄殺菌，作業者の衣服，プラスチックの手袋，使い捨てマスクなどの完全な殺菌管理はHACCP管理に不可欠である．最も重要な衛生管理を5項目に分けて対応するCCPを表示した．

作業環境の無菌度は，加工室NASAで1～10万，包装室で100～1万で，

包装室の無菌度維持は特に重要で，常に落下菌数をチェックする．天井や壁面，換気扇は真菌類で汚染されやすく，作業終了後に防黴剤やエタノール・スプレーが施される．食中毒菌管理は，表に示す如く，*Coliform*（大腸菌群），*Salmonella*（サルモネラ菌），*Staphylococcus*（スタフィロコッカス），*Vibrio parahaemoliticus*（腸炎ビブリオ），*Bacillus cereus*（バチルスセレウス），

表10-10　おせち生産工場の衛生管理

| 項　目 | CCP と管理作業 |
|---|---|
| 作業環境 | 無菌度（加工室 NASA1万，10万），包装室（100～1万），無菌レベルは，常時落下菌数でチェックする．床面，天井，壁面の洗浄スプレー殺菌 |
| 環境の殺菌洗浄 | 床面．次亜塩素酸ソーダ．有効塩素 100～200 ppm で洗浄，壁面，天井，空調ファンは，70％エタノール　スプレー，加工施設は，水洗浄，洗剤熱水洗浄（70℃），エタノール　スプレー |
| 衛生物管理 | 食材と製品（総生菌数，乳酸菌数，真菌数，大腸菌群数，食中毒菌：病原大腸菌，黄色ブドウ球菌，サルモネラ菌，腸炎ビブリオ菌，セレウス菌などチェック），加工施設，機器テーブル，計量充填機械，食品バット，バット取っ手などのふき取り検査 |
| 現場作業者管理 | 食材と製品の外観チェック，記録，異常発生時研究室に報告対処，盛り付け作業の衛生管理は研究員が適任，冷凍機管理はエンジニアと研究員の協力，適性な流れ作業の形成 |
| 衛生管理 | 表 10-8 に同じ |

表10-11　研究室の作業管理

| 項　目 | 製造工程全般の CCP 関連業務 |
|---|---|
| 原材料 | 全般的な細菌学的検査，細菌耐熱性，食中毒菌，異物，素材の加工適性実験，加工品保存性，安全性（保存剤，添加物，汚染物質，毒性物質の分析） |
| 副資材 | 規格基準適合性，異物 |
| 製造工程 | 作業基準，衛生管理．微生物．工程管理基準のチェック，仕掛かり品．製品の抜き取り検査，施設機器のふき取り検査，空中落下菌測定（NASA 無菌度規格適合性） |
| 製品開発機器 | 日持ち試験．官能検査，市販品クレームの解析と工程へのフィードバック，品質改善と新製品開発実験，コスト解析，新技術開発と導入計画，機器性能評価，拡大生産中間実験 |
| 排水 | 一時排水分析（COD，BOD，SS，pH），排水処理能力測定，最終排水分析と排水規格，汚泥チェック，魚毒性試験 |
| 教育研修 | 製造工程全般の CCP 説明，クレーム．トラブルシューティング安全衛生の CCP，新技術．新製品のトピックス紹介，食中毒菌による食中毒の発症パターン特性 |

および総生菌数の測定がなされる．また真菌数も併せて計測される．高糖度のおせちは真菌類がむしろ増殖しやすいからである．惣菜生産工場では，ことに微生物管理に注意が払われなければならない．

研究室は衛生管理責任者を置き表10-11の作業を担当する．惣菜類の日持ち（賞味期限）は1～2日と短期間なので，盛り付け包装作業の管理監督者は惣菜の微生物学的特性を知悉している研究者が担当することが多い．

多様なCCP関連業務を担当する者は，原材料，副資材など6項目の業務細目の知識が必要で表10-11に示す．即ち原材料では，付着している食中毒菌を含む微生物の測定，耐熱性の実験，惣菜加工実験，保存実験，材料の化学分析もなされる．近年輸入食材が多いので，残留化学物質の測定が必要なこともある．保存実験は15℃で2～3日，5℃で10日の期間でなされることが多い．品質保持期間は，賞味期限の2倍以上あることが原則である．

### 10-3 わが国の惣菜のシェルフライフ（SL．日持）特性

この10年間に実施した惣菜のSL実験から一例として，いいだこ煮など6種類を，15℃（図10-1～10-6），5℃（図10-7～10-12）の2温度区に分けて保存し，SL特性を調べた結果である．

15℃保存区のSL（0，2，3，7日）が図10-1（いいだこ煮，Brix：屈折糖度：B. 13.6%），図10-2（いくら生酢，B. 18.0%），図10-3（紅白かまぼこ，B. 14.0%），図10-4（ベニザケ南蛮漬，B. 20.4%），図10-5（たらの子，B. 14.0%），図10-6（味付け数の子，B. 30.0%）である．総生菌数は15℃で7日までに$10^3$～$10^5$/g前後，乳酸菌数もほぼ同水準，いくら生酢と数の子で酵母がやや高い水準であった．官能検査で，いいだこ煮と，いくら生酢は15℃7日で可食限界となり，他の4品目は正常であった．

一方，5℃保存区では5，17日までは6品目（図10-7～図10-12）全て正常可食であった．5℃17日から29日までの間に，乳酸菌群は$10^4$/g，カビ，酵母は$10^4$/g前後に増殖し，29日目には，官能検査で（図10-7）いいだこ煮が酸味で可食限界，いくら生酢（図10-8）が酸敗臭で不可食，数の子（図10-12）が表面への酵母コロニー増殖で不可食となった．その他の3品目は正常可食であった．このように，本実験の6品目は5℃では17日まで品質が維持

10. 惣菜の安全性　199

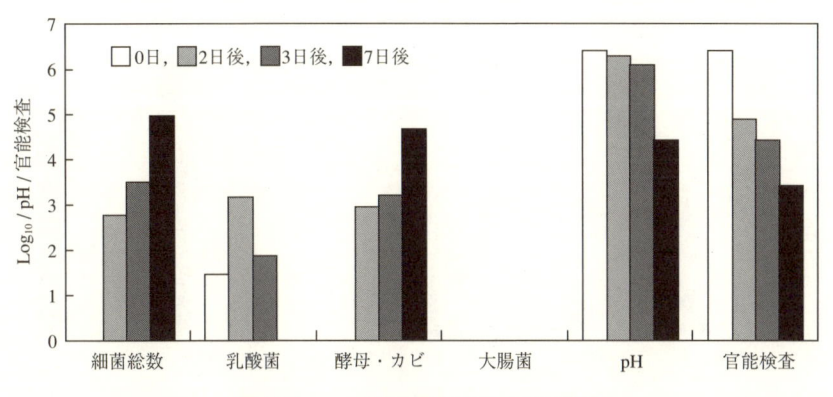

図 10-1　いいだこ煮の品質変化（15℃保存）

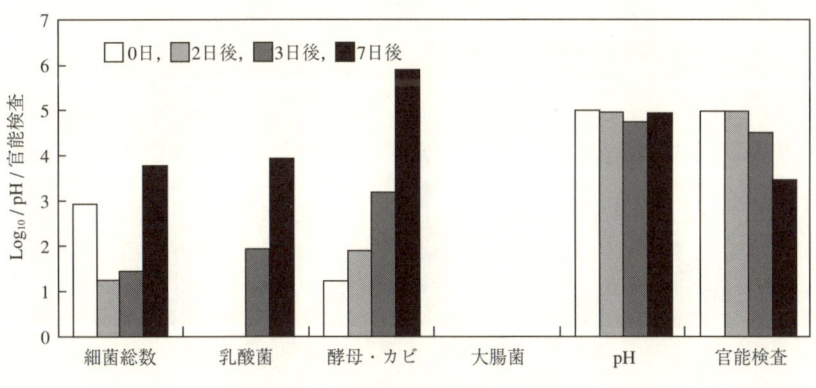

図 10-2　いくら生酢の品質変化（15℃保存）

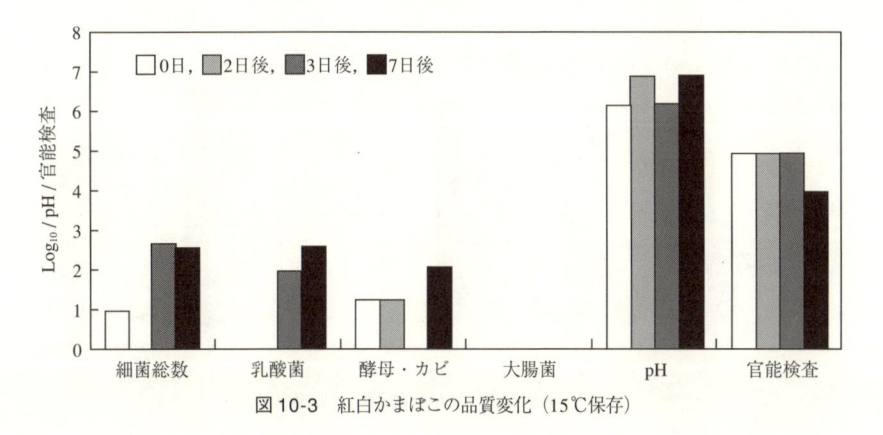

図 10-3　紅白かまぼこの品質変化（15℃保存）

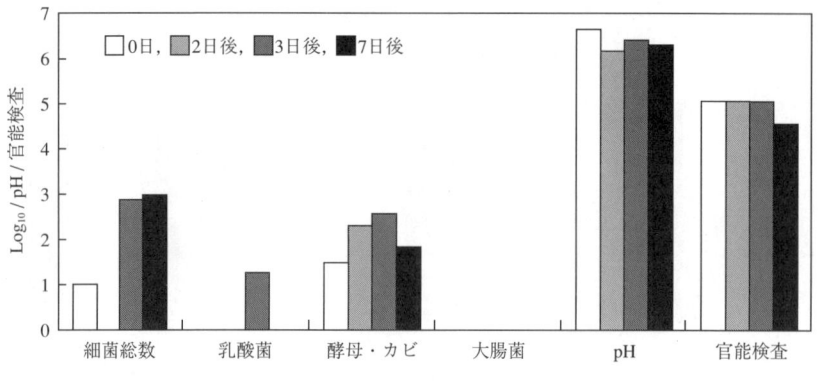

図 10-4　ベニザケ南蛮漬の品質変化（15℃保存）

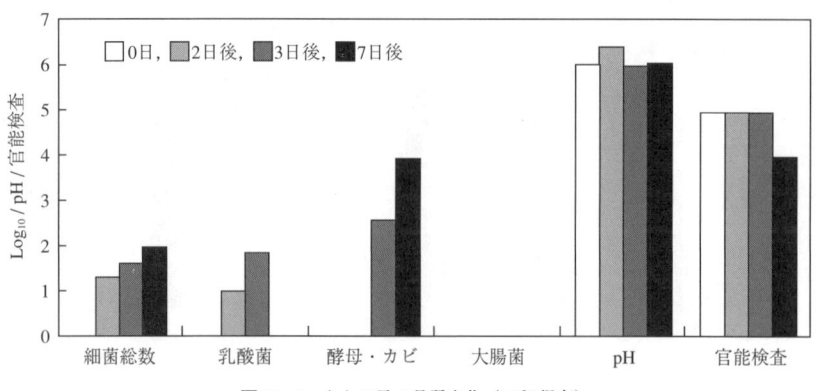

図 10-5　たらの子の品質変化（15℃保存）

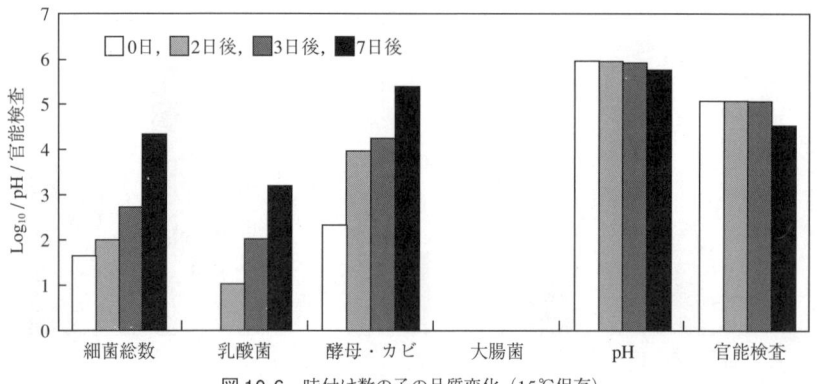

図 10-6　味付け数の子の品質変化（15℃保存）

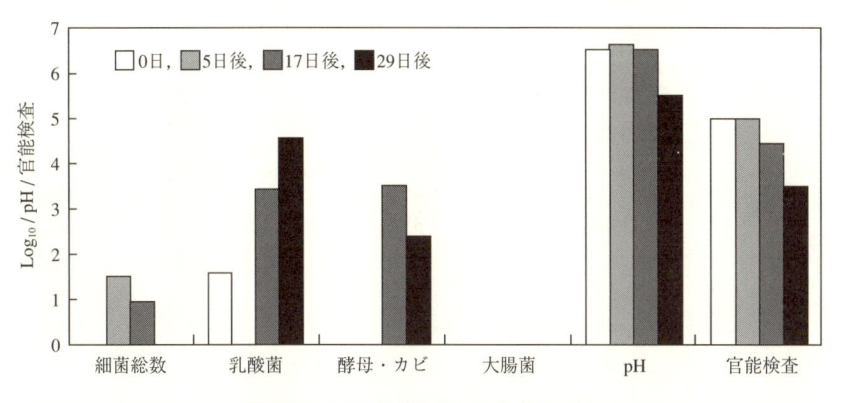

図 10-7　いいだこ煮の品質変化（5℃保存）

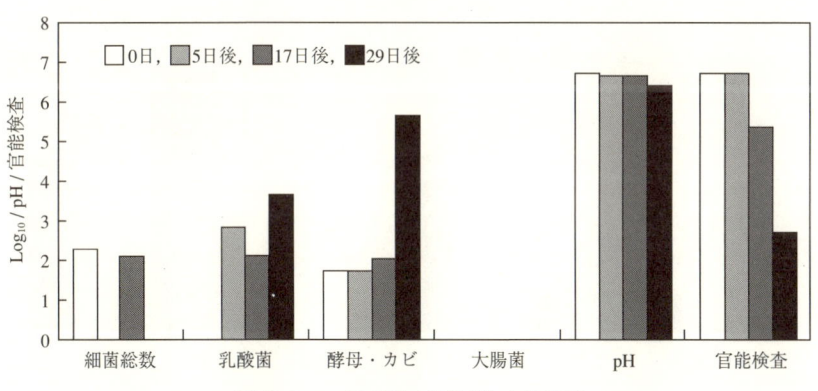

図 10-8　いくら生酢の品質変化（5℃保存）

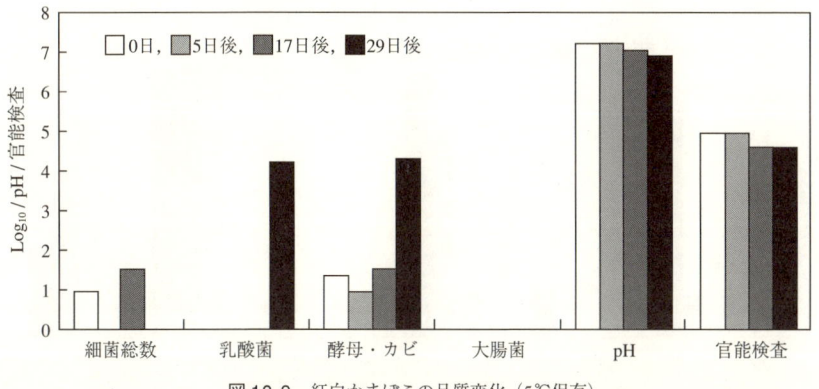

図 10-9　紅白かまぼこの品質変化（5℃保存）

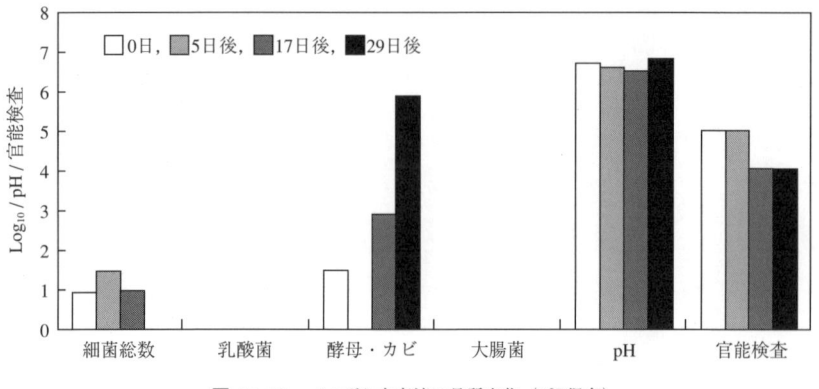

図 10-10 ベニザケ南蛮漬の品質変化（5℃保存）

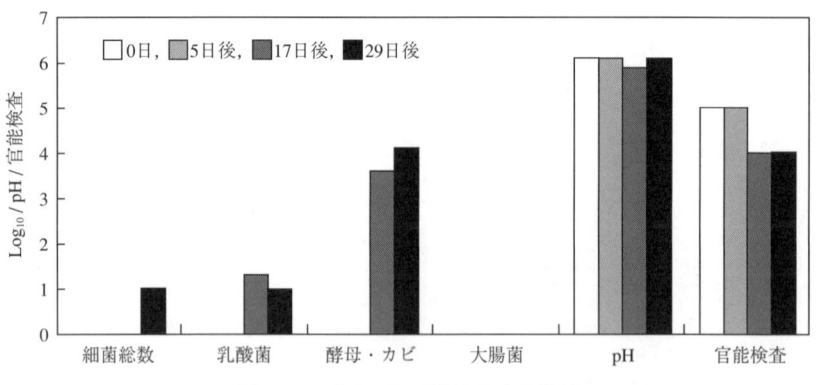

図 10-11 たらの子の品質変化（5℃保存）

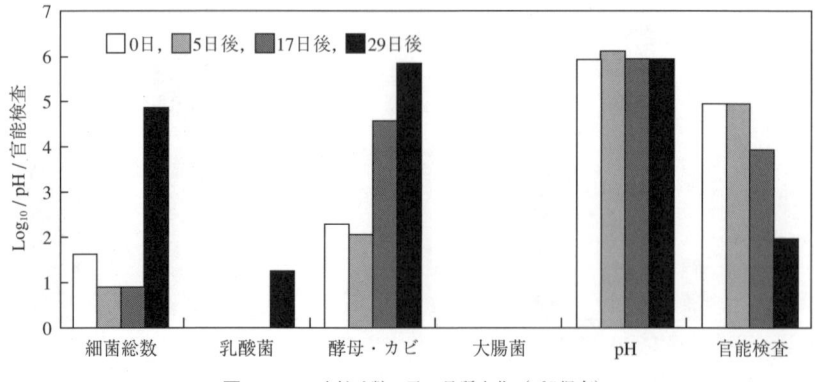

図 10-12 味付け数の子の品質変化（5℃保存）

され,29 日で一部が変質するという予想以上の高い保存性が示された.この実験では全検体の保存実験の全期間を通じて,大腸菌群は陰性（$10^4$/g 以下）に保たれた.即ち,おせちでも,衛生管理が適切であれば,大腸菌群を陰性に保つことは可能であることが判る.従来の数百例の実験結果から惣菜で大腸菌群が陰性であれば,他の食中毒菌も概ね陰性であることから,生産工程での大腸菌群を陰性に維持することは,非常に重要視される.

現在,惣菜を含めて多くの加工食品で,大腸菌群陰性の維持が第一の目標とされているのはこのためである.15℃と 5℃の間の 10℃の温度差が,SL に及ぼす影響を日数比で見ると,概ね 15℃ 7 日と,5℃ 17 日とで変敗の進行程度が類似しているように見える.そこで,温度 10℃の差異による日持の比,$Q_{10}$ を計算してみると,

$$Q_{10} = 17/7 = 2.5$$

となり,一般の化学反応速度の温度依存度,$Q_{10} = 2 \sim 3$ の間にあることがわかる,勿論,食品の SL の $Q_{10}$ 計算では,温度範囲は変敗微生物の増殖する領域に限られ,品質変化は微生物の酵素活性にも支配されるのは明らかである.

食品の SL は,その中の微生物の生育環境（pH,水分活性,$A_w$,糖度,温度,包装など）に依存し,日持ち延長に特に工夫されたおせち食材ではその種類による日持ちの差が大きい.

いいだこ煮など 6 種類の惣菜を 1 群として捉えて,10℃の保存温度の差異による 6 種類 1 群の食品の SL の比 $Q_{10}$ を求めたが,本来は同一の食材について求めるのが原則である.

筆者は先人が創意工夫をして作り出した惣菜の中の一群おせちの SL をハードル技術に着目して調べ,食品保存のハードル技術の組み合わせは世界共通ではないかという印象をもった.

おせちの主要な包装技法は,慣習的に硬質合成樹脂成型容器を使用,食材盛り付け充填後凍結処理,同質の蓋をして外装,-18℃で冷凍保管,流通されるものが多い.この技法では凍結以前と解凍後,喫食までの間の好気性変敗菌の増殖は抑制できない.一部のパウチ包装,低レベルレトルト殺菌おせちの日持ちは格段に優れているが,一般消費者からは余り歓迎されていない.

## 10-4　今後の技術改善の方向

惣菜の更なる SL の向上には，加工施設とプロセスにおいて，次の事項が重要と考えられる．
(1) 固形物，調味液の共存下における使用可能な真空冷却器の開発（現在の機器は固形物，液体共存下では使用できない）．
(2) 60℃前後で包材への高温充填（非耐熱性食中毒菌の完全排除）機械の開発，それが可能な自動計量成型充填機械の開発．これによって食中毒菌は殆ど排除されよう．これは表 10-1 にも記された如く，欧州でも大きく期待された CCP の一つである．熱時充填の完成が期待される．
(3) 80〜90℃での二次加熱殺菌（作業手間がかかり，ドリップが発生，風味も低下するが，多くの加工食品に適用されている）改善．
(4) 冷凍か，3℃以下の完全な冷凍，チルド流通システムの確立．

また，今後の惣菜産業に望まれることは次の事項であろう．
(1) 水産惣菜製造現場における製品の品質と微生物学的安全管理について HACCP を軸に統一する．
(2) 食品の品質保全法は，EU，米国では伝統的技法があり，これが近年 HACCP の基本となった．
(3) 日本の食品，惣菜の品質保全法は，古来からの経験則に加えて，近年の微生物学的実験で改善された．これが順次食品の HACCP となりつつある．その概要は表 10-7〜10-10 の如くであり，HACCP と食品製造の管理手法においては，欧米と日本は基本的に同じである．
(4) 惣菜製造工業における食中毒菌管理強化の技術は，準 HACCP 導入によって著しく進歩し，実質的な賞味期限の延長となり，消費者の信用も高まった．
(5) 水産惣菜（おせち）の日持ちは，概ね 15℃ 7 日，5℃ 20 日程度が保証できるまでになった．これに対して，一般惣菜の日持ちは，15℃で 1〜2 日である．準 HACCP が更に広く導入されることにより，日持ちの改善が進むことが期待される．

## 文　献

1) Hechelman und Leistner : Dokumentations und Fachinformationszentrum der Bundeswehr, Bonn, Germany, BMVg FBWM,1991, 91-11.
2) Leistner and Hechelman : Food Preservation by Hurdle Technology, Proceedings Food Preservation 2000 Conference, Oct. 19-21, at US Army NATICK Res., Develop. & Eng. Center, 1993
3) Shimatos and Multon : Properties of Water in Foods in Relation to Quality and Stability, Martinus Nijhoff Publishers, Published in Cooperation with NATO Scientific Affairs Divison, 1985, 309-329.
4) Leistner and Rodel : The Significance of Water Activity of Microorganisms, Water Relations of Foods, Academic Press. Lodon, 1976, 309-323.

# 11. 冷凍食品の安全性

種 谷 信 一

### 11-1 冷凍食品の4つの条件

冷凍食品の安全性について述べるに当たって，はじめに冷凍食品の定義を明確にしておきたい．

冷凍食品は，文字通り「冷凍された食品」であるが，冷凍された食品のすべてを「冷凍食品」と呼ぶわけではない．「冷凍食品」と単に「冷凍された食品」との間には，その安全性にも大きな違いがある．

冷凍食品の定義を定めているものとしては，日本標準商品分類（総務省），食品衛生法に基づく食品・添加物等の規格基準（厚生労働省），日本農林規格（農林水産省），冷凍食品自主的取扱基準（冷凍食品関連産業協力委員会），冷凍食品の品質・衛生についての自主的指導基準（社団法人日本冷凍食品協会・以下，冷凍食品協会という）などがある．

これらの基準の中で定められている冷凍食品の定義に共通する概念として，次の4つの条件があげられる．

1）前処理がしてある：洗浄する，食べられない部分を取り除く，使いやすい形態やサイズにカットする，ある程度まで調理する，あるいは完全に調理するなど，凍結の前に行う処理を前処理という．

2）急速凍結されている：食品中の水分が凍るとき，凍結速度が遅い緩慢凍結では，氷結晶が大きくなり，食品の細胞や組織が壊れてしまう．急速凍結を行うと，氷結晶は細胞中で小さな結晶となるので，食品をほぼそのままの状態で凍らせることができる．

3）包装されている：保管や流通段階での汚染，乾燥，酸化などから食品を守るため，使用する直前まで包装された状態が保たれている．また，原材料名，

保存方法，使用方法などの情報を表示することも，包装されていることによって可能となる．

　4）品温が－18℃以下に保たれている：製造時の品質を約1年間保つため，使用する直前まで品温（食品の中心温度）が－18℃以下（食品衛生法では－15℃以下）に保たれている．

　これらは「冷凍食品の4つの条件」と呼ばれているが，はじめの3つが定義で，これに該当するものを冷凍食品とし，その保存温度を－18℃以下と定めているといった方が正確であろう．

　冷凍食品がもつ様々な特性は，この4つの条件に由来している．冷凍された食品の中には，前処理されていないものや，流通の途中で解凍されたり，包装を解かれるものが少なくない．冷凍食品の定義に該当しないそれらの食品は，その特性も冷凍食品とは異なっている．

　4つの条件を満たす冷凍食品には，水産物，農産物，畜産物，調理食品，菓子類など，あらゆる種類の食品が含まれている．現在，冷凍食品として商品化されていないのは，レタスやサラダ菜など生で食べる葉菜類だけだともいわれている．

　本書の標題は「水産物の安全性」であるが，ここでは水産物に限らず，冷凍食品全般の安全性ということで話を進めたい．

### 11-2　冷凍食品の生産状況

　冷凍食品協会調べによる2000年（1〜12月）のわが国の冷凍食品国内生産数量は1,498,700 t，金額（工場出荷金額）は7,377億円であった．これを969の工場（814企業）で生産している（表11-1）．

表11-1　1999，2000年の日本の冷凍食品生産高

|  | 1999年 | 2000年 | 対前年比 |
|---|---|---|---|
| 工場数 | 961 | 969 | 100.8％ |
| 生産数量 | 1,504,962 t | 1,498,700 t | 99.6％ |
| 生産金額 | 7,499億円 | 7,377億円 | 98.4％ |

注1）工場数はその年に冷凍食品の生産があった工場の数である．
　2）生産金額は工場出荷金額である．
　　　平成12年（1〜12月）日本の冷凍食品生産高・消費高に関する統計（社団法人日本冷凍食品協会）より

その約 70％が業務用であり，外食産業，中食産業，集団給食などに供給されている．スーパーやコンビニなどで販売される家庭用は 30％に過ぎないが，1996 年以降は，業務用の不振もあって，家庭用の構成比率が年々拡大している．

品目別では，調理食品が国内生産量全体の 80％以上を占め，水産物，農産物，畜産物といった素材系冷凍食品の割合は少ない．「冷凍水産物」は年間約 300 万 t も生産されているが，「冷凍食品の水産物」の生産量は年間 10 万 t 程度にとどまっている．

ただし，水産食品ということでは，調理食品の中にも水産物を主な原材料とするものは多く，統計上の調理食品の品目で明らかに水産食品といえる「えびフライ」「いかフライ」「かきフライ」「魚フライ」「その他水産物のフライ・てんぷら・あげもの」「ねり製品」を合計すると，約 10 万 t に達する．これら以外にも，統計の品目分類では「シュウマイ」に含まれるえびシュウマイ，「グラタン」の中のシーフードグラタンなど，水産物を使用した冷凍食品は数多い（表 11-2）．

表 11-2　2000 年の冷凍食品品目別生産高

| | 品　目 | 生産数量 | 数量構成比率 | 生産金額 | 金額構成比率 | 1 kg当り金額 |
|---|---|---|---|---|---|---|
| | | t | ％ | 百万円 | ％ | 円 |
| 水産物 | 魚類 | 35,615 | 2.4 | 28,318 | 3.8 | 795 |
| | えび類 | 19,309 | 1.3 | 15,881 | 2.2 | 822 |
| | かに類 | 4,008 | 0.3 | 6,042 | 0.8 | 1,507 |
| | いか・たこ類 | 18,272 | 1.2 | 12,582 | 1.7 | 689 |
| | 貝類 | 19,778 | 1.3 | 17,256 | 2.4 | 872 |
| | その他の水産物 | 6,718 | 0.4 | 6,741 | 0.9 | 1,003 |
| | 小計 | 103,700 | 6.9 | 86,820 | 11.8 | 837 |
| 農産物 | さといも | 2,086 | 0.1 | 753 | 0.1 | 361 |
| | にんじん | 5,674 | 0.4 | 888 | 0.1 | 157 |
| | 軸付コーン | 4,962 | 0.3 | 1,260 | 0.2 | 254 |
| | カーネルコーン | 6,117 | 0.4 | 1,479 | 0.2 | 242 |
| | かぼちゃ | 12,955 | 0.9 | 3,204 | 0.4 | 247 |
| | フレンチフライポテト | 8,860 | 0.6 | 1,640 | 0.2 | 185 |
| | その他のばれいしょ | 23,020 | 1.5 | 3,480 | 0.5 | 151 |
| | ほうれん草 | 5,470 | 0.4 | 1,620 | 0.2 | 296 |
| | その他の野菜 | 23,290 | 1.6 | 9,141 | 1.3 | 392 |
| | 果実類 | 2,320 | 0.1 | 1,490 | 0.2 | 642 |
| | 小　　計 | 94,754 | 6.3 | 24,955 | 3.4 | 263 |

| | | t | % | 百万円 | % | 円 |
|---|---|---:|---:|---:|---:|---:|
| 畜産物 | 食鳥類 | 7,438 | 0.5 | 4,307 | 0.6 | 579 |
| | 食肉類 | 13,658 | 0.9 | 8,948 | 1.2 | 655 |
| | 小　　計 | 21,096 | 1.4 | 13,255 | 1.8 | 628 |
| フライ類 | えびフライ | 11,029 | 0.8 | 15,646 | 2.1 | 1,419 |
| | いかフライ | 7,605 | 0.5 | 4,760 | 0.6 | 626 |
| | かきフライ | 13,401 | 0.9 | 9,999 | 1.4 | 746 |
| | 魚フライ | 20,747 | 1.4 | 11,683 | 1.6 | 563 |
| | その他水産物のフライ・てんぷら・あげもの | 36,327 | 2.4 | 28,053 | 3.8 | 772 |
| | コロッケ | 156,361 | 10.4 | 47,063 | 6.4 | 301 |
| | カツ | 72,217 | 4.8 | 42,102 | 5.7 | 583 |
| | その他のフライ・てんぷら・あげもの | 75,113 | 5.0 | 39,542 | 5.4 | 526 |
| | 小　　計 | 392,800 | 26.2 | 198,848 | 27.0 | 506 |
| フライ類以外の調理食品 | ハンバーグ | 56,509 | 3.8 | 29,725 | 4.0 | 526 |
| | ミートボール | 35,838 | 2.4 | 17,954 | 2.4 | 501 |
| | シュウマイ | 33,883 | 2.3 | 14,438 | 2.0 | 426 |
| | ギョウザ | 25,027 | 1.7 | 11,648 | 1.6 | 465 |
| | 春巻 | 22,278 | 1.5 | 12,109 | 1.6 | 544 |
| | ピザ | 14,984 | 1.0 | 12,248 | 1.7 | 817 |
| | 中華まんじゅう | 12,864 | 0.8 | 4,887 | 0.7 | 380 |
| | ピラフ | 106,971 | 7.2 | 38,226 | 5.2 | 357 |
| | おにぎり | 24,416 | 1.6 | 10,729 | 1.4 | 439 |
| | その他の米飯類 | 17,965 | 1.2 | 9,760 | 1.3 | 543 |
| | (米飯類小計) | (149,352) | (10.0) | (58,715) | (7.9) | (393) |
| | うどん | 111,005 | 7.4 | 21,025 | 2.8 | 189 |
| | その他のめん類 | 78,812 | 5.3 | 24,028 | 3.3 | 305 |
| | (めん類小計) | (189,817) | (12.7) | (45,053) | (6.1) | (237) |
| | パン・パン生地 | 32,272 | 2.1 | 16,644 | 2.2 | 516 |
| | ねり製品 | 7,748 | 0.5 | 4,130 | 0.6 | 533 |
| | 卵製品 | 39,844 | 2.6 | 18,445 | 2.5 | 463 |
| | グラタン | 30,380 | 2.0 | 17,151 | 2.3 | 565 |
| | シチュー・スープ・ソース類 | 20,542 | 1.4 | 11,211 | 1.5 | 546 |
| | その他の調理食品 | 170,491 | 11.4 | 113,310 | 15.4 | 665 |
| | 小　　計 | 841,829 | 56.2 | 387,668 | 52.5 | 461 |
| 調 理 食 品 合 計 | | 1,234,629 | 82.4 | 586,516 | 79.5 | 475 |
| 菓　子　類 | | 44,521 | 3.0 | 26,181 | 3.5 | 588 |
| 合　　計 | | 1,498,700 | 100.0 | 737,727 | 100.0 | 492 |

平成12年(1〜12月)日本の冷凍食品生産高・消費高に関する統計(社団法人日本冷凍食品協会)より

　一方,農産物については,国内生産量は約9万5千tだが,冷凍野菜が74万4千t(950億円)輸入されており,これを加えた国内供給量では,農産物の構成比が37%となり,調理食品は55%程度にとどまる.

そのほか，最近では，タイや中国に生産拠点を設ける日本の冷凍食品メーカーも多く，そこで生産された調理冷凍食品が日本に輸入されている．通関統計の品目分類に調理冷凍食品の項目がないので，その輸入量は明らかになっていないが，冷凍食品協会が会員企業を対象に行った調査の結果によれば，30社近くの企業が輸入調理冷凍食品を取扱っており，2000年には約13万t（対前年比28％増）の調理冷凍食品が輸入されている．

協会会員以外にも，商社やスーパーなどが調理冷凍食品の輸入を行っているものと見られるので，総輸入量はさらに大きな数字になるはずである．

水産フライ，鶏から揚げ，ロールキャベツなど，機械による生産が難しい品目は，人件費の安い中国やタイで生産するというのが，近年の傾向である．

## 11-3　冷凍食品の成分規格

冷凍食品の安全性を確保するための規格としては，食品衛生法の第7条に基づく厚生省（現・厚生労働省）告示「食品，添加物等の規格基準」がある．この中で，冷凍食品の保存基準として「−15℃以下」という保存温度を決め，成分規格として細菌数などの基準を定めている．また，東京都など，自治体の指導基準においても，冷凍食品の微生物規格が定められている．

これらを一覧表にしたものが表11-3である．

成分規格では，冷凍食品を「無加熱摂取冷凍食品」と「加熱後摂取冷凍食品」に分けており，さらに，加熱後摂取冷凍食品は，「凍結前加熱済」と「凍結前未加熱」に分けられ，これらの区分によって成分規格が異なっている．冷凍食品の表示に「加熱調理の必要性」や「凍結前加熱の有無」の事項があるのは，その製品がどの区分に該当するのかを示すためである．

なお，表11-3にあるように，「冷凍ゆでだこ」や「生食用冷凍かき」など，個別の成分規格があるものは，食品衛生法上は冷凍食品とは別扱いとなっているが，冷凍食品協会では，それらも含め，前述の定義に該当するものはすべて冷凍食品として取扱っており，「冷凍食品の品質・衛生についての自主的指導基準」の対象としている．

冷凍されていても冷凍食品の定義に該当しない食品には，こうした成分規格や自主的指導基準は適用されない．

表 11-3 冷凍食品の成分規格と乳肉水産食品指導基準

| 品　名 | | 成分規格 | | | 東京都指導基準 | | | 揮発性塩基態窒素 (mg/100 g) |
|---|---|---|---|---|---|---|---|---|
| | | 1g 当り細菌数 (生菌数) | 大腸菌群 | E. coli | 腸炎ビブリオ | サルモネラ | ブドウ球菌 | |
| 急速冷凍食品 | 無加熱摂取冷凍食品 | 10万以下 | 陰性[1] | | | 陰性[3] | 陰性[1] | |
| | 加熱後摂取冷凍食品 (凍結前加熱済) | 10万以下 | 陰性[1] | | | 陰性[3] | 陰性[1] | |
| | 加熱後摂取冷凍食品 (凍結前未加熱) | 300万以下 | | 陰性[1] | | 陰性[3] | 陰性[1] | 20 mg 以下 |
| | 生食用冷凍鮮魚介類 | 10万以下 | 陰性[1] | | 陰性[1] | | | 20 mg 以下 |
| | 冷凍ゆでだこ | 10万以下 | 陰性[1] | | | | | |
| | 生食用冷凍かき | 5万以下 | | 230MPN/100g以下 | | | | |
| | 加工用冷凍鮮魚介類 | 500万以下 | 陰性[1] | | 陰性[1] | | | 25 mg 以下 |
| | 冷凍食肉 | 500万以下 | | | | 陰性[3] | | 20 mg 以下 |
| | 冷凍果実類 | 10万以下 | | 陰性[2] | | | | |

1) 試料 0.01 g 当り，2) 試料 0.1 g 当り，3) 試料 1 g 当り

業務用冷凍食品取扱マニュアル（(社)日本冷凍食品協会）より

## 11-4 冷凍食品の保存温度

　定義のところで述べたように，冷凍食品の保存温度は－18℃以下とされているが，これは，アメリカの農務省が 1948 年から 10 年の歳月をかけて行った保存実験の結果に基づくものである．この実験では，様々な種類の冷凍食品をいろいろな温度条件で保存し，時間と温度が食品にどのような変化をもたらすのかを調べている．その結果，0°F（－18℃）で保存すれば，品目によって若干の違いはあるものの，概ね 1 年間は当初の品質をそのまま維持できることが明らかになった（表 11-4）．

　より低い温度で保存すれば，品質はさらに長い期間維持されるが，それだけコストも増える．1 年間品質を保てれば，年 1 作のものでも次の収穫期がくるので，それ以上長い期間保存する必要性は低い．

　この実験は T-TT（Time-Temperature Tolerance，時間－温度許容限度）実

験と呼ばれ，これを根拠として，冷凍食品の保存温度は世界的に－18℃以下が基準となっている．

日本でも，食品衛生法に基づく冷凍食品の保存基準では－15℃以下となっているが，自主的取扱基準や日本農林規格などでは－18℃以下と定められており，実際に冷凍食品の流通・保管は－18℃以下で行われている．

食品衛生法に基づく保存基準が－15℃以下となっている理由については，この基準が定められた当時（1959年），日本の低温流通体制はまだ十分整っておらず，－18℃以下を維持することが難しかったので，やや緩い基準にしたという説や，－18℃というのは品質を1年間保つための温度であって，食品衛生の観点から安全性が確保できる温度としては－15℃で十分だからといった説がある．現在でも－15℃以下になっていることを考えると，後の説の方に説得力があるように思われる．

いずれにしても，微生物学的には，低温細菌といえども増殖可能な下限温度は－12℃程度と考えられており，それより3℃低い－15℃というのは十分に安全な温度といえる（図11-1）．

しかし，商業的には，ある種の水産物や農産物など，翌年の漁獲期（収穫

表11-4 冷凍食品の貯蔵温度と品質保持期間

| 品 目 貯蔵温度 | －18℃（0°F） | －23℃（－10°F） |
|---|---|---|
| 魚類 | 月 | 月 |
| 　多脂肪のもの | 8 | 12 |
| 　少脂肪のもの | 12 | 16 |
| えび類 | | |
| 　いせえび（ロブスター） | 10 | 12 |
| 　生えび（シュリンプ） | 12 | 18 |
| 肉類 | | |
| 　ローストビーフ | 18 | 24 |
| 　羊肉 | 16 | 18 |
| 　ローストポーク | 10 | 15 |
| 家禽類 | | |
| 　ローストチキン類 | 10 | 15 |
| 野菜類 | | |
| 　アスパラガス | 12 | 18 |
| 　いんげん，さやいんげん | 12 | 18 |
| 　軸付コーン | 10 | 14 |
| 　にんじん | 20 | 36以上 |
| 　グリーンピース | 16 | 24以上 |
| 　かぼちゃ類 | 24 | 36以上 |
| 　ほうれん草 | 16 | 24以上 |
| 果実類 | | |
| 　あんず | 18 | 24 |
| 　スライスした桃 | 18 | 24 |
| 　スライスしたいちご | 18 | 24 |

業務用冷凍食品取扱マニュアル（社団法人日本冷凍食品協会）より

期)までの約1年間,品質を落とさずに保存する必要のあるものがある.調理冷凍食品のように周年コンスタントに生産する製品の場合は必ずしも1年間保存する必要はないが,品目ごとに保存温度が違っては,取扱いが煩雑になる.

こうしたことから,冷凍食品協会の自主的指導基準では,冷凍食品の保存温度はすべての品目を一括して「−18℃以下」としており,冷凍食品のパッケージには保存方法として「−18℃以下で保存してください」と表示され,ほとんどの場合,製造日の1年後を賞味期限としている.

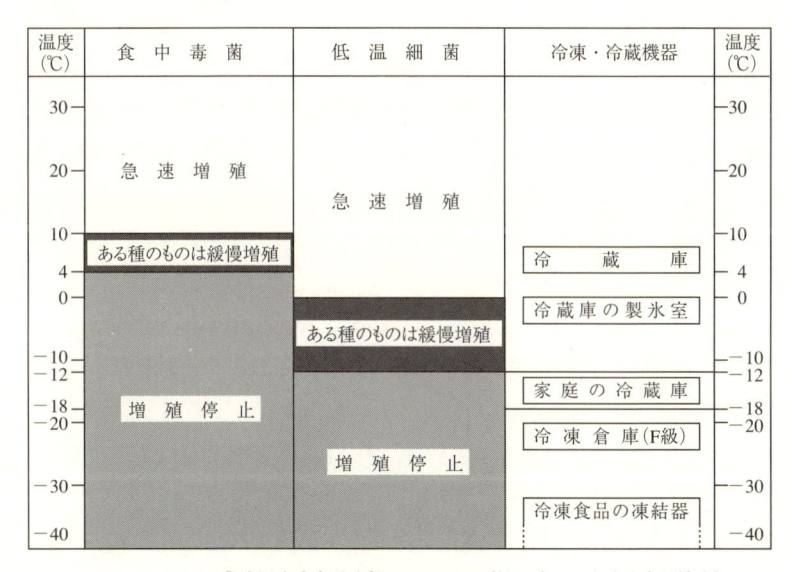

業務用冷凍食品取扱マニュアル(社団法人日本冷凍食品協会)より

図11-1 食品の保存温度と細菌の関係

冷凍食品は,保存料を使うことなく,−18℃以下という低温に保つことによって,製造時の品質を長期間維持できる食品である.冷凍食品の安全性を確保するうえで,温度管理は最も重要な事項である.

### 11-5 日本冷凍食品協会の自主的指導基準

1969年7月に設立された社団法人日本冷凍食品協会は,冷凍食品を普及させるには品質のよい冷凍食品を提供することが前提になると考え,直ちに基準

作りに着手し，翌 1970 年 2 月に「冷凍食品の品質・衛生についての自主的指導基準」（当初の名称は「冷凍食品の検査に関する諸規定」）を制定した．

この指導基準は，協会会員の冷凍食品製造工場（リパック工場を含む）を「日本冷凍食品協会確認工場」として認定するための基準で，この基準に適合した製品は「認定証マーク」（図 11-2）を包装に印刷することができる．

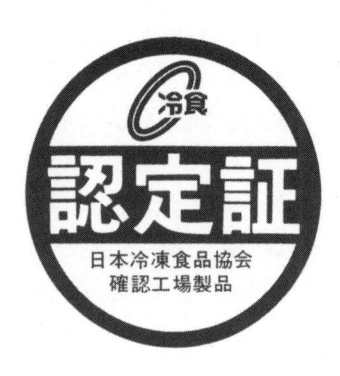

図 11-2　冷凍食品の認定証マーク

この基準は，工場の施設や品質・衛生管理の体制，担当者の資格などを定めた「確認工場基準」と，品位（形態，色沢，香味，肉質など），品温，表示などの基準を定めた「品質についての指導基準」，それに微生物などの基準である「衛生についての指導基準」などで構成されている．

このうち，「確認工場基準」の施設に部分については，HACCP* の考え方を取り入れた改定案を協会会員に提示して，現在，それに対する意見を求めているところである（11-6 を参照）．

また，「衛生についての指導基準」は，表 11-3 に示した食品衛生法に基づく成分規格や自治体の指導基準と一致する内容になっている．

この指導基準に基づく工場の認定や指導の実務は，財団法人日本冷凍食品検査協会（以下，検査協会という）に委託されており，全国 7 ヶ所（札幌，仙台，東京，清水，名古屋，神戸，福岡）の検査所の検査員が，認定のための検査や巡回指導を行っている．

確認工場には「品質及び衛生管理を担当する技術者」を 1 名以上常勤させることが認定条件の一つになっており，その資格として，大学で食品製造・加工に関する科目を修得して卒業した者については，冷凍食品の製造または試験研究に従事した実務経験が 2 年以上，それ以外の者については 5 年以上であることを要求している．

各確認工場では，日常の品質・衛生管理を，この「担当する技術者」が中心

---

*　HACCP については，第 6 章を参照

となって行い，その結果を記録している．また，サンプルを定期的に検査協会に送り，日常の検査結果が検査協会による検査結果と一致するかどうか，クロスチェックを受けるようにしている．さらに，検査員が月に1回程度工場に出向いて，製品検査や管理記録のチェックをはじめ，品質・衛生管理全般の指導を行っている．

確認工場は，3年ごとに一斉に更新され，条件を満たさなくなった工場は，認定を取り消されることになる．

このように，冷凍食品協会の確認工場認定制度は，認定した後の工場の指導にも力を入れており，冷凍食品協会，検査協会，各確認工場が一体となって，「認定証マークが付いている冷凍食品なら安心」というユーザーからの信頼の確保に努めている．

## 11-6 自主的指導基準とHACCP

わが国において，HACCPを導入していると公式に認められるためには，厚生労働省による「総合衛生管理製造過程」の承認を受けなければならないが，冷凍食品は今のところ，この制度の対象になっていない．

冷凍食品を製造している工場の中にも，この制度の承認を受けている工場がいくつかあるが，それらは対象品目である「食肉製品」に該当するものを製造している工場である．

一方，厚生労働省と農林水産省による「食品の製造過程の管理の高度化に関する臨時措置法（HACCP手法支援法）」に基づく認定制度については，冷凍食品協会が指定認定機関の一つになっており，冷凍食品を製造する工場を対象として，認定業務を行っている．

この制度は，HACCP手法の導入に向けた施設整備に要する資金の融資を行うもので，申請者（冷凍食品メーカー）が作成した「高度化計画」が，指定認定機関（冷凍食品協会）が定めた「高度化基準」に適合していると認められると，農林漁業金融公庫からの低利融資や税制上の支援措置が受けられる．

ただし，この制度で認定の基準としているのは，清浄度別の区画が隔壁で仕切られているか，原材料搬入から製品出荷までの流れが交差しないか，清浄区域に空調設備があるか，機械・装置の配置が適正か，といったハードに関する

ものが中心で，ソフトについては「高度化の目標」にコーデックス（CODEX）の7原則12手順が掲げられていることを確認するだけである．

コーデックスの7原則12手順とは，FAO/WHO の合同食品規格計画（コーデックス）委員会が 1993 年に策定した「HACCPシステム適用のためのガイドライン」で示されたもので，11-8 で述べる7原則の前に，1. HACCP 専門家チームの編成，2. 製品についての記載，3. 意図する用途の確認，4. フローダイアグラム（工程図）の作成，5. フローダイアグラムの現場検証の 5 項目を加えたものが 12 手順である．

HACCP 手法支援法における認定は，その施設整備計画が HACCP 手法の導入に向けたものと認められるか，即ち，この制度による融資の対象となるか否かを，計画段階で判定するものである．したがって，この制度で認定されたからといって，直ちにその工場が HACCP を導入している工場ということにはならない．

このように，冷凍食品については，HACCP が導入されていることを公式に認定する制度はないが，大手冷凍食品メーカーの工場では，コーデックスのガイドラインに沿った HACCP システムを独自に導入している例が少なくない．

一方，中小の冷凍食品メーカーでは，取引先などから求められて HACCP の導入を検討している工場が増えているが，施設・設備の改修に多くの費用がかかること，狭い工場を隔壁で区切ると作業性が悪くなること，HACCP システムを運用する人材の確保が難しいことなどから，多くは導入にいたっていない．

冷凍食品協会の統計によれば，2000 年に冷凍食品を製造した 969 工場のうち，従業員数 30 人未満の工場が 382 工場，また，年間生産数量では，300 t 未満の工場が 394 工場で，冷凍食品工場には規模の小さいものが少なくない．

冷凍食品には 4,000 種類近くの品目があり，アイテム数となると，その何倍にもなる．種類の豊富さは冷凍食品の特長のひとつであり，大手の冷凍食品メーカー（ブランドオーナー）は，非常に多くの種類の商品を揃えている．しかし，それらをすべて自社工場で生産することは困難で，自社の大規模工場では，装置産業的に大量生産ができて大量に売れる商品を生産し，それ以外の商品は，多くの場合，協力工場に生産を委託している．協力工場として下請け生産をしている工場の中には，いくつものブランドオーナーから注文を受け，生

産規模が大きな工場もあるが,ほとんどは規模の小さな工場である.

　HACCP システムは,導入することもさることながら,その後の運用こそが重要である.導入すること自体が目的となったり,導入したことを宣伝材料にするだけでは,食品の安全性を保つことはできない.いかに優れたシステムでも,実際に機能させられなければ,絵に描いた餅である.

　「冷凍食品協会の自主的指導基準」の項で述べたように,冷凍食品協会では,確認工場基準の施設に関する部分にHACCPの考え方を取り入れた改正案を協会会員に提示して意見を求めている.

　改正案では,工場環境,洗剤・殺菌剤・清掃用具の保管施設,休憩室,ボイラー,金属検出機に関する項目を新たに追加するとともに,既存の項目についても,数値(例えば,照明については通常作業は300ルックス以上,選別作業は700ルックス以上)を示すなど,より具体的な内容を盛り込んでいる.

　現行の自主的指導基準でも冷凍食品の安全性は十分に確保されてきたが,HACCPの考え方を取り入れることは時代の趨勢である.しかし,確認工場の多くは規模が小さく,自主的指導基準を完全なHACCPのレベルにまで引き上げれば,脱落する工場も出てくる.どの程度のレベルであれば小規模の工場でも無理なく導入でき,しかもレベルアップしたと認められる「HACCPの考え方を取り入れた基準」となるのか,全国の協会会員の声を聴きながら慎重に検討しているところである.

　3年に1度の確認工場の更新が次に行われるのは,2003年3月末である.それまでに,自主的指導基準にHACCPの考え方を取り入れるための改正を行う予定である.

## 11-7 冷凍食品の高度化基準

　HACCP手法支援法に基づく指定認定機関による認定は,その工場がHACCPシステムを導入していることを認定するものではないと述べたが,各指定認定機関が作成した高度化基準は,対象とする食品の安全確保対策を,HACCP手法によってレベルアップするための指針となるものである.

　冷凍食品については,冷凍食品協会が作成した「冷凍食品の高度化基準」がある.この高度化基準では,種類が多く製造過程も多様な冷凍食品を,以下の

ように，加熱工程と洗浄工程の有無によって3つのタイプに分け，それぞれ清浄区域をどの範囲とすべきかを示している．

なお，[ ]は製品の種類によっては必ずしも必要としない工程である．

1) **加熱工程のある冷凍食品の一般的製造工程**

原材料の受入・保管→[解凍]→前処理→加熱→冷却→[衣付・成型など]─┐
　　　┌─凍結→包装─┐
　　　│　　　　　　　├─────検品→冷凍保管→出荷
　　　└─包装→凍結─┘

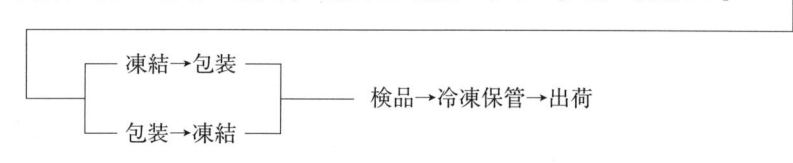

加熱工程のある冷凍食品については加熱工程を管理点とし，管理基準を設ける．また，加熱工程の後の工程から包装工程までの過程を清浄区域とし，他の区域と隔壁で仕切る．

2) **加熱工程がなく洗浄工程のある冷凍食品の一般的製造工程**

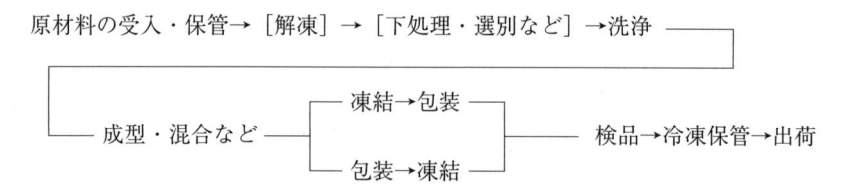

原材料の受入・保管→[解凍]→[下処理・選別など]→洗浄─┐
　　　└─成型・混合など─┬─凍結→包装─┬───検品→冷凍保管→出荷
　　　　　　　　　　　　　└─包装→凍結─┘

加熱工程がなく洗浄工程のある冷凍食品については最終洗浄工程を管理点とし，管理基準を設定する．また，最終洗浄工程の後の工程から包装工程までの過程を清浄区域とし，他の区域と隔壁で仕切る．

3) **加熱および洗浄工程のない冷凍食品の一般的製造工程**

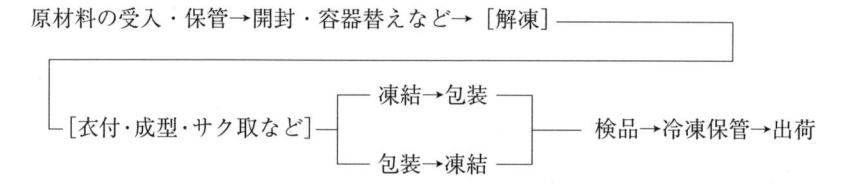

原材料の受入・保管→開封・容器替えなど→[解凍]─┐
　　　└─[衣付・成型・サク取など]─┬─凍結→包装─┬───検品→冷凍保管→出荷
　　　　　　　　　　　　　　　　　　└─包装→凍結─┘

加熱および洗浄工程のない冷凍食品については原材料の受入・保管工程を管理点とし，管理基準を設定する．また，原材料の受入・保管工程の後の工程から包装工程までの過程を清浄区域とし，他の区域と隔壁で仕切る．

## 11-8　HACCPシステムの7原則

　高度化基準では，製造過程の管理の高度化の目標として，コーデックスによるHACCPシステムの7原則12手順を適用して製造過程の管理の高度化を図ることとしている．

　7原則12手順の詳しい解説はHACCPの専門書に譲ることにして，ここでは7原則の要点を，冷凍食品にからめて，ごく簡単に説明して行きたい．

〈原則1〉危害分析

　HACCPにおける危害とは，飲食に起因する健康被害のことであり，病原性を有する細菌，リケッチア，ウィルスおよび寄生虫などによる「生物学的危害」，農薬や殺菌剤などの有害化学物質による「化学的危害」，金属などの硬質異物による「物理的危害」がある．

　HACCPでは，製造する食品について，得られる限りの情報・資料を集めて，想定される危害をすべてリストアップし，その原因物質と発生要因を分析して，防止措置を決定する．

　具体的にどのような危害が想定されるかについては，品目によって異なるので，ここでは触れないが，冷凍食品で特に注意しなければならないのは，凍結し−18℃以下で管理することによって微生物の活動を止めることはできても，完全に死滅させることはできないということである．

　病原微生物の中には，腸炎ビブリオのように，凍結や冷凍保存によって死滅に近いところまで数が減るものもあるが，多くの微生物は，減少することはあっても死滅することはない．特に，黄色ブドウ球菌やボツリヌス菌などは冷凍に対する耐性が高く，ほとんど減少しない．これは，どこまで温度を下げても同じことで，むしろ温度が低いほど微生物の生存率は高い．

　危害分析に当たっては，消費者の口に入るまでの間に正しい温度管理が行われず，微生物が再び活動を始める温度にまで品温が上昇することも想定し，特に病原微生物に対しては，十分な対策を講じなければならない．

　ただし，魚類に寄生するアニサキスをはじめ，微生物よりも若干高等な生物である寄生虫類は，一度冷凍すれば死滅することが確認されているので，加熱工程がない場合でも危害となることはなく，この面での冷凍食品の安全性は極

めて高いといえる．

〈原則2〉CCP の設定

前述のとおり，高度化基準では，管理点の設定箇所を，加熱工程および洗浄工程の有無によって次の3つに分けている．

①加熱工程のある冷凍食品では加熱工程
②加熱工程がなく洗浄工程のある冷凍食品では最終洗浄工程
③加熱工程も洗浄工程もない冷凍食品では原材料の受入・保管工程

HACCP では，危害分析でリストアップされた危害を除去するか許容できるレベルまで低下させることが可能な工程で，その後の工程でそうした制御が不可能な場合に，そこを CCP（Critical Control Point，重要管理点）と決定する．

CCP は1ヶ所とは限らないが，その後の工程で制御が可能であれば CCP とはならないことや，連続的または相当の頻度で監視し，管理基準を逸脱した場合には直ちに改善措置をとることが可能な工程でなければならないことから，その数はおのずと限られてくる．

加熱工程のある冷凍食品の場合，微生物的危害に対しては上記①の加熱工程が CCP になり，硬質異物による危害の除去では金属検出機による検査の工程が CCP になると考えられる．

上記③では，原料材受入の際に，原材料供給者から提出される試験成績書の確認を毎回行うことで，CCP になり得る．原材料の保管についても，保管庫の温度管理をもって CCP とすることができる．

しかし，上記②の場合，最終洗浄工程は，管理点（CP）ではあるが，CCP の要件は満たさないと考えられるので，一般衛生管理プログラム（Prerequisite Program, PP）によって微生物制御を行うことになる．

②③のいずれにおいても，①と同様，金属検査工程は CCP になり得る．

〈原則3〉CL の設定

CL（Critical Limit）とは，危害の発生を防止するうえで許容される限界のことである．

表11-3 のように，冷凍食品には食品衛生法に基づく成分規格や自治体の指導基準があるので，微生物に関しては，この中の病原微生物に関する基準に合

致させることを CL の目標とすることになる（1 g 当たり細菌数については，基準を超えても直ちに危害とはならない）．これら以外の病原微生物でも，危害分析において危害と判定されたものについては，すべて陰性（あるいは許容限度以下）に抑えることを目標としなければならない．

しかし，微生物試験には培養に要する時間（短いものでも 18 時間）が必要で，病原微生物が陰性であることを工程上で即時に判定することは不可能である．このため，加熱工程がある場合は，病原微生物が死滅する加熱温度と時間（○○℃・○○分以上）を指標として CL を設定することになる．その際の温度は製品の中心温度を基準としなければならないが，多くの場合，中心温度を連続的に測定することはできないので，連続測定が可能な箇所の温度によって，中心温度が基準に達していることを確認することになる．

各病原微生物が死滅する温度と時間は，食品衛生関係の文献に示されているが，その微生物が置かれている環境（食品の性状や加熱方法などの諸条件）によって死滅する条件は異なってくるので，CL の設定に当たっては，当該食品中における微生物の挙動に関するデータを揃えておく必要がある．

一方，黄色ブドウ球菌のように，増殖時に産生される毒素が加熱しても除去されないという場合は，原材料から持ち込まないこと，菌を食品に付着させないこと，あるいは毒素を産生させないことによって防がなければならない．

金属検査工程を CCP とした場合は，「製品に金属異物が含まれない」ということがCLとなり，数値としては，金属検出機の感度を「Fe：○○φ，SUS：○○φ」という形で設定する．

〈原則4〉 モニタリング方法の設定

CCP が CL の範囲内で制御されているか否かを確認するのが，モニタリングである．

加熱工程や原材料の冷凍・冷蔵保管庫など，温度が CL となっている CCP では，自記記録温度計によって温度を連続的に測定・記録し，CL を逸脱した場合には警報で知らせるようなシステムとする．

連続的な測定が困難な場合は一定の頻度で測定することになるが，測定の間隔は，温度が変動しやすい工程であるか，CL を逸脱した製品を直ちに特定し，除去できるかなどを考慮して決定しなければならない．

金属検出機は，金属異物の形状によっては，製品が流れる方向によって検出感度が異なるので，1台の金属検出機を通過させた後，製品の向きを90度変えて，もう1台の金属検出機を通すことが望ましい．

〈原則5〉改善措置の設定

　モニタリングの結果，CLからの逸脱があった場合，どのような改善措置をとるのかを予め決めて，文書化しておかなければならない．

　改善措置とは，CL逸脱の影響を受けた製品を特定し，工程から除去することと，CL逸脱の原因を究明して，その原因を取り除き，工程を正常な状態に戻すことである．

　CLからの逸脱が起きてから改善措置を検討していたのでは，パニック状態になって適切な判断ができなかったり，正常な状態に戻るまでに時間がかかり，損失が大きくなるおそれがある．

　改善措置をとった場合には，CL逸脱の日時，箇所，内容，原因，改善措置の内容，実施者などを記録しておかなければならない．

〈原則6〉検証方法の設定

　HACCPシステムが有効に機能しているか，HACCPプランの修正が必要かを評価，判定するのが検証である．

　検証では，記録の確認，モニタリング方法が適切であるかの現場確認，測定機器の校正，原材料と製品の検査（微生物試験を含む）などを行い，HACCPプラン全体を見直して，必要があれば修正を行う．

　検証については，頻度，担当者，検証結果に基づく措置を規定し，その結果を記録しておく．

〈原則7〉記録の維持管理

　HACCPでは，記録することと，その記録を維持管理することが非常に重要である．

　HACCPシステム12手順第1番の専門家チームの編成についての記録に始まり，日常の各工程管理の記録，CCPのモニタリングの記録，CL逸脱時と改善措置の記録，検証作業の記録など，維持管理すべき記録は膨大な量になる．これは，規模の小さな工場にとっては大きな負担になるだろう．

　しかし，この記録こそが製品の安全を保証する証拠となり，万一問題が発生

した場合には，原因の究明や回収すべき製品の特定を迅速かつ容易にする．それによって，問題発生時の対策に要するコストが軽減されることにもなる．

そのためにも，記録はきちんと様式を決め，担当者が責任をもって正確に記入し，厳格な管理のもとに保管しなければならない．

### 11-9　調理時の安全性

食品の安全性に関しては，喫食に起因する危害以外に，調理の際に発生する可能性のある危害にも言及しなければならない．

今日，冷凍食品の中でも特に家庭用製品は，大半が電子レンジで加熱調理するようになっている．

最近では，袋ごと電子レンジで加熱するものも多く，加熱すると空気の膨張と水蒸気の発生で袋が膨らみ，袋の中が一定の気圧に達すると，小さな穴から水蒸気が抜けるようになっている．これによって，袋が破裂するのを防ぐとともに，袋が圧力釜のような状態になって，電子レンジ加熱の欠点である加熱ムラも解消できる．

しかし，このような製品の場合，加熱後に袋を開ける際に高温の蒸気が手にかかったり，小さな穴から熱い水滴が落ちたりして，火傷を負う可能性がある．これを袋の改良で完全に防止することは難しく，表示によって消費者に注意を喚起することが必要である．

フライなど油で揚げる冷凍食品では，霜や氷が着いたものを熱した油に入れた場合，油がはねて火傷をする可能性がある．「冷凍のフライは油がはねる」という人があるが，油がはねるのはフライが凍っているからではなく，霜や氷が高温の油に接して瞬間的に融解，気化，膨張するからであって，霜や氷が着いていなければ，油がはねることはない．

霜や氷が着いているのは温度管理が悪かった証拠である．これを防ぐには，製造から保管，流通，販売に到るまで温度管理を徹底することが重要だが，消費者の購入後の温度管理が悪いために霜や氷が着く場合も多いと思われる．

したがって，消費者に対して，温度変動を与えると霜や氷が着くこと，霜や氷が着いていると揚げるときに油がはねること，霜や氷が着いているときはそれを落してから揚げることを，注意表示などによって知らせる必要がある．

そのほかにも，電子レンジ用製品をオーブントースターで調理したためにトレイが燃えたり，アルミトレイ入りのオーブントースター用製品を電子レンジで調理したら火花が飛んだといった例もある．

危害に到らないまでも，調理方法を間違えたために，うまくでき上がらなかったというクレームが，冷凍食品メーカーに寄せられるという．

こうした調理方法の間違いが起こらないように，冷凍食品メーカーはそれぞれ調理方法（器具）が一目でわかるように，アイコン（シンボルマーク）による絵表示を始めたが，各社のデザインがまちまちでは消費者に対して不親切だということで，1999年9月に冷凍食品協会が業界統一デザインを作成した（図11-3）．

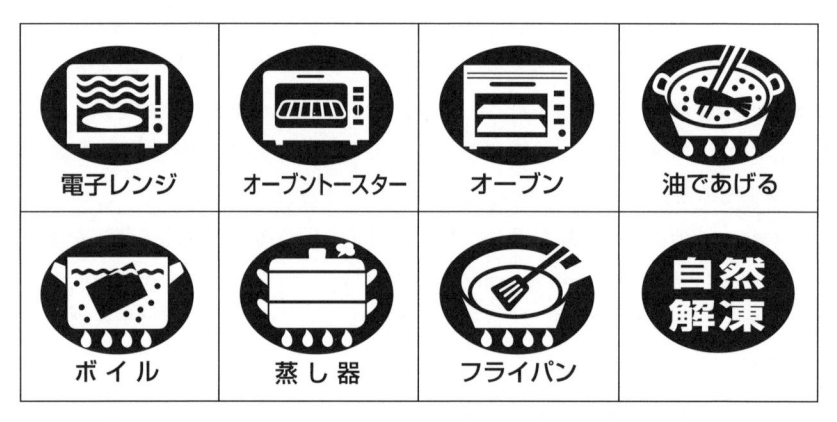

図11-3 調理方法の業界統一アイコン

業界統一デザインといっても強制的なものではないが，現在，市販用冷凍食品メーカーのほとんどが，パッケージの調理方法の表示に，説明文と併せてこのアイコンを使用している．また，業務用冷凍食品メーカーでも，カタログなどに各製品の調理方法を記載する際に，このアイコンを使用している社が増えている．

## 11-10 安全・安心を目指して

今日，冷凍食品に限らず，どの食品においても，「安全・安心」がキーワードとなっている．ひとたび多数の消費者の安全を脅かすような事故が発生すれ

ば，その食品メーカーは存亡の危機に立たされる．安全性の確保は，食品メーカーの最重要課題といっても過言ではない．

O-157による大規模な食中毒や，黄色ブドウ球菌毒素に起因する乳製品による食中毒事件などをきっかけに，各食品メーカーはこれまでの品質・衛生管理体制を見直し，HACCPシステムの導入などによって，レベルアップを図ろうとしている．

しかし，どのような管理システムを導入しようと，システムを動かすのは人である．規則を知らない，知っていても守らない，いちいち守っていたのでは効率が上がらない，コストに合わない等々，システムを破綻させる要因は，従業員あるいは経営者の意識の中にある．

食品の安全性確保を完全なものにするためには，経営トップから新入社員，パート，アルバイトに到るまで，消費者の「安全・安心」を何よりも優先する意識をもつことが最も重要である．

## 文　献

1) 社団法人日本冷凍食品協会：冷凍食品の品質・衛生についての自主的指導基準，社団法人日本冷凍食品協会，1998.
2) 社団法人日本冷凍食品協会：平成12年（1〜12月）日本の冷凍食品生産高・消費高に関する統計，2001.
3) 社団法人日本冷凍食品協会：業務用冷凍食品取扱マニュアル，社団法人日本冷凍食品協会，2000.
4) 社団法人日本冷凍食品協会：食品の製造過程の管理の高度化に関する臨時措置法に関する資料，2000.
5) 社団法人日本冷凍食品協会・財団法人食品産業センター：冷凍食品事故防止対策マニュアル，2001.

## 12. 水産加工食品中の有害微生物の検出

長 井　　敏

　わが国における食中毒原因微生物としては，主にサルモネラ属，スタフィロコッカス属（黄色ブドウ球菌），ビブリオ属，ボツリヌス属細菌などが知られている．このあたりの食中毒原因細菌の名前をテレビや新聞で聞いた人は多いはずである．近年，食品流通の広域化により，各地域で散発的な食中毒と考えられていた事例が，実は同一原因食品や食材による集団食中毒であったといったいわゆる「diffuse outbreak」の形態をとる食中毒事例が増加している[1〜3]．筆者は，水産食品からの有害微生物の検出というテーマを執筆分担しており，ここでは主に腸炎ビブリオ（*Vibrio parahaemolyticus*）による食中毒に関するこれまでの研究例を紹介し，とりわけその検出法について従来からの公定法に加えて，最近，主流となってきた方法を，筆者の実験結果も含めて紹介してみたい．

### 12-1　感染性食中毒の発生状況

　1999年の食中毒統計[4]によれば（図12-1），食中毒事件数は2,697件で，前年の3,010件に比べると若干減少したが，1996年以降，急上昇している．一方，患者数については，1998，1999年ではそれぞれ46,179人，34,055人でやはり1998年で高い値を示しているが，1976年以降の値を見ると，事件数ほど急激な増加傾向は示していない．これは，1996年以降，特定の自治体から1事件1人事例の報告が増えたため，事件数が急激に増加したのである．また，最近10年間（1990〜1999年）でみると，病因物質が判明した食中毒のなかでは細菌性がほとんどを占め，全事件数，全患者数に対して，それぞれ90.0％，95.1％である．食中毒による死者数は，1986年以降，10人以下がほとんどである．細菌性食中毒の起因菌主要8種とウイルスによる過去10年間

12. 水産加工食品中の有害微生物の検出　227

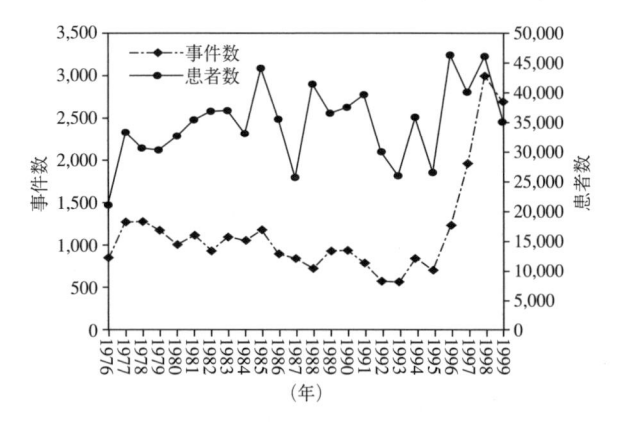

図12-1　わが国における食中毒事件および患者数の推移（食中毒統計より）

の年次別発生数および患者数の推移を図 12-2 と図 12-3 にそれぞれ示す．事件数では 1996 年頃から事件数の急増が認められ，サルモネラ，腸炎ビブリオ，病原性大腸菌，カンピロバクターの 4 属による発生が突出している．サルモネラと腸炎ビブリオは事件数，患者数でもいずれかが第 1 位であり，わが国の代表的な食中毒原因細菌といえる．1996 年に病原性大腸菌の食中毒による患者数が突出しているが，これは学校給食の O157 の汚染による集団食中毒による

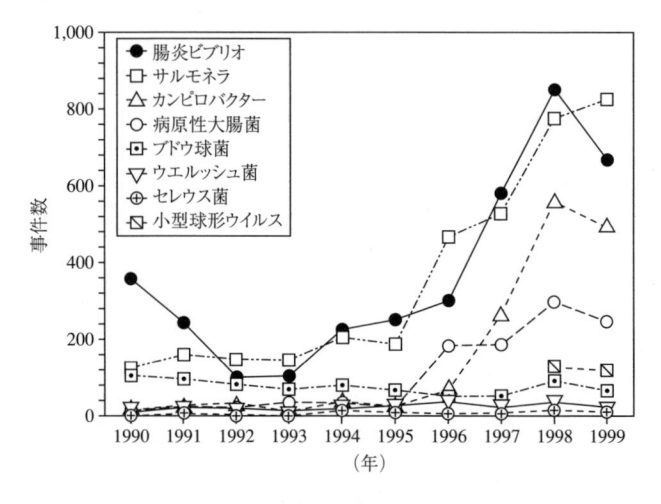

図12-2　わが国の主な原因物質別に見た食中毒事件数の推移

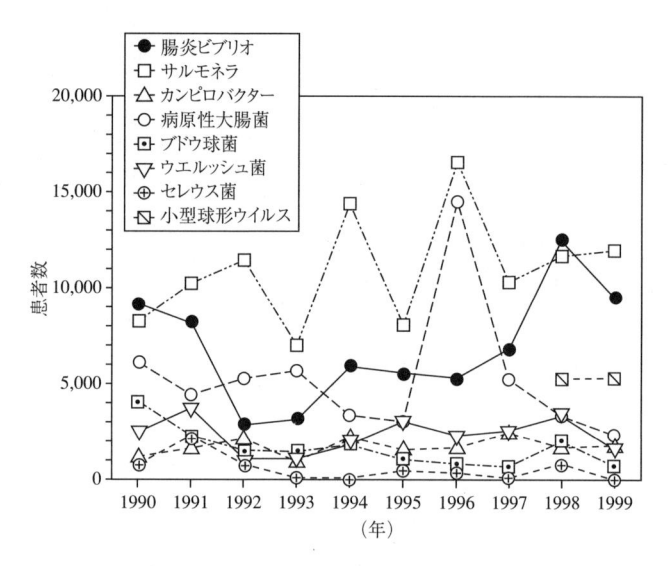

図12-3　わが国の主な原因物質別に見た食中毒患者数の推移

ものである．1990〜1999年の10年間の細菌による食中毒事件数および患者数の総計に対する腸炎ビブリオおよびサルモネラの占める比は，事件数でそれぞれ28％，27％，患者数でそれぞれ23％，38％となっている．サルモネラ食中毒の増加は世界的な傾向であり，それがS. Enteritidisによるものであることはわが国でも同じことである．1999年の食中毒事件総数について各起因細

表12-1　各病因微生物別にみた魚介類およびその加工品における食中毒発生状況（1999年食中毒統計より）

|  | 総数（件） | 魚介類および<br>その加工品（件） | 割合（％） |
| --- | --- | --- | --- |
| 腸炎ビブリオ | 667 | 152 | 22.8 |
| サルモネラ | 825 | 8 | 1.0 |
| カンピロバクター | 493 | 0 | 0.0 |
| 病原性大腸菌 | 245 | 0 | 0.0 |
| ブドウ球菌 | 67 | 3 | 4.5 |
| ウエルッシュ菌 | 22 | 0 | 0.0 |
| セレウス菌 | 11 | 0 | 0.0 |
| ボツリヌス菌 | 3 | 0 | 0.0 |
| その他 | 19 | 0 | 0.0 |
| ウイルス | 116 | 27 | 23.3 |
| 総計 | 2,468 | 190 | 7.7 |

表12-2 各病因微生物別にみた魚介類およびその加工品における患者数
（1999年食中毒統計より）

|  | 総数（人） | 魚介類およびその加工品（人） | 割合（％） |
| --- | --- | --- | --- |
| 腸炎ビブリオ | 9,396 | 4,277 | 45.5 |
| サルモネラ | 11,888 | 1,969 | 16.6 |
| カンピロバクター | 1,802 | 0 | 0.0 |
| 病原性大腸菌 | 2,284 | 0 | 0.0 |
| ブドウ球菌 | 736 | 27 | 3.7 |
| ウエルッシュ菌 | 1,517 | 0 | 0.0 |
| セレウス菌 | 59 | 0 | 0.0 |
| ボツリヌス菌 | 3 | 0 | 0.0 |
| その他 | 19 | 0 | 0.0 |
| ウイルス | 5,217 | 649 | 12.4 |
| 総計 | 32,921 | 6,922 | 21.0 |

菌別に見比べてみると，サルモネラによるものが最も多く825件，ついで腸炎ビブリオ667件となっている．このうち，生鮮魚介類および加工品が原因食材となった件数は，サルモネラで8件で総数の1％，腸炎ビブリオでは152件で総数の23％となっている（表12-1）．同様に患者数についても，サルモネラによるものが最も多く11,888人，ついで腸炎ビブリオの9,396人である．このうち，生鮮魚介類および加工品が原因食材となった場合の患者数は，サルモネラ1,969人で総数の16.6％，腸炎ビブリオで4,277人の総数の45.5％を占めている（表12-2）．この結果は，わが国が魚食大国であり，魚介類を食する機会が多いことに起因している．1989年以降の1事件当りの患者数500人以上の食中毒事件について注目してみると（表12-3），4～10件の範囲で推移している．合計患者数は3,721～13,297人で，1996年に大阪府堺市の学校給食を中心に発生した病原性大腸菌O157による7,966人

表12-3 1事件当り患者数500人以上の食中毒事件数および患者数（食中毒統計より）

| 年 | 発生件数（件） | 合計患者数（人） |
| --- | --- | --- |
| 1989 | 5 | 4,836 |
| 1990 | 8 | 8,341 |
| 1991 | 10 | 9,976 |
| 1992 | 6 | 9,299 |
| 1993 | 9 | 7,851 |
| 1994 | 9 | 8,126 |
| 1995 | 7 | 4,989 |
| 1996 | 7 | 13,297 |
| 1997 | 6 | 8,291 |
| 1998 | 10 | 8,934 |
| 1999 | 4 | 3,721 |

が過去10年間の集団食中毒としては最大である．腸炎ビブリオについては，1996年，新潟県のカニ販売店で売られたゆでベニズワイガニによる703人，1997年，岡山県の飲食店の作った弁当による527人，1998年の滋賀県で仕出し弁当による1,167人，また，同年，宇都宮市で飲食店の作った弁当による742人，そして1999年の山形県で生鮨による674人が食中毒症状を起こした．集団食中毒としては，病原大腸菌やサルモネラによる発生件数が圧倒的に多く，患者数も多いという特徴がある．ビブリオ食中毒は比較的小規模な事件が多発する傾向にある．

## 12-2 食中毒原因細菌の検出方法

細菌性食中毒の発症機序は大きく分けて，菌の腸管内増殖およびその後の病原因子の作用が発症に必須なもの，および菌の生産するタンパク毒素が食品に付着し，それを摂取したことが発症の主原因となるものの2通りが知られている．前者の感染型食中毒を起こす細菌はサルモネラ，腸炎ビブリオ，下痢原性大腸菌，カンピロバクター，エルシニア，ウエルシュ菌，セレウス菌（下痢型），リステリア菌などである．後者の毒素型食中毒の原因菌は，ボツリヌス菌，ブドウ球菌およびセレウス菌（嘔吐型）がある．細菌の検出に関しては，食品，食品の包装資材，化粧品など我々の身の周りの多くのもの，試薬類，各種医療器具あるいは臨床の現場において，常日頃，検査が実施されている．感染型，毒素型食中毒のいずれの細菌の検出についても，現在では分離培養で菌を分離し，同定するというステップを踏まなければならず，通常行われている公定検査法は，増菌培養，分離培養および分離株の同定など操作が煩雑で，検査結果が得られるまで4～5日を要する．

しかしながら，HACCP（危害分析・重要管理点監視方式）方式の導入に伴う細菌検査法の簡易・迅速化，低コスト化が食品業界などで強く求められている．最近ではこれらの問題を改善し，確認同定までの時間を短縮できる各種キットが市販されている．その手法としては，分子生物学的手法，免疫学的手法，生化学的な手法によるものの3つに大別できる．以下に少し解説を加えてみる．

### 1）分子生物学的手法

細菌の検出方法としては，Polymerase Chain Reaction（PCR）法，DNAプ

ローブ法などがある．疫学的解析の手段として Random Amplified Polymorphic DNA（RAPD）法，プラスミドプロファイル，パルスフィールドゲル電気泳動（PFGE）法などがある．

　PCR 法とは DNA 増幅技術であり，検出したい細菌の遺伝子に，特異的な DNA 領域をはさむ2種類のプライマー（20塩基程度の合成 DNA）を用意し，DNA合成酵素の鋳型特異的な合成反応を繰り返し行う方法である．①DNAの熱変性；鋳型となる2本鎖DNAを通常94℃で15〜60秒間処理することにより，1本鎖ずつに解離させる．②プライマーのアニーリング；鋳型 DNAとプライマーを共存させて温度を下げていくと，プライマーは相補的な1本鎖DNAと結合する．③伸長反応；4種類の基質（dNTP）共存下で DNA 合成酵素を作用させることにより，プライマーの伸長を行う．①〜③のサイクル n 回で標的 DNA は理論上 $2^n$ 倍に増幅される．これにより，極微量の鋳型 DNAから目的の DNA 領域だけを短時間の内に10万倍から100万倍に増幅することができる．近年になり，各種細菌の毒素遺伝子を指標に検出用プライマーが市販されている．

　DNAプローブ法とは，菌体細胞中に存在するリボゾーム RNAには，それぞれ菌種に固有な塩基配列からなる部分が存在するが，この部分は相補するDNAを結合（RNA/DNA ハイブリダイゼーション）する性質があり，これを利用した方法である．この DNAとしてラベルしたものを用いれば，それを認識する酵素標識抗体と結合し，これに基質と発色原物質が作用して発色し，目的とする菌の検出が可能となる．DNA コロニーハイブリダイゼーション法は，DNAプローブ法を改良したもので，寒天培地に生えた細菌コロニーから目的の細菌だけを検出・計数することができる方法である．

　RAPD 法とはPCR を基礎にしたDNAフィンガープリント法で，通常のPCR法と異なりランダムに設定されたプライマーを用い，DNA 全体のランダムな部分を増幅させた産物を比較解析し，それぞれの DNA 間の相同性を判定する技術である．本法は迅速性に優れ，DNA の配列が決定されていなくても適用でき，多くの検体を一度に扱える利点がある．

　プラスミドプロファイルは，細菌が染色体 DNAとは異なる DNAをもち，株により保有している大きさと数が異なる性質を利用して，株間の特徴を解析

する方法である．ただ，プラスミドをほとんど保有していない細菌種には使用できないという欠点がある．

パルスフィールドゲル電気泳動法とは，染色体 DNA を各種制限酵素により特異的に切断した後，通常の電気泳動では分離が困難なサイズの大きな DNA 断片（数十から数百 kbp）を特殊な電気泳動装置を用いて分離し，その泳動パターンを比較する手法で，その泳動パターン，すなわち個々の分離株の遺伝子構造の違いを見出し，比較しようとする方法である．近年，分離株の分子疫学的な解析方法として，これら RAPD 法，プラスミド解析やパルスフィールドゲル電気泳動法が導入され，遺伝学的にさらに詳しい情報を得ることにより，日本各地で発生した同じ血清型をもつ食中毒菌の伝搬経路や感染経路などの履歴が明らかになるため大きな成果を上げている[5,6]．

2）免疫学的手法

逆受身赤血球凝集反応（Reversed Passive Hem Agglutination, RPHA），逆受身ラテックス凝集反応（Reversed Passive Latex Agglutination, RPLA），固相酵素免疫法（Enzyme-Linked Immuno Sorbent Assay, ELIZA）や免疫磁気ビーズ[7]で捕集する方法が開発されている．

逆受身赤血球凝集反応とラテックス凝集反応とは，赤血球やラテックス粒子に結合している複数の抗細菌抗血清に，細菌の鞭毛抗原がそれぞれに対応する特異凝集反応を起こすことを利用した方法である．本法は選択培地状に発育した菌を釣菌して本反応に供するだけで，数分あれば結果が判定でき，結果の判定も肉眼で行うため，特殊な器具や操作を必要としない．操作が簡単で迅速性，低コストの点で優れた方法である．この原理は細菌そのものの検出以外に，その産生毒素の検出にも応用されている．

固相酵素免疫法とは，モノクローナル抗体をマイクロタイタープレートなどにコーティング（固相化）し，抗原（細菌あるいは毒素）を一次結合させ，二次抗体に酵素が結合した酵素複合体を作用させ，発色させることにより，細菌やその産生する毒素を検出し，定量しようとするものである．対象物の定量が可能でかつ正確である点が評価されている．

免疫磁気ビーズ法とは，超常磁性高分子ポリマービーズ（磁石ビーズ）の表面に精製抗体をコーティングし，標的微生物をビーズで捕捉し，さらに磁石板

でビーズを回収することにより，標的微生物だけを効率よく捕集し濃縮するために開発された方法である．多くの有害微生物や寄生虫の検出・分離に威力を発揮している．

### 3）培養性状および生化学的手法

培養性状として，各種選択培地上での発育の有無を調べる．例えば，運動性，塩類要求性なども菌を同定する重要な決め手となる．生化学的性状としてはグラム染色，オキシダーゼ試験，ブドウ糖からの酸とガス産生の有無，各種炭水化物の発酵，硫化水素の産生など多くの検査を経ることにより同定が可能となる．

## 12-3　腸炎ビブリオとは

### 1）名前の由来

腸炎ビブリオは1951年藤野により，シラス食中毒患者から病因物質として初めて分離され *Pasteurella pahaemolyticus* と名づけられた．このシラス中毒事件は岸和田市や泉佐野市で272名の患者，20名の死者を出した[8]．ついで1956年滝川，藤沢によってキュウリ漬による食中毒患者より4％食塩添加普通寒天平板で分離したグラム陰性桿菌が，藤野により分離された菌株と全く同一であることが確認され注目されるようになった．1960年に入り魚介類を原因とする食中毒例が関東地方を中心に多発し，本菌が高率に分離されるようになり，いわゆる病原性好塩菌としてさらに脚光を浴び，1963年にこれらの菌株は Sakazaki らによってなされた詳細な分類学的検討の結果，*Vibrio parahaemolyticus* と命名された[9]．また，同年和名についても腸炎ビブリオとして提案され，これが正式に承認された．

### 2）菌の形態と培養性状[10]

腸炎ビブリオは，大きさ $0.4〜0.6 \times 1〜3\,\mu m$ のグラム陰性無芽胞の桿菌で，一端に1本の鞭毛をもち，活発な運動性を有する．通性嫌気性で，普通寒天には発育しないが，2〜3％食塩の添加で旺盛に発育するのが特徴である．発育できる食塩濃度域は0.5〜8％で，10％では発育が認められない．発育至適温度は30〜37℃で，42℃でも発育するが，10℃以下では発育が認められない．発育pH域は5.0〜9.6で，至適pHは8.0前後である．ブドウ糖を発酵して酸のみ

を産生し，オキシダーゼ陽性である．好適な条件下での世代時間（分裂時間）は10～13分とブドウ球菌などの他の食中毒細菌と比較して大変早いのが特徴である．このため，食品を本菌にとって快適な条件に放置すると短時間で食中毒を起こすのに十分な菌数となる．加熱に対する抵抗性については，極めて弱く，60℃以上では8～10分，沸騰水中では瞬時に死滅する．

### 3）毒素の特徴

腸炎ビブリオの一部の菌株には耐熱性溶血毒の産生がみられる．この溶血毒は人の血球を溶かすが，馬の血球には作用しないという特殊な性状をもつ．このような溶血毒素の産生と病原性との相関性は神奈川県衛生研究所で見出されたので，神奈川現象（Kanagawa phenomena, KP）と呼んでいる．KPを起こす因子は，耐熱性溶血毒（Thermostable Direct Hemolysin, TDH）と呼ばれ，下痢を起こす因子と考えられている[11]．患者分離株の大半がKP陽性であり，TDH産生株であるが，少数ながら陰性株も検出されることがあり，これらの株の病原因子についての疑問が残されていた．それまでのKP陰性株は散発的に検出されたものであるが，1987年にモルジブへ旅行してきた帰国者の中に，KP陰性株が多数分離された．臨床症状はKP陽性株感染者のものと区別し難いものであったことから，これらの分離株について詳細な病原因子の解析が行われた．その結果，TDHと多くの点で類似する溶血毒（TDH related hemolysin, TRH）が見出された[12]．TRHはTDHとアミノ酸配列で60％のホモロジーを示す類似毒素で，同様な性質を示すが，TDHが100℃の加熱に耐えうる耐熱性毒素であることに対して，TRHは熱に分解しやすい．食中毒にかかった患者から分離されるビブリオについては，*tdh*や*trh*遺伝子をもっている菌株が分離されてくるが，食中毒の原因になった可能性の高い食材からは，毒素遺伝子をもった菌株がほとんど分離されないという特徴があり，この細菌の起病性については，まだ未解決の問題が多い．

### 4）疫学的特徴

腸炎ビブリオの抗原には，H（鞭毛），O（菌体），およびK（表在性）の3種類であるが，H抗原はすべての腸炎ビブリオに共通である．したがって，本菌の血清型はOおよびKの組み合わせによって示される．腸炎ビブリオ血清型委員会が1995年に示した抗原構造表によれば，1～11のO群と1～75のK

抗原（K抗原の欠番は2, 14, 16, 27, 35 および 62）の組み合わせで構成されている．1995年まで最も検出頻度が高い血清型はO4：K8であったが，1996年以降，O3：K6（TDH産生，ウレアーゼ陰性）がこれにとって代わった[13]．このO3：K6型菌は，インド・カルカッタで1996年2月に検出されはじめ，その後，東南アジア，日本，そして北アメリカでの食中毒患者から分離され，パンデミックな流行パターンを示し台頭してきた[14]．荒川ら[15]によるO3：K6株87株のパルスフィールドゲル電気泳動法（PFGE）による解析の結果，O3：K6株は制限酵素 Not I によってA～Hに大別され，AはさらにA1～A16のサブタイプに分けられた．PFGE解析により，O3：K6株が過去に日本国内で発生したものとは明らかに異なること，および東南アジアでの流行株と同一と思われるクローンが日本国内において急速に広まりつつあることが明らかとなり，日本における蔓延化が危惧されている．また，1998年東京都においてO4：K68というこれまでにない新しい血清型による食中毒6事例が報告された[16]．広島県でも1998年からこの血清型をもつ株を検出する率が増えてきた[5]．最近，この新血清型はタイやインドでも分離されており，今後，この型による食中毒の動向にも注意が必要である．

### 5）生　態

腸炎ビブリオの分布は，極圏を除く世界全域に分布している．本菌は好塩性菌であるので，海水域あるいは汽水域に生息し，淡水域に生息することはできない．また，水温がその生態に大きく影響しており，温帯域では夏季の海水から高頻度に検出されるが，冬季には検出されなくなり，底泥中で越冬するといわれている．小川ら[17]による広島湾での調査結果では，水温15℃未満と15℃以上では株の分離率に統計学的に有意な差が認められ，15℃以下の1～4月にはカキおよび海水からは分離されない．15℃を超える5月から急速に菌量が増加し，海水，カキから高率に分離されるようになる．これまで国内外の研究者により，海水中や海底泥中における腸炎ビブリオの分布密度が見積もられてきたが，MPN法では100 m$l$当り$10^2$～$10^3$台の報告があり，海底泥では1 g当り$10^3$台までである[7, 17, 18]．したがって，魚市場や魚店舗の魚介類からは夏季に高率で分離される．分類学上，腸炎ビブリオ菌と同定されるものの大部分は起病性をもたない[19]．KP試験（TDHを産生する）の結果，患者由来では

95％以上が陽性を示すが，環境由来株では 0.12～0.4％と極めて低率であるとの報告が多い[17]．つまり天然環境中において，同じ種類の細菌でも毒を作る株とそうでない株が存在するのである．

### 6) 症　状

潜伏時間は原因食摂取後 6～20 時間で，10 時間以内が多い．中毒症状は腹痛（上腹部の激痛で，胃けいれん様の疼痛）と下痢（水様便，ときに粘血便），嘔吐で，37～38℃台の発熱が見られるのが一般的症状である．致死率は極めて低く，通常 2～3 日で快復に向かう．ニューキノロン系の抗生物質投与と点滴による対症療法がとられるのが一般的である．

### 7) 予　防

刺身などの生魚を好む日本人の生活習慣のため，店頭や家庭の台所が腸炎ビブリオに汚染される可能性は高い．鮮魚の調理によるまな板を通じた二次汚染にも十分な注意を要する．しかし，本菌は 60℃程度の加熱でも死滅するので，加熱調理や熱湯による調理器具の洗浄が有効である．実験レベルでは本菌は 4℃では増殖できないため，流通・販売時を通じて製品の温度を 4℃以下で保存すること，また，増殖速度が他の菌に比べて著しく早いため，冷蔵保存下を出てからは，できる限り速やかに消費する必要がある．$10^5$～$10^7$ 細胞以上の菌数を摂取しないと発症しない[20]ので，加熱調理や低温保存して速やかに食するという一般的な食中毒の予防法を心がければ，本菌による食中毒は予防できる．

## 12-4　腸炎ビブリオの検出について

腸炎ビブリオの患者糞便材料からの分離は比較的容易であるが，海水や魚介類から分離する際は材料中に存在する類縁菌との鑑別が必要である．腸炎ビブリオの分離，同定の手順を図12-4 に示した．腸炎ビブリオの検出法としては，まず，食塩ポリミキシンブイヨン，アルカリペプトン水などで増菌培養し，次に，TCBS 寒天やビブリオ寒天などの選択培地を用いた方法でスクリーニングし，疑わしい集落をさらに，TSI 寒天や LIM 培地などで鑑別培養する．他の病原性ビブリオとは，表 12-4 に示した鑑別性状で違いがある．生化学的性状検査で，腸炎ビブリオと同定された菌株を対象に，薬剤感受性パターン，血清

学的検査、そしてRPLA逆受身ラテックス凝集反応でTDHの産生を判定する方法が一般的である[10]．計数の方法としては平板表面塗抹培養法，MPN (Most Probable Number) 法などが知られている．MPN法とは，検査する食品（ホモジナイズして乳液状にしたもの）や海水を，食塩ポリミキシンブイヨンなどの増菌用液体培地に入れ，10倍ごとの希釈系列を作成し（例えば試験管3本ずつ），一定期間培養した後，各希釈段階において陽性と判定された試験管の本数から，統計学的に見て最も確からしい密度を算出する方法である．

近年の分子生物学の発展とともに，環境中や食品からPCR法を用いた微生物を検出する方法がごく当り前のようになってきている．腸炎ビブリオについても例外ではなく，TDHの遺伝子（$tdh$）はクローニングされて塩基配列も明

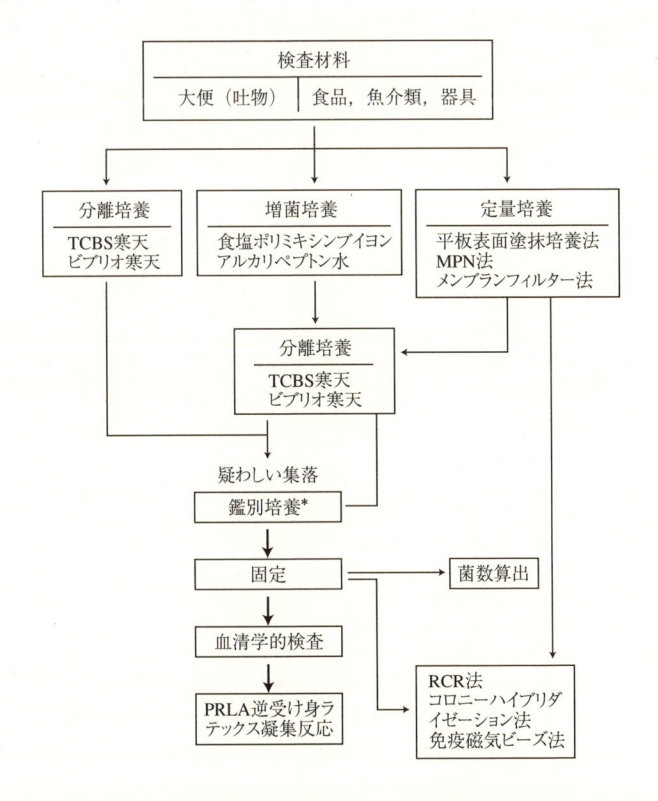

図12-4 食品および患者からの腸炎ビブリオの分離過程および計数手順
（*，内容は表12-4参照）

表 12-4 腸炎ビブリオ類似菌とその鑑別性状（食品衛生検査指針より）

| | オキシダーゼ | TSI寒天 斜面/高層 | 硫化水素 | ガス | 発酵 ブドウ糖(酸) | SIM培地 インドール | 運動性 | リシン | VP反応 | 0%食塩 | 3%食塩 | 8%食塩 | 10%食塩 | アルギニン | オルニチン | ゼラチン液化 | ブドウ糖からのガス産生 | アラビノース | 白糖 | マンニット | 40℃における発育 |
|---|---|---|---|---|---|---|---|---|---|---|---|---|---|---|---|---|---|---|---|---|---|
| **ビブリオ属菌種** | | | | | | | | | | | | | | | | | | | | | |
| 腸炎ビブリオ | + | 赤/黄 | − | − | + | + | + | − | − | + | + | + | − | + | − | + | − | d | − | + | + |
| *V. alginolyticus* | + | 黄/黄 | − | − | + | + | + | − | − | + | + | + | + | + | − | + | − | d | + | + | + |
| *V. vulnificus* | + | 赤,黄/黄 | − | − | + | + | + | − | − | + | + | − | − | − | + | + | − | d | + | d | + |
| *V. cholerae* | + | 黄*/黄 | − | − | + | + | + | d | − | + | + | − | − | − | + | + | − | − | + | + | + |
| *V. mimicus* | + | 赤/黄 | − | − | + | + | + | d | − | + | + | − | − | − | + | + | − | − | − | + | + |
| *V. fluvialis* | + | 黄/黄 | − | − | + | d | + | − | − | + | + | − | − | + | − | + | − | d | + | + | + |
| *V. furnissii* | + | 黄/黄 | − | + | + | + | + | − | − | + | + | − | − | + | − | + | + | d | + | + | − |
| *V. hollisae* | + | 赤/黄 | − | − | + | − | −** | − | − | + | + | − | − | − | − | − | − | + | − | − | − |
| *V. damsela* | + | 赤/黄 | + | + | + | − | + | + | d | + | + | − | − | + | − | − | + | − | − | − | − |

+, 90%以上が陽性；d, 11〜89%が陽性；−, 90%が陰性；*, または上層部が赤色；**, 室温培養菌では2日で陽性

らかにされており，tdh1～tdh4の4種類が知られている[21,22]．TRHの遺伝子(trh)については，少なくとも塩基配列が16％異なる2種(trh1とtrh2)が存在することが明らかとなり，しかも菌株によってtrh1あるいはtrh2の塩基配列にかなりばらつきがあることが報告されている[23]．また，TDH遺伝子グループとTRH遺伝子グループの間のホモロジーは68～69％であり，コドン領域全体を通じて塩基の置換が認められる．一般に，系統解析や種同定に用いる遺伝子には，①解析対象生物群に普遍的に存在する，②水平伝搬しにくい，③適度な分子進化速度を有している，などの性質が求められる[24]．ごく最近，DNA gyraseのβサブユニットタンパク質をコードする遺伝子gyrBを用いた細菌の分子系統解析が試みられており，腸炎ビブリオにおいても，検出用プライマーが報告されている[25]．検出限界は，精製したDNAを用いた場合，100μl PCR反応液当り4pgである．また，ビブリオ属細菌によく保存され，菌種間のホモロジーが低い遺伝子toxRを検出するプライマーも開発されている[26]．これらプライマーを用いると，TDHおよびTRH遺伝子保有の有無に関わらず，腸炎ビブリオを検出することができ，MPN法で培地の白濁が認められた各試験管の腸炎ビブリオをPCR法で検出することにより定量も可能である[18]．DNAプローブを用いたコロニーハイブリダイゼーション法も報告されており[27]，寒天培地上に増殖した本菌の定量が可能である．

### 1）現場海水中からの腸炎ビブリオの検出

筆者はPCR法を用いて，現場海水中の腸炎ビブリオの検出を試みた．ここではその結果について紹介したい．1999年夏季(7～9月)に，研究所地先から海水を採取し，そのうち2lをまず，Whatman GF/Cフィルター(ポアサイズ0.8μm)によりろ過し，次いでメンブランフィルター(ポアサイズ0.1μm，コースター製)でろ過した．これらのフィルターを増菌用液体培地[28]に入れ，フィルターで捕集された細菌を25℃で2日間培養した．腸炎ビブリオの細胞密度を算出するため，生海水を増菌用液体培地で10倍ずつ希釈し，細菌群を同様に培養した．各増菌培養液2mlをGenTLE™ (TaKaRa)を用いて精製し(最終60μl)，10μlをテンプレートとして用いた．GyrB (285bp fragment)と，tdh (373bp fragment)をそれぞれプライマーとして用い，PCR法により各遺伝子の増幅を試みた．遺伝子tdh用プライマーは西淵ら[29]によりデザイン

されたものを用いた．PCRチューブ1反応当りの反応液の組成とPCRの反応条件を表12-5および表12-6にそれぞれ示した．調査の結果，調査期間中，現場海水中から遺伝子 $gyrB$ をもつ腸炎ビブリオは1 m$l$ 当り数個～数十細胞のオーダーで検出された（表12-7）．海水中の遺伝子 $gyrB$ 保有株の密度は100 m$l$ に換算して $10^2$～$10^3$ のオーダーであり，これまでの報告の最高値に近いものであった．一方，TDH保有株の密度は，21の海水中から全く検出されなかった．毒素非産生菌が頻繁に検出されるのに対して，毒素産生型菌が全く検出されない現象は，これまでの多くの報告例と一致している．

表12-5　PCR反応液の組成

| | |
|---|---|
| Taq ポリメラーゼ | 0.5 $\mu l$ |
| PCR バッファー | 10 $\mu l$ |
| 4種類の基質 (dNTP) | 10 $\mu l$ |
| プライマー ($gyrB$, $tdh$ or $trh$) | 2.0 $\mu l$ |
| テンプレートDNA | 10 $\mu l$ |
| 超純水 | 67.5 $\mu l$ |
| 総量 | 100 $\mu l$ |

表12-6　PCR反応

| | | プライマー | | |
|---|---|---|---|---|
| 1. 熱処理 | 95℃ 9分 | | | |
| 2. サーマルサイクリング反応（30 or 35回） | | | | |
| | | $gyrB$ | $tdh$ | $trh$ |
| ①熱変成 | | 94℃ 1分 | 94℃ 1分 | 94℃ 1分 |
| ②アニーリング | | 58℃ 1.5分 | 55℃ 1分 | 58℃ 1分 |
| ③伸長反応 | | 72℃ 2.5分 | 60℃ 1分 | 60℃ 1分 |
| 3. 最終伸長反応 | | 72℃ 7分 | 60℃ 7分 | 60℃ 7分 |

表12-7　研究所地先の天然海水サンプルからの腸炎ビブリオのPCR法による検出

| 調査月日 | $gyrB$ 保有ビブリオ | $tdh$ 保有ビブリオ | 水温（℃） | 塩分 (psu) |
|---|---|---|---|---|
| 7/19 | $10^1 \leq n < 10^2$* | $n < 0.0005$* | 27.1 | 30.5 |
| 7/31 | $10^1 \leq n < 10^2$ | $n < 0.0005$ | 27.1 | 29.5 |
| 8/09 | $10^1 \leq n < 10^2$ | $n < 0.0005$ | 29.0 | 30.8 |
| 8/16 | $10^1 \leq n < 10^2$ | $n < 0.0005$ | 27.5 | 31.1 |
| 8/19 | $10^0 \leq n < 10^1$ | $n < 0.0005$ | 28.0 | 30.5 |
| 9/04 | $10^1 \leq n < 10^2$ | $n < 0.0005$ | 27.2 | 31.4 |
| 9/14 | $10^0 \leq n < 10^1$ | $n < 0.0005$ | 27.0 | 30.6 |

＊ cells / ml

また，生きてはいるが通常の方法では培養できない状態（viable but non-culturable, VBNC）の細胞として存在しているため検出が困難な場合もあることを考慮し，増菌培養しても腸炎ビブリオが検出されなかったサンプルを用

いて，これに腸炎ビブリオを $10^0$〜$10^5$ cells / m$l$ の密度になるよう添加し，精製法でテンプレートDNAを調製し，培養液中で増殖してきた細菌混在下における本法のビブリオ検出限界を求めた．天然海水由来の細菌密度が $1.6×10^8$ cells /

表12-8 天然海水サンプル由来の細菌混在下*における腸炎ビブリオのPCR法による検出感度

| プライマー | 添加細菌密度（ml$^{-1}$） | | | | | | |
| --- | --- | --- | --- | --- | --- | --- | --- |
| | $10^0$ | $10^1$ | $10^2$ | $10^3$ | $10^4$ | $10^5$ | nc** |
| gyrB | − | − | (+) | (+) | + | + | − |
| tdh | (+) | (+) | + | + | + | + | − |

*，増菌培養後，細菌密度は $1.6×10^8$ cells / m$l$ であり，腸炎ビブリオを $1.4×10^0$〜$10^5$ cells / m$l$ の密度になるよう添加し，精製法を用いてテンプレートDNAを調整した．各遺伝子は同じ菌株由来のテンプレートから増幅させた．**，ネガティブコントロール；−，非検出；(+)，検出したが不明瞭なDNA断片；+，検出（DNA断片は明瞭）

m$l$ であった増菌培養液に，腸炎ビブリオを添加し，検出限界を求めた結果，gyrB は $1.4×10^2$ cells / m$l$，tdh は $1.4×10^0$ cells / m$l$ であった（表12-8）．検出感度は，若干，tdh の方がよい結果となった．よって，腸炎ビブリオがVBNCの状態で存在していたとしても，検出限界より高い密度で試験管中にいるか，あるいは増菌培養により，検出限界密度以上に腸炎ビブリオが増殖したならば，PCR法により検出が可能となる．このように，TDH遺伝子保有株の検出感度が，他の細菌混在下でも非常に高いにもかかわらず，天然海水から検出できなかったという今回の結果は，天然水域における密度が著しく低いことを示すものである．今回は，PCRを用いたMPN法を用いなかったが，PCR-MPN法を用いれば腸炎ビブリオの計数精度はさらに向上すると予想される．

### 2）水産食品からの tdh 遺伝子の検出とその感度

筆者はPCR法を用いて，6種類の生鮮魚介類および水産加工品（生ガキ，生アマエビ，生スルメイカ，一夜干エテガレイ，ハタハタ，および茹でたズワイガニ）から，腸炎ビブリオの直接検出を試み，その検出限界を調べたので紹介する．まず，実験方法として，病原性腸炎ビブリオの保有するTDH遺伝子およびTRH遺伝子をPCR法により増幅・検出するために，2種類の方法を用いてテンプレートDNAを調製し，食品ごとにその検出感度を調べた．菌液は，各食品サンプル50倍希釈液（各食品20 gに対して増菌用液体培地80 m$l$ を入れよくホモジナイズし，さらに10倍希釈したもの）に，腸炎ビブリオを $10^0$〜$10^7$ cells / m$l$ になるように調製した．熱抽出法においては，PCR用 $200\mu l$

容tubeに100μlの菌液を入れ，99℃でサンプルを9分間熱した後，遠心分離(9,000 rpm, 10分間)し，上澄10μlをテンプレートとして用いた．精製法においては，各菌液2 mlから細菌DNAをGenTLE™ (TaKaRa)を用いて精製し(最終60μl)，10μlをテンプレートとして用いた．その結果，純粋培養系における tdh の検出感度は高く，熱抽出法で$10^1$ cells / ml (テンプレート10μl当り約0.5細胞)，精製法では100 cells / ml (テンプレート10μl当り約2細胞)でも検出可能であった．熱抽出法を用いた場合，tdh は一夜干カレイおよび生ガキでは$10^7$ cells / mlで，アマエビでは$10^5$ cells / mlでも検出することができた．しかし，一夜干ハタハタ，生スルメイカおよび茹でガニでは検出することができなかった(表12-9)．一方，精製法を用いた場合，tdh は生スルメイカ$10^4$ cells / ml，一夜干カレイおよびハタハタで$10^3$ cells / ml，生ガキ，アマエビおよび茹でガニでは$10^1$ cells / mlでも検出することができた(表12-10)．つまり，生ガキ，アマエビおよび茹でガニでは食材1 g当り，$10^2$〜$10^3$細胞の腸炎ビブリオが存在すれば検出できることを意味する．発症するのに必要な菌密度は食品1 g当り$10^5$〜$10^7$細胞と報告されており[20]，これから考えると，感度としては十分である．テンプレートDNA抽出法の違いによる検出限界の差異は，PCRインヒビターを除去できるかどうかの差によると考えられる．さらに検出感度を上げるために増菌法(50倍希釈

表12-9 熱抽出法を用いた場合の腸炎ビブリオの検出感度

| サンプル | 細胞密度 ($ml^{-1}$) | | |
|---|---|---|---|
| | $10^5$ | $10^6$ | $10^7$ |
| 一夜干カレイ | −* | − | + |
| 一夜干ハタハタ | − | − | − |
| 生ガキ | − | − | + |
| 生アマエビ | + | + | + |
| 生スルメイカ | − | − | − |
| ゆでズワイガニ | − | − | − |

＊ −，非検出；+，検出

表12-10 精製法を用いた場合の腸炎ビブリオの検出感度

| サンプル | 細胞密度 ($ml^{-1}$) | | | |
|---|---|---|---|---|
| | $10^1$ | $10^2$ | $10^3$ | $10^4$ |
| 一夜干カレイ | −* | − | + | + |
| 一夜干ハタハタ | − | − | + | + |
| 生ガキ | + | + | + | + |
| 生アマエビ | + | + | + | + |
| 生スルメイカ | − | − | − | + |
| ゆでズワイガニ | + | + | + | + |

＊ −，非検出；+，検出

液を，37℃で20時間培養）により，前もって腸炎ビブリオの密度を高めてから，精製法を用いて各食品サンプルから *tdh* 遺伝子の検出を試みたところ，全てのサンプルにおいて，100 cells / m*l*（食品 1 g 当り $10^1 \sim 10^2$ 細胞）で検出可能であった．各サンプルのDNA fragmentも明瞭であった．また，*trh* の検出も同時に試みたところ，*tdh* 同様，全てのサンプルにおいて $10^0$ cells / m*l* で検出可能であった（図12-5）．

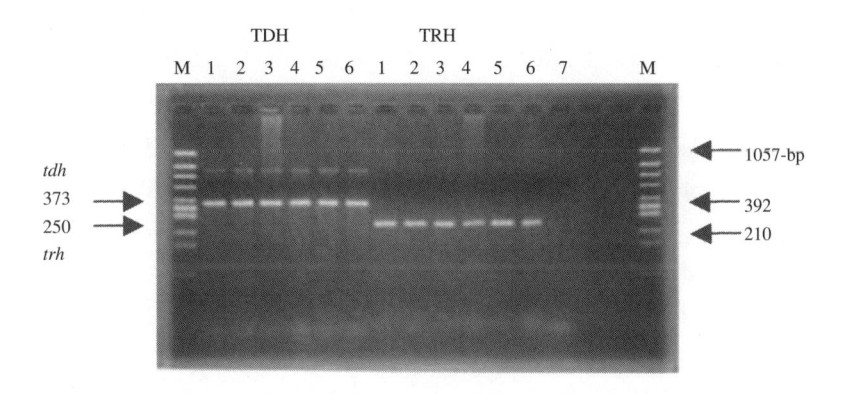

**図12-5** PCR法による水産食品からの腸炎ビブリオの検出．
増菌培養後（30℃，20時間），GenTLE™（TaKaRa）による精製過程を経て，PCRを行った．レーンM，マーカー（φ×174 Hinc II digest）；レーン1，一夜干カレイ；2，一夜干ハタハタ；3，生イワガキ；4，生アマエビ；5，生スルメイカ；6，ゆでズワイガニ；7，ネガティブコントロール

以上から，あらかじめ検出限界を求めた食品においては，検出感度が十分高ければ，増菌法を用いる必要がなく，サンプルがもち込まれた日に結果の判定が可能である．しかし，検出限界が未知なる食品サンプルにおいて，PCR法により *tdh* 遺伝子の検出を試みる場合，一旦，増菌培養後，細菌DNAを精製して，PCRを行う必要がある（結果を出すのが1日遅れる）．食品中には多くの"PCR inhibitor"が存在することが知られており，同じ食品でも，調味料が加わるなど，加工方法が異なると食中毒細菌の検出限界が変化する可能性が十分考えられるので，内部標準法などを用いて毎回，擬似陰性のチェックをする必要があろう．

## 12-5 水産食品におけるその他の有害微生物について

ここでは，水産食品で腸炎ビブリオ以外の微生物により食中毒事件を起こした事例について簡単に紹介したい．腸管出血性大腸菌 O157 とサルモネラについては，diffuse outbreak として取り沙汰された食中毒事件である．

1）ボツリヌス

ボツリヌス菌（*Clostridium botulinum*）はその産生する毒素の抗原性の違いにより，A，B，C，D，E，F，G の 7 種の血清型に分類されている．わが国におけるボツリヌス中毒は昭和 26 年 5 月，北海道岩内郡島野村で起きたニシンのいずしによるボツリヌス E 型中毒が最初の事例である．いずしとは，東北地方や北海道の家庭で作られる料理であり，生魚，米飯，麹，野菜を容器に層になるように漬け込んで自然発酵させた馴れずしの一種である．わが国では E 型による中毒が多く，その原因食品のほとんどがいずしであるのが特徴である．これまで 100 名以上の死者が出ており，抗毒素療法が導入されるまでは致死率の高い食中毒として恐れられていた．また，水産物以外の食品による E 型中毒は報告がほとんどない．いずしで E 型菌中毒が起こる原因としては，①ボツリヌス菌は耐久性のある芽胞を形成し，E 型菌芽胞が北海道の海岸，湖沼，河川の砂泥や土壌中に広く分布しており，いずしの原料となる魚が淡水魚，海産魚を問わず E 型菌の汚染を受ける機会が多いこと，②ずさんな調理によるものなどが考えられている[30]．

2）腸管出血性大腸菌 O157

1998 年 5 月中旬から 6 月上旬にかけて富山県，東京都，千葉県，神奈川県および大阪府においてイクラ醤油漬けを原因食品とする腸管出血性大腸菌 O157 食中毒事件が発生し，62 名の患者を出した．疫学調査の結果，原因食品は北海道の同一製造施設で製造されたイクラであることが判明した．

3）サルモネラ

1999 年 3 月に，川崎市で発生した青森県産イカ菓子を原因食品とするサルモネラ食中毒事件は，その後の疫学調査から，全国 46 都道府県，患者数 1,500 人以上に及ぶ集団食中毒であることが明らかとなった．イカ乾製品は 21 品目の商品名となって全国に流通し，各地で喫食されていた．起因菌として

*Salmonella oranienburg* および *Salmonella chester* の 2 種類の血清型のサルモネラが分離された[31]. 感染源は不明であるが, 器具・器材の拭き取りや従業員の検査から, サルモネラが検出された. 製造所の施設全体が汚染されていた可能性が指摘されている[32].

### 4) ヒスタミン生成菌

1950 年代初頭, わが国において赤身魚加工品による集団食中毒が発生したというが, その原因食品 100 g 中から 400〜600 mg という高濃度のヒスタミン (Hm) が検出されたことから Miyaki ら[33] はこの Hm が本食中毒の主因であるとし, アレルギー様食中毒という名称をつけた. 海産魚における Hm は一般にサバ科魚類や他の赤身魚に多く見られ, 腐敗した場合, これらの魚肉中の Hm 量は多いもので 1,000 mg / 100 g にも達する. これらの魚類では筋肉中に遊離ヒスチジンを多量に含有し, このヒスチジンが脱炭酸酵素の作用により Hm となるが, このヒスチジン脱炭酸酵素活性はおもに細菌に由来する. 現在までに多くの種類の細菌がヒスチジン脱炭酸酵素をもつことが報告されている. この内, *Proteus morganii* と *Photobacterium phosphoreum* が海産魚における Hm 生成の主たる原因菌として考えられている[34].

### 5) 小型球形ウイルス (Small Round Structured Virus, SRSV)

1972 年, 電子顕微鏡観察により患者糞便中から SRSV が確認され, SRSV が胃腸炎の原因の一つとして注目されるようになった[35]. SRSV による食中毒の発生は, 細菌性のそれとは逆に冬季に集中する. 貝類が関与したと思われる SRSV を起因物質とする食中毒については欧米を中心に多数報告されている. 貝類の喫食がウイルス感染症の原因となるのは, 貝類が餌としてプランクトンなどを摂取する場合に海水, 河川水などを吸入ろ過する際に, 水中に含まれるウイルスを取り込み, 濃縮するためである. 1998 年から労働厚生省の食中毒統計のウイルスの項目には, SRSV とその他のウイルスの 2 つが上げられているが, 報告された数字はほとんどは SRSV である. 1998 年以降, 食中毒事件数は毎年 100 件以上が報告されている. わが国では, 生ガキなどの喫食による急性胃腸炎が数多く報告されている[36]. 1999 年の食中毒発生による患者数は腸炎ビブリオに次いで 3 番目である. 本ウイルスによる感染性の胃腸炎が次第に明らかとなり, その検査方法も開発されたことから, 今後もこの数字は多く

なるかと思われる．

## 12-6　おわりに

　夏場の天然海水中には，病原性をもたない腸炎ビブリオは検出できるにもかかわらず，病原性のあるビブリオはほとんど検出されない．現状はといえば，水産食品における食中毒の原因のほとんどは腸炎ビブリオによるものである．食品中にTDH遺伝子保有株が存在すれば検出は容易であるにもかかわらず，食中毒の原因となった食品から，TDH遺伝子を保有する菌株を分離するのが難しい．これに対して，食中毒にかかった患者の糞便からは，純粋培養しているかのように，TDH遺伝子保有菌が分離されてくるという．今後の課題としては，毒素遺伝子保有菌の生態に関する詳細な研究，また，病原性腸炎ビブリオの食品への感染，そして体内に取り込まれた場合の増殖および食中毒発症メカニズムの解明も急務と考えられる．バイオテクノロジーの発展とともに，細菌の検出・計数技術は格段に進歩してきた．正確な検出法を，どのように水産加工食品のHACCP（危害分析・重要管理点監視方式）に取り入れていくか？零細企業が多いわが国の水産会社において，今回，筆者が用いた方法は，作業的にもまだまだ煩雑で，ある程度の知識と技術も必要であり金銭的にも高額である．食品工場などの職員でも使用できるような，さらに簡単，迅速，正確かつ安価に毒素遺伝子保有菌を検出する方法が開発されることを切望する次第である．

## 文　献

1）浜田ら：病原微生物検出情報，20，87（1999）．
2）高垣ら：病原微生物検出情報，20，114　（1999）．
3）J. Terajima *et al.* : *Jpn. J. Infect. Dis.*, 52, 52-53　（1999）．
4）厚生労働省生活衛生局食品保健課編：食中毒統計（1999）．
5）竹田ら：広島県保健環境センター報告，8，15-20（2000）．
6）八柳ら：日食微誌，17，107（2000）．
7）刑部ら：日食微誌，17，5（2000）．
8）藤野：腸炎ビブリオ（藤野，福見編），一成堂，1963，13．
9）R. Sakazaki *et al.* : *Japan J. Med. Sci. Biol.*, 16, 161（1963）．

10) 島田ら：食品衛生検査指針，日本食品衛生協会，1990，134.
11) Y. Miyamoto et al. : *J. Bacteriol.*, 100, 1147 (1969).
12) T. Honda et al. : *Infect. Immun.*, 56, 961 (1988).
13) 国立感染症研究所：病原微生物検出情報月報，20，156 (1999).
14) 大友：日食微誌，17，101 (2000).
15) 荒川ら：病原微生物検出情報，20，161 (1999).
16) 尾畑ら：病原微生物検出情報，20，167 (1999).
17) 小川ら：広島県獣医学会雑誌，4，47 (1989).
18) 宮島ら：腸炎ビブリオ食中毒の発生予測・予防対策構築に関する研究報告書．平成11年厚生科学研究費補助金生活安全総合研究事業，2000，91.
19) 加藤ら：日細菌誌，21，442 (1966).
20) S. C. Sanyal and P. C. Sen : Proceedings of International Symposium on *Vibrio parahaemolyticus*" (eds by T. Fujino et al.), Saikon Publ., 1974, 227-235.
21) H. Taniguchi et al. : *Microb. Pathog.*, 1, 425 (1986).
22) H. Shirai et al. : *Infect. Immun.*, 58, 3568 (1990).
23) M. Kinoshita et al. : *Appl. Environ. Microbiol.*, 58, 2449 (1992).
24) 山本・原山：日本農芸化学会誌，71，894 (1997).
25) K. Venkateswaran et al. : *Appl. Environ. Microbiol.*, 64, 681 (1998).
26) B.Y. Kim et al. : *J. Clin. Microbiol.*, 37, 1173 (1999).
27) M. Nishibuchi et al. : *Infect. Immun.*, 49, 481 (1985).
28) 長井・森：平成9年度兵庫県但馬水産事務所試験研究室事業報告，117 (1999).
29) 西渕ら：日本臨牀，50，348 (1992).
30) 武士ら：北海道公衆衛生学雑誌，9，24 (1995).
31) サルモネラ・オラニエンブルグ食中毒事件原因究明検討委員会：サルモネラ・オラニエンブルブ食中毒事件原因究明検討委員会報告書，1999，15.
32) 対馬ら：日食微誌，17，225 (2000).
33) T. Miyaki and M. Hayashi : *Yakugaku Zassi*, 74, 1145 (1954).
34) T. Fujii et al. : *Fisheries Science*, 63, 807 (1997).
35) A. Z. Kapikian et al. : *J. Virol.*, 10, 1075 (1972).
36) 食品媒介ウイルス性胃腸炎集団発生実態調査研究班：最近5年間の食品媒介ウイルス性胃腸炎集団発生全国実態調査総合報告書，1995，71.

## あ と が き

　現今，わが国では狂牛病問題が発生して食肉の安全性がゆらいでいる．

　水産物には，魚類の他にエビ・カニ，タコ・イカ，ウニ，ナマコ，海藻などそれぞれ特有の美味しさをもつものが多い．さらに DHA，EPA，タウリン，アスタキサンチン，食物繊維など私たちの健康にとって有用な物質も多く含まれている．しかし，いくら美味しくて健康維持に役立つものであっても安全性に問題があれば，食用に供することはできない．本書では水産食品の安全性について多くの角度から問題点が指摘されている．それらは，おおまかに魚介類生産上の問題点と水産食品加工上のそれに分けることができる．これらは全体的な食品の安全性の面からみると，ともに重要であり優劣をつけることはできない．

　この 21 世紀には，資源は乏しくなり，人類をとりまく環境は徐々に変容をとげて，さまざまな形で食物に深い影響を及ぼすようになると予測されている．水産物もけっして例外ではない．

　これまでは HACCP をはじめとして，私たちの生存を脅かす可能性のある危害の程度を分析し，その発生を未然に取り除く技術が発展してきた．これはきわめて有用なものであり，今後も改良し維持していかなければならない．ただ，私たちは危害を恐れるあまり，ややもすると，少しでも危害をこうむる可能性があると判断すると，その食品や原料を投棄したり飼肥料にまわしたりする．これは「疑わしきは罰する」という考えにもとづいている．しかし，21 世紀には上述のように地球上の資源は枯渇し，環境の汚染が拡がってくるのであれば，これまでのような考えで生産を続け，日々の生活を営んでよいものであろうか．

　これを回避するには，危害を未然に防ぎつつ資源を有効に利用するという思想を実践する必要にせまられよう．おそらく今後は，そのような方向に技術が発展していくものと確信している．

坂口守彦

# 索　引

## ア　行

ISO9001要求事項　119
ISO9000シリーズ　118
ISO9000-HACCP適合証明　123
アイコン　224
IgE　102, 104
アオノメハタ　72
アオブダイ　78
アカマダラハタ　72
足　12
あずき　4
アニサキス　49, 98
　――アレルギー　102, 104
　――症　49, 101
アブラソコムツ　77
アマエビ　242
アマダレドクハタ　72
奄美クドア症　49
網仕切養殖場　42
アルミ缶　170
アルミニウム　142
アレルギー様食中毒　246
アレルゲン　104
アロマターゼ　24
安全確認防汚剤　45
安全性評価検討委員会　44
EU　108
いかの塩辛　5
異形吸虫　95
違警罪即決令　46
いけす網養殖　42
異所寄生　94
いずし　6, 244
一夜干　242

一酸化炭素　4
一方通行の流れ方式　152
遺伝子組換え魚　57
遺伝子導入　57
異物　128, 175
異物混入　79
　――経路　135
　――件数　133
　――防止対策　158
異物識別センサー　158
異物の種類　130
インポセックス（imposex）　23
ウイルス病　54
ウェステルマン肺吸虫　92, 93
鰓の異常　56
受け入れ検査　139
裏ごし機　141
エキノコックス　88
エキノリンクス　88
SQF2000オーストラリア　123
エストラジオール　24
エストロジェン　28
X線検出装置　144
HAP　13
エドワジェラ症　53
F値　183
FDA　108
MOU　122
MPN法　237
鰓虫　43
エラ虫症　51
塩分濃度　114
黄色ブドウ球菌　179, 180, 221
O157　244
O3：K6　235

オオメカマス　72
O4∶K8　235
オジロバラハタ　72
おせち　190
　── 食材の物性　196
　── 生産工場の衛生管理　197
　── の保存　194
　── 保存のハードル技術　195
汚染網の洗浄　43
オニカマス　72
オレンジラフィー　77
温度履歴曲線　183

　　　カ　行

カーテン　138
回虫　98
貝毒　75, 172
界面活性剤　187
海洋細菌　47
外来異物　130
化学反応速度の $Q_{10}$　203
柿の葉鮨　1, 8, 9
顎口虫類　100
確認工場基準　214
加工施設の殺菌　195, 196
画像処理　146
カタラーゼ試験　136
カツオブシムシ　134
学校給食　229
カテプシンL　6
カテプシンD　7
神奈川現象　234
加熱後摂取冷凍食品　210
加熱致死時間曲線（TDT 曲線）　181
かまぼこ　11, 12, 148
カリフォルニアイモリ　47
肝吸虫　92, 93
環境ホルモン　27, 28
肝臓ジストマ　93
缶詰 GMP 規則　108, 176
寒天培地　238, 239
カンピロバクター　227

鑑別性状（腸炎ビブリオの）　238
危害因子　113
危害分析重要管理点方式　110
寄生虫　82, 83
　── による害を防ぐために　104
　── の分類　83
ギムノファロイデス　95
逆受身赤血球凝集反応　232
逆受身ラテックス凝集反応　232
キャッピング　179
QMP　109
吸血動物　89
急性毒性　24
　── 試験　25
急速凍結　206
吸虫類　86, 91
休薬期間　40
強アルカリ性洗浄剤　187
蟯虫　98
漁業権行使規定　36
棘口吸虫類　92, 95
魚肉ねり製品　120, 148
魚肉ハム・ソーセージ　11, 13, 149
　── の事故　164
漁網防汚剤　44, 45
魚類水産製品取扱い規範　116
金属検出機　142
　── の使用方法　144
筋肉線虫症　52
腐れずし　7
苦情　129, 132
　── 処理件数　132
クビナガ鉤頭虫症　51
クリノストマム　95
クロルピリホスメチル水和剤　139
K 値　165, 172
　── 計測用酵素センサーシステム　165
結晶　131
血清型　234
ケミカルアセスメント　43
下痢性貝毒（DSP）　75
原因食品　112

索引　253

検査品目（輸入品の）　68
検出感度　143
検出限界　241
健忘性貝毒（ドーモイ酸）　75, 173
コイル　142
高圧噴霧網洗浄機　43
甲殻類　89
抗原　234
交差汚染　152
高水分含有食品　134
合成抗菌剤　37, 38
抗生物質　38
広節裂頭条虫　96
鉤頭虫類　88
高度化基準　215
高度化計画　215
コーデックス（CODEX）　216
　　──委員会　111, 115
　　──魚類水産製品部会　116
小型球形ウイルス（SRSV）　245
ゴキブリ　135
国際食品微生物基準委員会　111
国際標準化機構　118
国民生活センター　130
固相酵素免疫法　232
骨格異常　56
コプラナー PCBs（poly-chlorinated biphenyls）　17
ゴマシズ　78
固有抵抗値　143
コレラ菌　68
小割養殖　42
昆虫　134

　　サ　行

細菌試験　111
細菌の毒素遺伝子を指標　231
サキシトキシン　173
作業員　136
作業着　137
刺身　2
殺菌値　183

殺虫剤　139
さつま揚げ　148
サナダムシ　96
鯖街道　8, 9
さばずし　7
サバの生き腐れ　7
サメ中毒　79
サヨリヤドリムシ　91
サルモネラ　227, 228, 244
酸性化食品　179
酸性食品　179
酸性洗剤　187
散布法（薬剤の）　40
CIP 洗浄　187
GMP　168
CCP 関連業務　198
CT（コレラトキシン）非産性コレラ菌　69
シーリングコンパウンド　177
JAB　118
支援体制　125
シガテラ毒魚　72
自然毒　172
持続的養殖生産確保法　37
脂肪織黄斑症　54
弱アルカリ性洗浄剤　187
シャチホコ　55
従業員教育　158
重金属　26, 174
住血吸虫類　96
重要管理点（CCP）　185
シュードテラノーバ　100
宿主　84
熟成食品　5
常温販売に対応　163
条虫類　85, 96
消費者の温度管理　223
賞味期限　198
食中毒　228
　　──菌管理　197
　　──菌の二次的汚染　195
　　──原因細菌の検出方法　230
　　──事例　112

——発生状況　228
食品衛生　107
食品監視員　62
食品群別のダイオキシン摂取量　20
——のダイオキシン濃度　21
食品等輸入届書　64
食品の製造過程の管理の高度化に関する臨時措置法　126
植物ホルモン　31
白粉　131
人畜由来のホルモン　31
侵入防止対策　137, 138
侵入要因（昆虫などの）　136
水銀　26
水産加工資金法　126
水産ねり製品　11, 148
水産物　1
水産用医薬品　37
——の使用基準　38
——の使用方法　39
水分活性　114, 179
——調製剤　194
スチール缶　169
ストラバイト（struvite）　131, 137, 175
スフィリオン　89
スポロシスト　92
スミチオン　139
スリーピース缶　170
坐り　12
生菌数センサー　165, 166
生殖腺線虫症　51
製造ライン　140
生物濃縮係数　25
脊椎屈曲症　56
脊椎骨前弯　55
脊椎骨彎曲　56
脊椎弯曲症　55
z値　181
セルカリア　92
洗浄　187
洗浄装置　139
蠕虫　83

線虫類　87, 98
増菌培養　241
総合衛生管理製造過程承認制度　109, 120, 151, 215
惣菜　190
——の技術改善の方向　204
——のシェルフライフ（SL. 日持）特性　198
——の盛り付け包装　198
ソフトX線　145

タ　行

対EU輸出　121
ダイオキシンシンドローム　20
ダイオキシンの1日摂取量　19
——の環境放出量　18
第三者による証明　122
胎児性メチル水銀中毒　27
大腸菌群は陰性の意義　203
耐熱性溶血毒　234
大複殖門条虫　97
対米輸出　121
耐容1日摂取量（TDI）　19
多環芳香族化合物および有機硫黄化合物濃度　34
多環芳香族炭化水素　33
WTO　115
ダンシネスクラブ　75
地域振興HACCP　124
築堤式養殖場　42
ちくわ　148
致死率表　183
中間宿主　84
中性洗剤　187
中毒症状（食中毒の）　236
腸炎ビブリオ　69, 114, 226, 227, 228, 233
——菌　190
——の検出　236
腸管出血性大腸菌　244
調理時の安全性　223
調理によるダイオキシン量の変化　22
調理冷凍食品　210

索引　255

通性嫌気性細菌　233
ツーピース缶　170
つくだ煮類　10
TRH 遺伝子　239
D 値　181
TBT 化合物（トリブチルスズ）　45
DNA プローブ法　231
低温細菌　212
低酸性食品　179
　　── 規則　176
2, 3, 7, 8 TCDD 毒性等価量（TEQ）　18
TDH 遺伝子　239
TTX（テトロドトキシン）　45
T-TT 実験　211
TBTO（ビストリブチルスズオキシド）　43, 44
　　── の暫定的1日摂取許容量（ADI）　25
TPT 系化合物（トリフェニルスズ）　45
ティンフリースチール缶　170
デコンポジション　171
テトロドトキシン　45
電気泳動　232
電子レンジ加熱　223
テンタクラリア属　86
電離放射線障害防止規則　146
毒化機構　47
毒素型食中毒　230
毒素産生菌　240
毒素非産生菌　240
特定区画漁業権　36
途上国　116
トランスグルタミナーゼ　12
トリフェニルスズ（TPT）　23
トリブチルスズ（TBT）　23

## ナ 行

内部標準法　243
内分泌攪乱化学物質　27
　　── との関連が疑われているヒトの健康影響　32
　　── の野生生物への影響　31
内分泌攪乱作用を有すると疑われる化学物質　28
ナシフグ　71
Natick 研究所　190
生肉と肉加工品の $A_w$ 値　193
臭いセンサー　166
二次汚染　187, 236
ニベリン条虫　85
日本海裂頭条虫　97
日本適合性認定協会（JAB）　118
日本品質保証機構（JQA）　123
日本冷凍食品協会確認工場　214
　　── 自主的指導基準　213
認定証マーク　214
ネズミ　136
　　── の駆除対策　138
熱伝達　181
粘着ローラー　140
脳ミクソボルス症　49
ノカルジア症　53

## ハ 行

ハード X 線　145
ハードル（Hurdle）技術　192
バイオフィルム（biofilm）　187
肺ジストマ　93
培養性状　233
ハエ　135
南風泊市場　46
HACCP（危害分析・重要管理点監視方式）
　　67, 169, 184, 230, 246
　　── システムを導入しての成果　156
　　── 手法支援法　215
　　── 対応センサー　164
　　── に併用して ISO9002 を導入　156
　　── による品質管理システム　150
　　── のコスト低減　159
　　── の7原則12手段　110
　　── 方式　107, 110
ハタハタ　242
ハダ虫　43
発酵　5, 233
発酵食品　5

256

発酵ソーセージ　191
バッテラ　8
バラハタ　72
バラフエダイ　72
バラムツ　77
パリトキシン (PIX)　78
パルス照射　192
パルスフィールドゲル電気泳動法　232
PL 法 (製造物責任法)　118, 129
PCR inhibitor　243
PCR法　230, 231
PCB (ポリ塩化ビフェニル)　175
ヒートシール　178
非意図的産生物　18
PP (一般的衛生管理事項)　150
非磁性金属　143
必須脂肪酸　55
ヒスタミン　171
　　―― 生成菌　245
微生物制御　193
微生物の耐熱性　180
ヒトへの健康影響　31
非破壊型鮮度センサー　165, 166
ビブリオ病　53
微胞子虫　51
火戻り　13
ヒヤリハット　158
　　―― 運動　159
病原細菌制御の指針　113
病原性好塩菌　233
病原性大腸菌　227
標準衛生作業手順　168
品質管理　107
品質管理システム導入　151
風評被害　34
風力選別機　141
フエドクタルミ (ヒメフエダイ)　72
フグ　3, 71
複合日持安定加工品　191
複数指標を用いた鮮度評価システム
　　165, 166
フグ毒 (テトロドトキシン：TTX)　45, 47,

70
物質の密度　145
ふなずし　6
腐敗　171
ブリキ缶　168
ブリ糸状虫　87
ブリ用医薬品　39
フローダイアグラム　185
プロテアーゼ　13
分子生物学的手法　230
分析精度　16
平板表面塗抹培養法　237
pH スタット　167
ベコ病　51
ベネデニア症　49, 50
貿易障壁　116
放射性物質　80
放射能汚染　14
保健所　129
ホシガレイ　2
ホシゴマシジミ　78
ホタテエラカザリ　90
ホタルイカの取り扱いと販売通達　100, 101
ボツリヌス　244
　　―― 菌　176, 177, 180
ポリ塩化ジベンゾ- p -ジオキシン (PCDDs)
　　17
ポリ塩化ジベンゾフラン (PCDFs)　17
ホルマリン　41
ホルムアルデヒド　40
ホルモンレセプター　28
本草和名　46
－18℃以下　213

マ 行

巻締　177
　　―― 装置　178
マグネット　140
マグロ　3
まぐろ缶詰　185
マサバの蕁麻疹　103
マダイ　3

──用医薬品　39
マダラハタ　72
麻痺性貝毒（PSP）　75
マリンサワー　42
マリントキシン　45, 70
宮崎肺吸虫　92, 94
ミラシジウム　92
無加熱摂取冷凍食品　210
無菌度のNASA基準　196
命令検査　64
メチル水銀　26, 174
メト化　4
メラニン　3
免疫学的手法　232
免疫磁気ビーズ法　237
毛髪　139
　──の水銀濃度　27
戻り　13
モノクローナル抗体　232

**ヤ　行**

薬浴法（薬剤の）　40
野生生物への内分泌攪乱化学物質の影響　31
有害異形吸虫　92
有害微生物　226
有機スズ化合物　23
　──の毒性　23
有機燐剤　139
有症苦情　132
油脂酵母　56
油臭判定　34
輸入食品監視支援システム（FAINS）　64
輸入手続き　63
輸入を認めるフグ　71
容器包装詰加圧加熱殺菌食品　176

溶血毒　234
幼虫移行　84, 100
幼虫移行症　84, 101
用量・反応曲線　16
横川吸虫　92, 94

**ラ　行**

ラジノリンクス　88
流出油　33
リリアトレマ　87
燐化アルミニウム剤　139
リンホシスチス病　54
類結節症　52
冷点　182
冷凍食品自主的取扱基準　206
　──の高度化基準　217
　──の成分規格　210
　──の貯蔵温度と品質保持期間　212
　──の微生物規格　210
　──の保存温度　211
　──の保存基準　212
　──の4つの条件　206, 207
冷凍すり身の品質評価センサー　165
レトルト食品　169
レトルトパウチ　170
連鎖球菌症　52

**ワ　行**

ワックス魚　77
one-way flow　152

水産物の安全性―生鮮品から加工食品まで―

2001年11月20日　初版発行

編集者　牧之段保夫
　　　　坂口守彦

発行者　佐竹久男

発行所　株式会社 恒星社厚生閣

（定価はカバーに表示）

〒160-0008　東京都新宿区三栄町8
TEL 03-3359-7371　FAX 03-3359-7375
http://www.kouseisha.com/

印刷・製本：シナノ（株）
本文組版：恒星社厚生閣文字情報室
ISBN4-7699-0957-8　C3062

**好評発売中**

## 水産食品の健康性機能

山澤正勝・関 伸夫 他編
A5判/252頁/本体3,500円
7699-0938-1　C3047

水産食品には，脳血栓症や糖尿病などの生活習慣病に，また老人性痴呆症に対して予防，症状の改善，治療効果のある成分が多く含まれている。本書は人の健康維持増進に深く関わる水産物の機能性の医学的解明とその利用，加工・流通技術の開発や食品素材化技術，嗜好性にかかわる研究などを中心に最新の知見をまとめた。

## AA，EPA，DHA
― 高度不飽和脂肪酸

鹿山 光 編
A5判/244頁/本体5,000円
7699-0810-5　C3047

高齢化社会を迎え，ガン・心脳血管疾患・老人性痴呆などの予防と治療に有効であると注目を集める高度不飽和脂肪酸についての最新情報を，農学・工学・医学・薬学の新鋭研究者らにより纏められたもので，その精製分離技術・代謝と機能・免疫・ガン・炎症との関わり，脳機能への栄養の実際が述べられる。

## 魚・貝・海藻の栄養機能
― 日本型食事のすすめ

吉中禮二 著
A5判/154頁/本体2,330円
7699-0746-X　C0062

健康食品としての水産物が脚光を浴びる。本書は魚・貝・海草の栄養成分の特徴と，栄養素の消化・吸収・代謝のしくみ，タンパク質・脂質・炭水化物・ビタミン・無機質の性状と種類，生理機能，栄養価を含め，魚の旬・食い方・旨味・調理法などを解説した，日本型食事のすすめ。

## 食品素材の機能性創造・制御技術
新しい食品素材へのアプローチ

荒井綜一他 著
A5判/350頁/本体6,000円
7699-0905-5　C3058

我が国では急速に進む高齢化社会を迎え，国民の健康に対する願望と不安が高まる。一方，生活習慣病の増加や若年層の健康悪化など社会問題化している。本書は，農水省主導で進めるがん・骨粗鬆症・糖尿病などの発症を未然に防ぐ食品素材の開発及びその効率的生産技術の開発研究に関する最新情報である。

## 食品工業技術概説

鴨居郁三 監/堀内久弥・高野克己 編
A5判/350頁/本体2,800円
7699-0846-6　C1060

我が国の食品産業は製造・流通・外食産業を含めて国内総生産額 50 兆円を超える電気・自動車産業に匹敵する産業である。この全体像を技術の側面から把握するのに適した参考書。原料の選別・処理・製造技術・貯蔵・流通の実際を，機械・装置・物流・経済合理性など諸問題を含め多数の資料図表を配し解説する。

恒星社厚生閣